全国高职高专护理类专业规划教材（第三轮）

中医护理学

第 3 版

（供护理类、康复治疗类、健康管理与促进类及相关专业用）

主　编　王昌辉　杨　昆

副主编　杨　琪　张亚军　黄宇辉　王海龙

编　者　（以姓氏笔画为序）

王昌辉（长春医学高等专科学校）

王海龙（辽源职业技术学院）

杨　昆（重庆三峡医药高等专科学校）

杨　琪（四川中医药高等专科学校）

何　媛（长春中医药大学）

张亚军（内蒙古医科大学）

陈　洁（长春医学高等专科学校）

林　锋（漳州卫生职业学院）

胡　浩（安庆医药高等专科学校）

莫长忍（重庆三峡医药高等专科学校）

郭忠春（山东医药技师学院）

黄宇辉（湖南中医药高等专科学校）

韩昀彤（辽源职业技术学院）

中国健康传媒集团

中国医药科技出版社

内 容 提 要

　　本书是"全国高职高专护理类专业规划教材（第三轮）"之一，根据中医护理学教学大纲的基本要求和课程特点编写而成。以中医理论为指导，强调整体观念和辨证施护。涵盖中医基础理论知识、中医护理诊断技术、中医护理原则、中医一般护理、中医方药护理、常用中医护理技术、常见病证中医护理技术、中医美容护理技术、中医康复护理技术、中医妇科护理技术等内容。本书适当应用了图片和表格，突出了简明、精炼、严谨、实用的特点。本教材为书网融合教材，即纸质教材有机融合电子教材、教学配套资源（PPT、微课、视频、图片等）、题库系统、数字化教学服务（在线教学、在线作业、在线考试），使教学资源更加多样化、立体化，有助学习者理解掌握相关知识，并及时考察学习效果。

　　本教材主要供护理类、康复治疗类、健康管理与促进类专业师生教学使用。

图书在版编目（CIP）数据

中医护理学／王昌辉，杨昆主编. -- 3 版. -- 北京：
中国医药科技出版社，2025.4. --（全国高职高专护理
类专业规划教材）. -- ISBN 978-7-5214-5097-2

Ⅰ. R248

中国国家版本馆 CIP 数据核字第 2025FM0856 号

美术编辑　陈君杞
版式设计　友全图文

出版　**中国健康传媒集团** | 中国医药科技出版社
地址　北京市海淀区文慧园北路甲 22 号
邮编　100082
电话　发行：010 - 62227427　邮购：010 - 62236938
网址　www.cmstp.com
规格　889mm×1194mm $\frac{1}{16}$
印张　14
字数　407 千字
初版　2015 年 7 月第 1 版
版次　2025 年 4 月第 3 版
印次　2025 年 4 月第 1 次印刷
印刷　河北环京美印刷有限公司
经销　全国各地新华书店
书号　ISBN 978-7-5214-5097-2
定价　**49.00 元**

版权所有　盗版必究
举报电话：010 - 62228771
本社图书如存在印装质量问题请与本社联系调换

获取新书信息、投稿、
为图书纠错，请扫码
联系我们。

数字化教材编委会

主　编　王昌辉　杨　昆

副主编　杨　琪　张亚军　黄宇辉　王海龙

编　者　（以姓氏笔画为序）

　　　　王昌辉（长春医学高等专科学校）

　　　　王海龙（辽源职业技术学院）

　　　　杨　昆（重庆三峡医药高等专科学校）

　　　　杨　琪（四川中医药高等专科学校）

　　　　何　媛（长春中医药大学）

　　　　张亚军（内蒙古医科大学）

　　　　陈　洁（长春医学高等专科学校）

　　　　林　锋（漳州卫生职业学院）

　　　　胡　浩（安庆医药高等专科学校）

　　　　莫长忍（重庆三峡医药高等专科学校）

　　　　郭忠春（山东医药技师学院）

　　　　黄宇辉（湖南中医药高等专科学校）

　　　　韩昀彤（辽源职业技术学院）

出版说明

全国高职高专护理类专业规划教材，第一轮于 2015 年出版，第二轮于 2019 年出版，自出版以来受到各院校师生的欢迎和好评。为深入学习贯彻党的二十大精神，落实《国务院关于印发国家职业教育改革实施方案的通知》《关于深化现代职业教育体系建设改革的意见》《关于推动现代职业教育高质量发展的意见》等有关文件精神，适应学科发展和高等职业教育教学改革等新要求，对标国家健康战略、对接医药市场需求、服务健康产业转型升级，进一步提升教材质量、优化教材品种，支撑高质量现代职业教育体系发展的需要，使教材更好地服务于院校教学，中国健康传媒集团中国医药科技出版社在教育部、国家药品监督管理局的领导下，组织和规划了"全国高职高专护理类专业规划教材（第三轮）"的修订和编写工作。本轮教材共包含 24 门，其中 21 门为修订教材，3 门为新增教材。本套教材定位清晰、特色鲜明，主要体现在以下方面。

1. 强化课程思政，辅助三全育人

贯彻党的教育方针，坚决把立德树人贯穿、落实到教材建设全过程的各方面、各环节。教材编写将价值塑造、知识传授和能力培养三者融为一体。深度挖掘提炼专业知识体系中所蕴含的思想价值和精神内涵，科学合理拓展课程的广度、深度和温度，多角度增加课程的知识性、人文性，提升引领性、时代性和开放性，辅助实现"三全育人"（全员育人、全程育人、全方位育人），培养新时代技能型创新人才。

2. 推进产教融合，体现职教精神

围绕"教随产出、产教同行"，引入行业人员参与到教材编写的各环节，为教材内容适应行业发展献言献策。教材内容体现行业最新、成熟的技术和标准，充分体现新技术、新工艺、新规范。

3. 创新教材模式，岗课赛证融通

教材紧密结合当前实际要求，教材内容与技术发展衔接、与生产过程对接、人才培养与现代产业需求融合。教材内容对标岗位职业能力，以学生为中心、成果为导向，持续改进，确立"真懂（知识目标）、真用（能力目标）、真爱（素质目标）"的教学目标，从知识、能力、素养三个方面培养学生的理想信念，提升学生的创新思维和意识；梳理技能竞赛、职业技能等级考证中的理论知识、实操技能、职业素养等内容，将其对应的知识点、技能点、竞赛点与教学内容深度衔接；调整和重构教材内容，推进与技能竞赛考核、职业技能等级证书考核的有机结合。

4. 建新型态教材，适应转型需求

适应职业教育数字化转型趋势和变革要求，依托"医药大学堂"在线学习平台，搭建与教材配套的数字化课程教学资源（数字教材、教学课件、视频及练习题等），丰富多样化、立体化教学资源，并提升教学手段，促进师生互动，满足教学管理需要，为提高教育教学水平和质量提供支撑。

前言 PREFACE

为了更好地贯彻落实《中共中央国务院关于促进中医药传承创新发展的意见》、全国中医药大会和全国职业教育大会精神，推动中医药高职高专教育的发展，培养中医药类高级技能型人才，按照全国中医药高职高专院校各专业的培养目标，确立本课程的教学内容并编写了本教材。中医护理学是中医药学的重要组成部分，它有着悠久的历史和深厚的文化底蕴。在数千年的发展历程中，中医护理以其独特的理论体系、丰富的实践经验和显著的临床疗效，为人类的健康事业做出了卓越贡献。通过学习，使学生掌握中医护理的核心理论和技能，培养其中医护理思维，为其今后在临床护理工作中，运用中医护理方法，促进患者康复，提高患者生活质量奠定坚实基础。希望本教材能成为广大护理专业学生、护理工作者及中医护理爱好者的有益参考。希望能共同推动中医护理学的不断发展与创新，让这一古老而珍贵的医学瑰宝在现代医疗保健中焕发出更加璀璨的光芒，为人类的健康福祉作出更大的贡献。

本教材是"全国高职高专护理类专业规划教材"之一，教材内容既介绍了基本理论、基本知识，又从中医护理岗位需求出发，详述了临床常用中医护理技术，适合理实一体化教学使用。教材中适当应用了图片和表格，突出了简明、精炼、严谨、实用的特点。在编写体例上按照自学思路设计了系列小栏目，"学习目标"用于增强学习的目的性和主动性；"情境导入"使知识应用情境化，达到知识与工作岗位紧密衔接；"知识链接"为学生拓展新知识，提高学生学习积极性；"目标检测"结合执业护士考试要求和知识重点，考查学生学习效果。

本教材绪论由王昌辉编写；中医护理诊断技术由张亚军、林锋编写；中医基础理论知识由王海龙、韩昀彤编写；中医护理原则、中医一般护理由杨昆、莫长忍编写；中医方药护理由杨琪编写；中医常用护理技术由王昌辉、陈洁编写；常见病证护理郭忠春编写；中医美容护理技术由黄宇辉编写；中医康复护理技术、中医妇科护理技术由胡浩编写。最后由主编王昌辉、杨昆负责全书统稿。

本次教材编写参考了相关文献，在此向原作者表示真诚的感谢！参加本次编写的全体编委认真负责地完成了编写任务，力求内容准确、科学，语言简洁明了，同时注重理论与实践的紧密结合，以满足不同读者的学习需求，在此，深表衷心感谢！由于中医护理学的博大精深和不断发展，书中难免存在不足之处，恳请广大读者批评指正，以便我们不断完善和提高。

编　者
2025 年 1 月

CONTENTS 目录

绪 论

学习目标

知识目标：通过本章的学习，应能掌握中医护理学的基本特点；熟悉症、证、病的基本概念；了解归纳古代医家对中医护理学的贡献。

能力目标：具备复述中医护理学的发展简史的能力。

素质目标：通过本章学习，了解中医护理的发展历程，激发对中医护理的学习兴趣。

情境导入

情境：患者，女，17岁。2021年9月初诊。于2天前因外出感寒，出现高热、恶寒、头痛、鼻塞流涕、咳嗽、喉痒，今来我院门诊就诊。

思考：1. 请问患者所患什么病？

2. 运用中医方法应如何护理？

中医护理学是在中医学理论指导下，运用整体观念理论和辨证施护方法，对中医病证进行护理，并指导预防、养生、保健和康复的一门应用学科。中医护理学与中医学的发展休戚相关，是中医学的重要组成部分，几千年来为我国人民群众预防疾病、维护健康作出了巨大的贡献。

第一节　中医护理学发展简史

中医治病集医、药、护为一体，中医护理始终未能形成独立专业，但是自从有了人类，就有了建立在自我防护本能之上的护理实践的萌芽，随着社会的进步和中医事业的发展，中医护理学的内容不断完善，逐渐发展成为有独特的中医护理理论体系和技术操作系统的一门学科。

一、远古—春秋时期

早在远古时代，人类在生活与生产过程中为了保护自己，适应环境变化，摸索出了用树叶和兽皮遮体以避寒邪；用泥土、树叶涂敷伤口；用取火或热熨的方法治疗风寒导致的局部疼痛；使用按揉手法等最原始的医疗和护理活动等。最早的生活护理记载见于夏商时期《礼记》"头有疮则沐，身有疡则浴"等；周代就有"食医""疾医""疡医""兽医"等医学分科；《诗经》提出在饮食护理中"凡食齐视春时，羹齐视夏时……春多酸，夏多苦，秋多辛，冬多咸"；扁鹊采用了针刺和热敷等中医护理技术救治虢太子尸厥病；按摩疗法已成为殷商时期民间最常用的医护手段，如《枕中记·导引》有"顺发摩项良久，摩手以浴面目，久久令人明目，邪气不干""常以两手拭面，令人面有光泽，斑皱不生"等记载。人类在这些本能的自身保护方法中，初步形成了医药卫生及中医护理知识。

二、战国—两汉时期

战国至东汉时期，《黄帝内经》《难经》《伤寒杂病论》《神农本草经》等医药典籍的相继问世，标志着中医药学理论体系的初步形成，为中医护理学确立了原则规范。我国现存最早的一部医学典籍是《黄帝内经》（包括《素问》和《灵枢》两部分）。该书系统论述人体结构、生理、病理、疾病诊治、养生及生活起居护理、饮食护理、情志护理等内容，奠定了中医护理学理论的基础，对后世中医护理学的发展影响深远。在生活起居方面，《黄帝内经》（以下简称《内经》）认为"人与天地相应也"，强调人与自然界的统一性。《素问·四气调神大论》指出"夫四时阴阳者，万物之根本也，所以圣人春夏养阳，秋冬养阴，以从其根，故与万物沉浮于生长之门"。《素问·移情变气论》有"动作以避寒，阴居以避暑"。人们应顺应四时气候变化，注意生活起居护理，避免疾病的发生。《素问·上古天真论》指出"法于阴阳，和于术数，食饮有节，起居有常，不忘劳作，故能形与神俱，而尽终其天年"，提醒人们加强生活起居护理，劳逸结合是养生防病的根本。在饮食护理方面，《素问·生气通天论》有"高粱之变，足生大疔"，《素问·脏气法时论》言"五谷为养，五果为助，五畜为益，五菜为充，气味和而服之，以补益精气"，《素问·五常政大论》曰"骨肉果菜，食养尽之，无使过之，伤其正也"，提出日常饮食应注意全面均衡，忌肥甘厚味。《素问·五常政大论》"大毒治病，十去其六……无毒治病，十去其九。骨肉果菜，食养尽之，无使过之，伤其正也"强调了食物与药物相辅佐，合理选择食物可以补充药力，减少药物的不良反应。在情志护理方面，《黄帝内经》强调情志活动与脏腑功能密切相关，如"怒伤肝""喜伤心""思伤脾""忧伤肺""恐伤肾"。《素问·生气通天论》"大怒则形气绝，而血菀于上，使人薄厥"指出了情志失调会导致气机紊乱，脏腑功能失调，诱发或加重病情。《素问·汤液醪醴论》"精神不进，志意不治，故病不可愈"强调顺从患者之意愿并取得患者的合作，是施行治疗护理的前提。《内经》还记载了"恐胜喜""怒胜思""喜胜忧""思胜恐"的情志相胜法及"告之以其败，语之以其善，导之以其所便，开之以其所苦"的说理开导法等情志调护的方法。在护理技术方面，《内经》记载了九针、气功、敷贴、导引、熏洗、按摩等中医护理基本技术。《素问·玉机真脏论》"今风寒客于人……或痹不仁肿痛，当是之时，可汤熨及火灸刺而去之"指出风寒邪入经络，麻痹肿痛，可用汤熨、火罐、艾灸、针刺等方法以散寒邪。

我国现存最早的药物学专著《神农本草经》，载药 365 种，根据药物毒性的大小将其分为上、中、下三品，明确"疗寒以热药，疗热以寒药"的用药原则，为中药理论体系奠定了基础。书中指出用药要配合得宜、密切观察用药情况、记录其增效与减效、有毒与无毒的各种临床变化。认为服药时间和方法将直接影响药物效果的发挥，"病在胸膈以上者，先食后服药；病在心腹以下者，先服药而后食；病在四肢血脉者，宜空腹而在旦；病在骨髓者，宜饱满而在夜"这些基本理论和用药护理原则，一直被后世所沿用。

东汉末年张仲景所著的《伤寒杂病论》，奠定了中医辨证论治的理论体系，开创了中医辨证施护的先河，极大丰富了中医护理学的内容。该书后经王叔和搜集整理分为《伤寒论》和《金匮要略》。《伤寒杂病论》在用药护理方面详细记载了药物的煎煮法、服药法、服药时间、服药后注意事项及饮食宜忌等。如对感冒属风寒表虚之人服桂枝汤，注明"以水七升，微火煮取三升，去渣，适寒温，服一升"，服药后应"啜热稀粥一升余，以助药力"，并加衣被，观察微有汗出为佳，不可大汗淋漓，同时"禁生冷、黏滑、肉面、五辛、酒酪、臭恶等物"。饮食护理方面提出"脏病食忌、四时食忌、冷热食忌、妊娠食忌及合食禁忌"等内容，如《金匮要略·禽兽鱼虫禁忌并治》有"肝病禁辛，心病禁咸，脾病禁酸，肺病禁苦，肾病禁甘"等内容。明确提出了应辨证施食，如"所食之味，有与病相宜，有与身为害，若得宜则益体、害则成疾"。指出"秽饭、馁肉、臭鱼，食之皆伤人""肉中有米点者，不可食""梅多食，坏齿"等。护理技术方面首创药物灌肠法，即对津枯肠燥便秘者，用蜜煎导通之，或用猪胆汁灌肠，以排出宿粪。此外，还提出了"护治一体"疗法，如治百合病的洗身法，治狐惑病的熏洗法、烟熏法、坐药法，治咽痛的含咽法及点烙法等。对自缢、溺死等患者采用"一人以手按据胸上，数动之"的体外心脏按压等护理抢救技术，是世界上最早开展急诊复苏护理的典范。后汉名医华佗以发明"麻沸散"用于外科手术闻名于世。华佗不仅首创了剖腹术，在手术过程中有完整的手术及护理方法，还在古代气功导引的基础上，创编模仿虎、鹿、猿、熊、鸟五种动物的姿态动作的"五禽戏"，把医疗、护理、体育三者融为一体，通过运动活动关节，防病治病，强身健体，开创了我国体育医疗保健的先河。

三、魏晋—隋唐时期

魏晋南北朝，历经隋唐至五代时期，随着政治、经济和文化的发展，众多名医辈出、名著问世，促进了中医护理学的发展。

东晋著名医家葛洪所著的《肘后备急方》，记载了大量护理学方面的内容，如"治卒大腹水病方"条下有"勿食盐，常食小豆饭，饮小豆汁，鲤鱼佳也"的记载，为后世腹水的饮食护理提供了借鉴。葛洪首创了"口对口吹气法"抢救猝死患者的复苏术。首次使用竹板固定骨折法，开创了骨折小夹板外固定疗法的先河。《肘后备急方》用海藻治瘿疾，为世界上最早用含碘食物治疗甲状腺疾病的记载。

南北朝医家龚庆宣整理的《刘涓子鬼遗方》，是我国现存最早的外科专著，书中详细记载了外科疾病的诊治和护理。如在腹部开放性创伤、肠管脱出者纳入腹腔后的护理中应注意外敷药的干湿，干后即当更换。还提出"十日之内不可饱食，频食而宜少，勿使患者惊，惊则煞人"。书中特别强调饮食护理、精神护理和生活起居护理的重要性。

隋代巢元方所著的《诸病源候论》是我国第一部病因病机证候学专著，对临证各科病候的病因、病机、症状、诊断进行了精辟的论述，书中有温热病观察记录、大量的养生导引方法，还记载了外科肠吻合术的步骤、方法、缝合以及术后护理等。

唐代孙思邈所著的《千金要方》和《千金翼方》，是我国首部医学百科全书，书中有"大医习业"与"大医精诚"两篇专论医德，对医护人员提出医德规范要求，并对临床各科的护理、食疗与养生有详细的论述。护理技术方面孙思邈首创了葱管导尿术，充实了蜡疗和热熨法。提出了最早的"食毕当漱口数过，令人牙齿不败"等护齿洁齿及口腔护理的方法。妇儿护理方面详细叙述从妇人怀孕养胎、分娩及产褥期的护理。如妊娠妇人应"居处简静"，禁酒水及冰浆。分娩妇人的护理强调"特忌多人瞻视"。产后护理指出"妇人产后百日已来，极须殷勤"等。详细记载了"拭儿口""治生不作声""断脐""哺乳""浴儿法"等新生儿护理的操作方法与步骤，强调小儿应勤晒太阳，饮食不得过饱等。养生保健方面强调"预防为主"，对按摩、饮食、起居护理等方面有精辟阐述。强调有病痛应早诊治，早用按摩等疗法进行护理。如"食毕当步行踌躇，则食易消……饮食即卧，乃生百病""饥忌浴，饱忌沐""湿衣及汗衣皆不可久着""浴沐后不得触风冷"等。提出"养老之要，耳无妄言，身无妄动，心无妄念，此皆有益老人也"的老年人的养生保健要领。

唐代王焘所著的《外台秘要》注重传染病的病情观察与护理，如对黄疸病的病情观察中指出"每夜小便里浸少许帛，各书记日，色渐退白则瘥"可谓是世界上最早的"实验观察法"。传染病的护理中"禁止带菌人进入产房"和"不得令家有死丧或污秽之人来探"等护理探视制度。注意到消渴患者的尿是甜的，对消渴病的治疗采取饮食疗法和生活起居调护等方法。

四、宋金元时期

宋金元时期随着科技的发展带动了医学的进步，尤其是印刷术的发明，为医学著作的传播、整理和研究创造了便利条件，推动了中医护理学的发展和提高。

《太平圣惠方》是宋代官修方书，书中的"中药成药的保管"对现代药物保管和使用仍有指导作用。该书提出服药的原则是"食气消即进药，药气散即进食"；指出"服饵之法，轻重不同，少长殊途，强羸各异，或宜补宜泻，或可汤可丸，加减不失其宜，药病相投必愈"。

宋代陈自明所著的《妇人良方大全》记载了"胎杀避忌产前将护法""妊娠随月数服药及将息法""产后将护法""产后调理法"等，对孕妇护理、孕妇用药禁忌、产褥期护理及产后病证护理等方面均进行了翔实的阐述。

金元时期医学流派中最具代表性的有"寒凉派"的刘完素、"攻下派"的张子和、"补土派"的李东垣和"养阴派"的朱震亨，被后世称为金元四大家。刘完素提出"五志过极皆为热甚"，注重心理护理。张子和在《儒门事亲》里详细记载了运用坐浴疗法治疗脱肛的护理技术，即"脱肛，大肠热甚也，用酸浆水煎三五沸，稍热涤洗三五度，次以苦剂坚之，则愈"。李东垣强调为使"正气存内，邪不可干"应"宜温暖、避风寒、省言语、适劳逸"，提出"安养心神，调治脾胃"，主张"不宜常服淡渗利尿之方药，不宜吃酸、咸、苦、辛等食物，以防损伤脾胃的元气"。朱丹溪把"摄护阴精"作为治疗和养生保健的主要原则，倡导"养生""茹淡"等生活起居护理。

五、明清时期

明清时期是中医护理学理论的新知创见和综合深化发展阶段，中医护理学的理论与实践逐渐成熟，并向独立、完整的体系发展。

明朝冷谦所著的《修龄要旨》阐述了"四时调摄""起居调摄""延年六字总诀""四季却病歌""长生一十六字诀""十六段锦""八段锦法""导引歌诀""却病八则"等内容，对古人养生的经验进行了整理和总结。

清代时期疫病流行，促进了温病学的发展，在疫病的理法方药、病情观察和护理方面，积累了丰富的经验。明末著名医家吴又可所著的《温疫论》是我国第一部急性传染病专著，书中详细论述了疫病的护理措施，如"饮服西瓜汁、梨汁、蔗浆，用井水、冷水或雪水擦浴"等；清代叶天士所著的《温热论》系统阐明温病发生、发展的规律，提出温病卫、气、营、血四个阶段辨证论治和辨证施护的纲领，并总结温病察舌、验齿、辨斑疹的病情观察法；清代著名医家吴鞠通所著的《温病条辨》详细记载了疫病患者的口腔护理、饮食护理等方面内容，如"以新布蘸新汲凉水，再蘸薄荷细末，频擦舌上""胃液干燥，外感已净者，牛乳饮主之"等。

清代钱襄所著的《侍疾要语》是我国现存最早的中医护理学专著。该书叙述了饮食护理、生活起居护理和老年病患者的护理要点，强调情志护理对于患者康复的重要性，认为长寿与起居、饮食、锻炼和情志有关。

六、近、现代时期

全国各地成立了中医药院校、中医药科研机构、中医护士学校及中医学院护理学系，中医护理学教育事业迅速发展。随着国际的学术交流，中医护理学在国际上的影响逐步扩大，逐渐受到国际卫生组织和护理界的重视，并在保障人民健康和防治疾病方面发挥着越来越重要的作用。

第二节　中医护理学的基本特点

中医护理学的基本特点包括两个方面，即整体观念和辨证施护。

一、整体观念

整体观念是中医学对人体自身完整性和人与自然、人与社会环境统一性的认识。认为人体是一个有机的整体，人与自然环境密切相关，人体受社会环境的影响。

（一）人体是一个有机的整体

中医学认为人体是一个以五脏为中心，通过经络"内联脏腑，外络肢节"的作用，把六腑、五体、五官、九窍、四肢百骸等有机的联系起来，构成一个表里相连、上下沟通密切联系、协调共济、井然有序的统一整体，在精、气、血、津液的参与下完成机体统一的功能活动。他们在结构上不可分割，功能上相互协调、相互为用，病理上相互影响。临床护理中可以通过各脏腑与五官、肌肉、皮毛、筋脉、四肢百骸之间的关系，观察病情变化，有的放矢地进行护理。如心在体合脉，其华在面，开窍于舌，心与小肠通过经络相连互为表里关系。心火亢盛患者除见心火上炎之口舌生疮、心烦、面赤、脉数外，还可见心火下移小肠之小便短赤、涩痛，临床护理应从整体观念出发，除了进行口舌生疮的局部病变护理外，配合莲子心泡茶清心泻火，能收到更好的疗效。

（二）人与自然环境的协调性

人类与自然界息息相关，自然界的变化可直接或间接地影响人体，随之产生相应的生理或病理上的反应。如《灵枢·岁露》所言"人与天地相参，与日月相应也"。

四季气候循环往复着春温、夏热、长夏湿、秋燥、冬寒的更替变化，人体也必然产生相应的生理或病理变化。如春夏温热，人体以出汗散热来调节适应；秋冬寒冷，人体肌腠密闭少汗以减少散热，在辨证施护时须注意自然气候对机体的影响；昼夜晨昏也会对人体生理病理有不同程度的影响，如《灵枢·顺气一日分四时》所言"夫百病者，多以旦慧昼安，夕加夜甚"。护理时应加强夜间病情观察，发现问题及时处理；地理方域对人体生理病理有不同程度的影响，地域气候、地理环境和生活习惯的不同，直接影响人体生理功能。如北方多燥寒，人体腠理多致密；南方多湿热，人体腠理多疏松。在护理上西北应少用寒凉之品，多补充水；东南应慎用辛热之药，保持居室干燥通风。

（三）人与社会环境的和谐性

人是社会的组成部分，其生命活动必然受到社会环境的影响。社会经济、文化素养、人际交往等，都可对人的心理、生理和病理产生影响。此外，家庭不和、婚姻不遂、亲人亡故、邻里纠纷、同事关系紧张等，可破坏人体生理和心理的协调与稳定，导致疾病的发生。所以在护理工作中，不但要做好患者本身的护理，还要注意家庭、社区、社会等方面给患者造成的影响并给予相应的护理指导。

二、辨证施护

辨证施护，是将望、闻、问、切四诊收集有关疾病的所有资料，进行分析、综合，辨别疾病的证型，从而进行护理的过程。辨证施护涉及病、证、症的内容，只有正确认识病、证、症的含义，才能理解辨证施护的实质及临床意义。

症，即症状和体征的总称。症状是患者主观感觉到的不适或病态改变，如发热、口渴、头痛、尿频、便秘等；体征是医生通过检查患者获得的异常征象，如咳声重浊、舌红苔黄腻、脉象弦数等。症是疾病过程中个别表面现象，不能完全反映疾病的本质。

证，即证候，是疾病发展过程中某一阶段的病理概括，包括病因、部位、性质、病势、邪正关系等。如肝阳上亢证、脾气虚寒证等。证比症更全面、更深刻、更正确地揭示了疾病的本质。中医治疗护理疾病，是从判断疾病的证候入手，只有辨明疾病的证候，才能有针对性地实施治疗和护理，从而治愈疾病。

病，即疾病，是指有特定病因、病机、发病形式、发展规律和转归的一个完整过程，如感冒、眩晕、中风等。

辨证施护是整体观念在护理工作中的体现，是中医护理的精华，是指导中医护理的基本原则。临床施护时既要看到一种病可能包括几种不同的证，又要考虑不同的病在发展过程中可以出现同一种证，故在临床护理中常采取同病异护、异病同护的护理方法。同病异护，是指对同一种病，由于发病的时间不一、地域不同、体质差异或疾病的发展阶段不同，所表现出的证候不同，采取不同的护理方法。如感冒有风寒证、风热证之别，风寒证用辛温解表的护理原则，注意防寒保暖，饮食药物宜偏热服，给予羊肉等助阳散寒之品，忌食生冷瓜果；风热证用辛凉解表的护理原则，注意起居通风凉爽，饮食宜清淡易于消化，给予绿豆汤等清热生津之品，忌食辛辣油腻食物。

目标检测

答案解析

选择题

1. 中医护理的基本特点是
   - A. 五脏为中心的整体观
   - B. 阴阳五行和脏腑学说
   - C. 整体观念和辨证施护
   - D. 望闻问切和辨证施护

2. 中医认识和护理疾病的主要依据是
   - A. 症状
   - B. 证候
   - C. 病因
   - D. 体征

3. 人是一个有机的整体，其中心是
   - A. 五脏
   - B. 六腑
   - C. 经络
   - D. 骨髓

4. 我国现存最早的中医护理学专著是
   - A. 《侍疾要语》
   - B. 《伤寒杂病论》
   - C. 《备急千金要方》
   - D. 《黄帝内经》

5. 开创了中医辨证施护的先河是
   - A. 《黄帝内经》
   - B. 《难经》
   - C. 《伤寒杂病论》
   - D. 《神农本草经》

6. 首创了葱管导尿术的医家是
   - A. 张仲景
   - B. 陈自明
   - C. 刘完素
   - D. 孙思邈

书网融合……

重点小结   习题

第一章 中医基础理论知识

学习目标

知识目标：通过本章的学习，应能掌握阴阳学说与五行学说的基本内容、五脏与六腑的生理功能、气血津液的基本概念、六淫的致病特点；熟悉阴阳学说与五行学说的基本概念、奇恒之腑的生理功能、气血津液的功能、内伤病因的种类；了解中医基础理论的主要内容、事物的阴阳与五行属性归类、气血津液的关系。

能力目标：具备运用阴阳五行学说、藏象理论、气血津液的知识、体质与病因的内容对疾病进行诊断和护理能力。

素质目标：通过本章的学习，树立正确的中医护理观；构建中医诊疗与护理思维；具备良好的中医基础理论知识和专业能力。

情境导入

情境：患者，女，54岁，咳嗽1年余，现在症见干咳少痰，痰中偶有血丝，口燥咽干，夜晚尤甚，伴手足心热，烦躁失眠，舌红少苔，脉细数。诊断为咳嗽，肺阴亏虚证。

思考：为何患者咳嗽症状在夜晚加重？

中医基础理论包括中国古代哲学思想、藏象、气血津液学说、体质学说、病因学说等内容，主要阐述人体生理、病理及疾病的防治原则等基本知识和基本技能，是运用于中医临床医疗、预防、保健的重要指导思想。

第一节　阴阳学说

PPT

阴阳学说属于中国古代哲学理论范畴，是古人用来认识和解释世间万物发生、发展与变化规律的世界观和方法论。阴阳学说认为世界是阴阳对立统一的结果，阴阳的相互作用促成了世界物质的运动变化。《黄帝内经》始将阴阳与医学理论结合，用来阐释天人之间的关系，人体脏腑的生理功能、病理变化，指导临床诊断、治疗等医学问题，形成了具有中医特色的阴阳学说。

一、阴阳的概念与特性

（一）阴阳的概念

阴阳，是对自然界相互关联的事物和现象对立双方属性的概括。阴阳最开始是指日光的向背而言，即向着日光者为阳，背着日光者为阴。后来人们将阴阳的含义引申到自然界中用以阐释所有对立统一的事物和现象。它既可以代表两个相互对立的事物和现象，也可以代表同一事物内部所存在的相互对立的两个方面。如以天地而言，则"天为阳，地为阴"，以水火而言，则"水为阴，火为阳"，由于水性寒而润下故属阴，火性热而炎上故属阳。一般地说，凡是运动的、外在的、上升的、温热的、无形的、明亮的、兴奋的、功能的都属于阳的范畴；凡是静止的、内在的、下降的、寒凉的、有形的、晦暗的、抑制的、物质的都属于阴的范畴。

（二）阴阳的特性

事物和现象的阴阳属性具有普遍性、相对性和可分性三个特性。所谓普遍性是指自然界一切事物或现象都可以用阴阳的各自属性加以概括说明，如动与静、水与火、上与下、男与女等；相对性是指各种事物和现象的阴阳属性不是一成不变的，而是在一定条件下可以转化，如快为阳，慢为阴，在一定条件下，慢可以变为快，快可以变为慢等；可分性是指阴阳中又可分阴阳，阴阳具有无限可分性，如上午为阳中之阳，下午为阳中之阴；前半夜为阴中之阴，后半夜为阴中之阳。故《素问·阴阳离合论》说"阴阳者，数之可十，推之可百，数之可千，推之可万，万之大，不可胜数，然其要一也"（表1-1）。

表1-1　事物和现象的阴阳属性归类

	方向	空间	时间	季节	亮度	湿度	温度	重量	运动变化
阳	上、左	外	白天	春、夏	明亮	干燥	温热	轻	升、动
阴	下、右	内	黑夜	秋、冬	晦暗	湿润	寒凉	重	降、静

二、阴阳学说的基本内容

阴阳学说的基本内容，包括对立制约、互根互用、阴阳消长及阴阳转化四个方面。

（一）对立制约

阴阳的对立是指一切相关联事物和现象的属性都处于相互对立的状态中；阴阳的制约是指事物和现象在相互对立的状态下，阴阳双方又相互制约着对方的发展，如上与下、天与地、动与静、出与入、升与降、昼与夜、寒与热、水与火。再如人体的兴奋与抑制、饮食物的吸收与糟粕的排泄、肺脏所进行的呼和吸、脾胃消化功能中的升清与降浊等，人体内的阴阳双方通过对立斗争达到互相制约，保持着动态平衡的状态，也就是所谓的"阴平阳秘"，只有这样，机体才能维持正常的生理状态。

（二）互根互用

互根，是指阴阳双方相依相存，互为根本，即阴或阳的任何一方都不能脱离对立的另一方而单独存在，阴阳双方都以对方的存在为自己存在的前提。如上为阳，下为阴，没有上也就无所谓下；热为阳，寒为阴，没有热也就无所谓寒等。互用，是指阴阳双方相互资生、促进与生长，相互为用，密不可分，指阴阳双方有相互资助，促进对方势力发展壮大的关系。如人体内气无形属阳，血有形属阴，气能生血、行血、摄血，血能载气、养气，故又称"气为血之帅，血为气之母"。

（三）阴阳消长

消，即削弱、减少；长，壮大、增加。阴阳消长，是指阴阳双方不是一成不变的，而是始终处于"阴消阳长"或"阳消阴长"或阴与阳"皆消皆长"的运动变化之中。事物就是通过阴阳双方的消长关系，保持阴阳双方的相对平衡，以维持事物的正常发展和变化。例如一年四季的气候变化，由冬至春及夏，气候由寒逐渐变热，是一个"阴消阳长"的过程；由夏至秋及冬，气候由热逐渐变寒，又是一个"阳消阴长"的过程。就人体而言，各种功能活动（阳）的产生，必须要消耗一定的营养物质（阴），这就是"阳长阴消"的过程；而营养物质（阴）的产生，又必然消耗一定的能量（阳），这就是"阴长阳消"的过程。

（四）阴阳转化

阴阳转化，是指阴阳对立的双方，在一定条件下，可以各自向其相反的方向相互转化，即阴可以转化为阳，阳可以转化为阴。阴阳转化主要是指事物或现象的阴阳属性的改变，如一年四季气候的变化，当"冬至"时则寒，阴极而阳气生，气候逐渐转暖，当"夏至"时热，阳极而阴气生，气候逐渐转凉。又如某些急性热病，可能突然出现虚脱、四肢厥逆、面色苍白等阳气暴脱的危象，即属于由阳证转化为阴证；此时，若抢救及时，处理得当，机体正气恢复，四肢转温、阳气渐生、色脉转和，病情又可转危为安。

阴阳转化必须具备一定的条件，即《素问·阴阳应象大论》中所谓"重阴必阳，重阳必阴"。阴阳转化实际上是阴阳的消长运动发展到一定阶段，使事物的阴阳属性发生了由量变到质变的结果。

知识链接

阴阳是我国古代的一种世界观和方法论

"阴阳"是古人观察到的自然界中各种对立又相关联的自然现象，以哲学的思维方式所归纳出的概念。《老子》中言："道生一，一生二，二生三，三生万物，万物负阴而抱阳，冲气以为和。"认为阴气与阳气的相互交融形成了万事万物。这种理论在现代生活中也有所体现，在物理学中的电极，负极称为阴极，正极称为阳极；在临床体格检查中有阴性体征和阳性体征等。阴阳本身只是作为相对的概念，用来区分事物的属性的一种方法。

三、阴阳学说在中医护理中的应用

阴阳学说应用于中医理论体系的各个方面，用来说明人体的组织结构、生理功能、病理变化、指导临床诊断治疗、预防和养生。

(一) 说明人体的组织结构

人体是一个有机的整体，整个人体及其各部分组织结构，都具有阴阳对立统一的关系，既是有机联系的，又可以用阴阳两方面来加以概括说明。如《素问·金匮真言论》更具体地提出："夫人之阴阳，则外为阳，内为阴。言人身之阴阳，则背为阳，腹为阴。言人身之脏腑中阴阳，则脏者为阴，腑者为阳。肝、心、脾、肺、肾五脏皆为阴，胆、胃、大肠、小肠、膀胱、三焦六腑皆为阳。"（表1-2）。

表1-2　人体组织结构的阴阳属性归类

	人体结构部位			脏腑经络组织		
阳	上肢	体表	背	六腑	络脉	气
阴	下肢	体内	腹	五脏	经脉	血

(二) 说明人体的生理功能

阴阳学说认为人体正常的生理活动，是阴阳两个方面保持对立统一的协调关系的结果。阴阳二者之间的平衡协调，是人体生命活动的基础，即《素问·生气通天论》说："阴平阳秘，精神乃治；阴阳离决，精气乃绝。"以功能与物质为例，功能属阳，物质属阴，物质与功能的关系就是对立统一关系的体现。人体的生理功能是以物质为基础的，没有物质就无以产生生理功能，而生理活动的结果，又不断促进物质的新陈代谢，人体功能与物质的关系也就是阴阳相互依存、相互制约、相互消长的关系。

(三) 说明人体的病理变化

阴阳学说用来说明人体的病理变化，是因为致病因素作用于机体，破坏了阴阳的动态平衡，出现阴阳偏胜或偏衰的结果。

1. 阴阳偏胜　包括阴偏胜和阳偏胜，是阴或阳的一方高于正常水平的病理状态。阴阳偏胜的特点是，阴或阳中一方过胜，另一方正常的病理特征。《素问·阴阳应象大论》说："阴胜则阳病，阳胜则阴病。阳胜则热，阴胜则寒。"

（1）阴偏胜　即阴胜，是阴寒之邪侵袭人体使机体阴寒亢盛所致的病理状态。临床表现为恶寒、怕冷、无汗、全身冷痛、脉紧等症状。

（2）阳偏胜　即阳胜，是阳热之邪侵袭人体使机体阳气亢盛所致的病理状态。临床表现为发热、汗出、面赤、口渴、脉洪数等症状。

2. 阴阳偏衰　包括阴偏衰和阳偏衰，是阴或阳低于正常水平的病理状态。阴阳偏衰的特点是，阴或阳中一方过衰，另一方正常的病理特征。《素问·调经论》说："阳虚则外寒，阴虚则内热。"

（1）阴偏衰　即阴虚，是机体阴液亏虚，无力制约阳所致的病理状态。机体阴液不足，导致阳相对偏胜。临床表现为五心烦热、盗汗、舌红少津、脉细数等虚热症状。

（2）阳偏衰　即阳虚，是机体阳气虚弱，不能制约阴所致的病理状态。机体阳气虚弱，导致阴相对偏胜。临床表现为形寒肢冷、面色白、舌淡、脉沉迟无力等虚寒症状。

（四）用于疾病的诊治与预防

1. 确定治疗原则　由于疾病发生发展的根本原因是阴阳失调，因此，治疗疾病的原则就在于调整阴阳，补其不足，损其有余，恢复阴阳的相对平衡。补其不足，即阴虚当滋阴以抑阳，用"壮水之主，以制阳光"的治法；阳虚治疗当扶阳制阴，用"益火之源，以消阴翳"的治法；阴阳两虚，则阴阳并补法治疗。损其有余，即阳邪盛而导致的实热证，用"热者寒之"的治疗方法；阴邪盛而导致的实寒证，则用"寒者热之"的治疗方法，促使体内阴阳恢复新的相对平衡。

2. 归纳药物的性能　阴阳也可以用来概括药物的性能，作为指导临床用药的根据。药物的性能，一般地说，包括四气（性）、五味和升降浮沉，均可以用阴阳来归纳说明。如"四气"中寒、凉药属阴；温、热药属阳。"五味"中酸、苦、咸属阴；辛、甘、淡属阳。"升降浮沉"中，具有沉降作用的药物属阴；具有升浮特点的药物属阳。

3. 指导防病养生　人与自然界密切相关，自然界中的阴阳消长势必会影响到人体内在的阴阳变化，遵循自然环境的阴阳变化规律来调节人体的阴阳，即"法于阴阳"，以保持人与自然的和谐统一。在一年四季中，要顺应四时变化，增强预防疾病的能力，春夏季节阳气偏旺，要注意"春夏养阳"；秋冬季节阴气偏胜，要注意"秋冬养阴"。如果不能顺应四时，阴阳失调，就容易导致疾病的发生。

第二节　五行学说

PPT

五行属于古代哲学范畴，是以木、火、土、金、水五种物质的特性及其运动变化规律来认识世界、解释世界和探求宇宙规律的一种世界观和方法论。《黄帝内经》将五行学说和中医学理论相结合，用来阐述人体脏腑生理、病理及其与外在环境的相互关系，指导临床诊断、治疗，成为中医理论体系的重要组成部分。

一、五行的概念和特性

（一）五行的概念

五，是指木、火、土、金、水五种物质，行，指运动变化。五行，即指木、火、土、金、水五种物质的运动变化。

（二）五行的特性

五行的特性是古人在长期的生活实践中，在对木、火、土、金、水五种物质的朴素认识基础上，进行抽象概括而逐渐形成的理性概念。"五行"的概念虽然来自于五种常见物质，但实际上已超越了五种具体事物的本身而具有抽象的特征和更广泛的含义。《尚书·洪范》对五行的认识有了很大的发展"水曰润下，火曰炎上，木曰曲直，金曰从革，土爰稼穑"对五行的特性作了经典性阐释，把这五种物质各自的特性作为对一切事物进行归类的基本依据。

1. 木的特性 "木曰曲直"，曲直指树木具有能屈能伸的特性，引申为凡具有生长、升发、条达、舒畅等特性的事物，均归属于木。

2. 火的特性 "火曰炎上"，炎上指火具有温热、向上的特性，引申为凡具有温热、光明、升腾、向上等特性的事物，均归属于火。

3. 土的特性 "土爰稼穑"，稼穑指土具有种植和收获谷物的特性，引申为凡具有生化、承载、受纳等特性的事物，均归属于土。

4. 金的特性 "金曰从革"，从革指金属的产生是通过变革而实现的。金属质地沉重，且常制成武器用于杀戮，引申为凡具有收敛、肃杀、沉降、清洁等特性的事物，均归属于金。

5. 水的特性 "水曰润下"，润下指水具有滋润向下的特性，引申为凡具有寒凉、滋润、下行等特性的事物，均归属于水。

（三）五行的归类

古人以五行的特性为依据，运用"取象比类法"和"推演络绎法"，将人体脏腑组织、生理病理现象，以及自然界所有事物和现象，分别归纳于五行之中，形成了五大系统。用以阐述人体脏腑组织之间的复杂联系及其与外界环境之间的相互关系（表1-3）。

表1-3 自然界及人体五行属性归类表

自然界						五行	人体						
五季	五色	五音	五味	五气	五方		五脏	五腑	五官	五体	五志	五液	五声
春	青	角	酸	风	东	木	肝	胆	目	筋	怒	泪	呼
夏	赤	徵	苦	暑	南	火	心	小肠	舌	脉	喜	汗	笑
长夏	黄	宫	甘	湿	中	土	脾	胃	口	肉	思	涎	歌
秋	白	商	辛	燥	西	金	肺	大肠	鼻	皮	悲	涕	哭
冬	黑	羽	咸	寒	北	水	肾	膀胱	耳	骨	恐	唾	呻

二、五行学说的基本内容

（一）五行的相生与相克

五行相互之间不是孤立的、静止不变的，而是存在着有序的"相生""相克"关系。

1. 五行相生 生，即资生、促进、助长的意思。五行相生，是指木、火、土、金、水之间存在着某一行对另外一行具有资生和促进的作用。五行相生的次序：木生火、火生土、土生金、金生水、水生木。五行相生关系中，任何一行都具有"生我""我生"两方面的关系，又称"母子关系"，生我者为母，我生者为子。如木生火，木为火之母，火为木之子。

2. 五行相克 克，即制约、克服、抑制的意思。五行相克，是指木、火、土、金、水之间存在着某一行对另一行的制约克服作用。五行相克的次序：木克土，土克水，水克火，火克金，金克木。五行相克关系中，任何一行都具有"克我""我克"两方面的关系。我克者为我"所胜"，克我者为我"所不胜"。五行的相克关系，又叫"所胜"和"所不胜"的关系。如以火为例，克我者为"水"，则水为火之"所不胜"；我克者为"金"，则金为火之"所胜"。

五行相生相克维持着五行之间的动态平衡，是自然界的正常现象。人体内五行的相生相克，也属于正常的生理活动。

（二）五行的相乘与相侮

五行之间的相乘和相侮，均为五行之间相克关系遭到破坏后出现的异常相克现象。

1. 五行相乘 乘即乘虚侵袭之意。五行相乘指五行之中某一行对所胜一行的过度克制，即"相克太过"。相乘的次序与相克同，即木乘土，土乘水，水乘火，火乘金，金乘木。五行之间相乘的原因，有"太过"和"不及"两个方面：太过所致的相乘，是指五行中某一行过于亢盛，对其所胜一行进行超过正常限度的克制，引起其所胜一行的虚弱，从而导致五行之间相克的异常。不及所致的相乘，是指五行中某一行过于虚弱，难以抵御其所不胜一行的正常限度的克制，使其本身更显虚弱。

2. 五行相侮 侮即欺侮。五行相侮指五行中的某一行对其"所不胜"一行的反向克制，又称反克。相侮的次序与相克相反，即木侮金，金侮火，火侮水，水侮土，土侮木。五行之间相侮的原因，也有"太过"和"不及"两个方面：太过所致的相侮，是指五行中的某一行过于亢盛，使原来克制它的一行不仅不能克制它，反而受到它的反向克制。不及所致的相侮，是指五行中某一行过于虚弱，不仅不能制约其所胜的一行，反而受到其所胜的一行的反向克制。

五行相乘相侮破坏了整体的平衡和稳定，是自然界的异常现象。人体内五行的相乘相侮破坏机体的平衡状态，导致疾病的发生。

三、五行学说在中医学中的应用

五行学说在中医学中的应用，主要是以五行的特性来分析研究人体脏腑、经络等组织器官的五行属性；以五行的生克关系来分析研究脏腑、经络之间和各种生理功能之间的相互关系；以五行的乘侮和母子相及来阐释脏腑病变的相互影响。五行学说在中医学中被用作理论上的阐释，亦具有指导临床的实际意义。

（一）说明五脏的生理功能及其相互关系

1. 说明五脏的生理功能 五行学说将人体的五脏分别归属于五行，以五行的属性来解释说明五脏的生理功能。如木有生长、升发、条达、舒畅的特性；肝喜条达而恶抑郁，并有疏泄的功能，故肝属"木"；火有温热、升腾、向上的特性；心有推动气血温养全身的功能，故心属"火"等。

2. 说明五脏之间的相互关系 五行学说用以说明各脏腑之间的相互资生和制约的关系。如脾土运化水谷以充肺；肺金清肃下行以助肾；肾水之精以养肝。这就是五行相互资生的关系。肝木之疏泄，可克制脾土的壅滞；心火之温热，可制约肺金清肃太过。这就是五行相互制约的关系。

（二）阐述五脏病变的相互影响

五脏在生理上相互联系，在病理上也必然相互影响，这种病理上的相互影响，称之为传变。脏腑间的传变，可分为相生关系的传变和相克关系的传变。

1. 相生关系的传变 包括"母病及子"和"子病及母"两个方面。母病及子，是指疾病的传变，从母脏传及子脏。如肝病及心、心病及脾等。子病及母，是指疾病的传变，从子脏传及母脏。如心病及肝，肝病及肾等。一般来说，母病及子病情较轻，因为"邪扶生气而来，虽进而易退"（《难经经释·五十难》）；子病及母病情较重，因为"受我之气者，其力方旺，还而相克，其势必甚"（《难经经释·五十难》）。

2. 相克关系的传变　包括"相乘"和"相侮"两个方面。相乘是相克太过而为病。以肝木和脾土为例，相乘传变有"木旺乘土"和"土虚木乘"两种情况。相侮即反向克制而为病。如"木火刑金""土虚水侮"。一般认为，相乘传变病情较重，因为"脏气本已相制，而邪气扶其力而来，残削必甚，故为贼邪"；相侮传变病情较轻，因为"脏气受制于我，则邪气不能深入，故为微邪"（《难经经释·五十难》）。

（三）指导疾病的诊断

人体是一个有机整体，内脏有病可以反映到体表，故《灵枢·本脏》曰："有诸内者，必形诸外""视其外应，以知其内脏，则知所病矣"。五行学说用于疾病的诊断，主要是根据五行的配属关系及其生克乘侮规律，来确定五脏病变的部位，判断病情进展和疾病的预后。

1. 确定五脏病变部位　五行学说以事物属性的五行归类和生克乘侮规律确定五脏病变的部位，包括以本脏所主之色、味、脉等来诊断本脏之病，或以他脏所主之色、味、脉等来确定五脏相兼之病。如面见青色、喜食酸味、脉弦，可以诊断为肝病；面见赤色、口味苦、脉洪数者，可诊断为心火亢盛。

2. 推断病情的轻重顺逆　五行学说用于判断病情的顺逆，主要是根据色脉之间的生克关系来推测，色脉相合，其病顺；若色脉不符，得克则死，得生则生。如肝病色青而见弦脉，为色脉相符，其病顺；若不得弦脉反见浮脉，则属克色之脉（金克木），为逆，预后不好；若得沉脉则属相生之脉，即生色之脉（水生木），为顺，预后也较好。

（四）用于疾病的治疗

五行学说用于疾病的治疗主要表现：根据药物的色、味，按五行归属确定其作用于何脏腑；按五行的生克乘侮规律，控制疾病的传变，确定其治则、治法。

1. 指导脏腑用药　不同的药物，有不同的颜色与气味。药物的五色、五味与五脏有一定的联系。根据五行归属理论，青色、酸味入肝；赤色、苦味入心；黄色、甘味入脾；白色、辛味入肺；黑色、咸味入肾。如白芍、山茱萸味酸入肝经以补肝；朱砂色赤入心经以镇心安神。但这种用药方法是较片面的，临床脏腑用药，除色味外，必须结合药物的四气（寒、热、温、凉）和升降浮沉等理论综合分析，辨证用药。

2. 控制疾病传变　疾病的传变，多见一脏受病，累及他脏致病。因此，在治疗所病本脏的同时，还应考虑到对与其相关脏腑的治疗。根据五行的生克乘侮规律，来调整其太过和不及，以控制其进一步传变。《难经·七十七难》言："见肝之病，则知肝当传之于脾，故先实其脾气。"在临床上肝病常采用健脾的方法，防止肝病传脾，即是运用五行生克乘侮理论阐述疾病传变规律和确立预防性治疗措施的体现。

3. 确定治则治法　根据五行学说确定治则和治法，有相生和相克关系的不同。

（1）根据相生规律确定治则和治法　运用母子相生规律来治疗疾病，其基本治疗原则是"补母"和"泻子"，即"虚则补其母，实则泻其子"。

虚则补其母：主要适用于母子关系的虚证，通过补母以治疗母子两脏皆虚或子脏虚弱之证。主要的有滋水涵木法、培土生金法、益火补土法、金水相生法。

实则泻其子：主要适用于母子关系的实证，可通过泻子，以治疗母子两脏皆实或母脏实证。如肝旺泻心法、肾实（相火偏亢）泻肝法。

（2）根据相克规律确定治则和治法　临床上由于相克规律的异常而出现的病理变化，有相克太过、相克不及和反克的不同。总的来说，克者属强，表现为功能亢进；被克者属弱，表现为功能衰退。因而治疗上可采取"抑强"与"扶弱"的法则。抑强，用于相克太过；扶弱，用于相克不及。

根据相克规律确定的治疗方法，主要的有抑木扶土法、佐金平木法、培土制水法。

总之，临床上依据五行的生克规律确定的治疗原则和方法，确有一定的实用价值。但是，并非所有的疾病都可生搬硬套五行生克规律来治疗。因此，在临床上既要正确地掌握五行生克规律，又要根据具体病情进行辨证论治。

第三节　藏象学说 e 微课

藏象学说是中医学特有的关于人体生理病理的系统理论，也是中医学理论体系的核心部分。它是以脏腑为基础，研究人体各脏腑、形体、官窍的生理功能、病理变化及脏腑间关系的学说。

一、藏象学说的概念

"藏象"一词，最早见于《素问·六节藏象论》。"藏"，指深藏于人体内的脏腑，是"象"的内在本质；"象"，指表现于外的生理、病理现象，是"藏"的外在反映。如《灵枢·本脏》曰："视其外应，以知其内脏。"藏象的本质是通过观察人体外在的特征，研究脏腑之间的生理与病理变化。

二、五脏

五脏，肝、心、脾、肺、肾的总称。五脏多为实质性脏器，它们共同生理功能是"化生和贮藏精气"。《素问·五脏别论》曰："五脏者，藏精气而不泻也，故满而不能实。"

（一）心

1. 位置结构与五行所属　心位于胸腔之内，膈膜之上，两肺之间，形如倒垂未开之莲蕊，中有孔窍，外有心包护卫，在五行中属火，阴阳属性为"阳中之阳"。

2. 生理功能

（1）心主血脉　心气能够推动血液在脉道中运行，并输送到全身，维持各脏腑组织器官的正常生理活动。心主血脉功能正常，则见神志清楚、面色红润、舌色淡红、脉缓和有力。若心血虚，则见面色无华、脉细无力，常伴有心慌、胸闷等症状；心脉瘀阻者，证见胸部憋闷刺痛、口唇青紫、舌质紫暗或有瘀点等。

（2）心主神志　又名"心主神明""心藏神"，是指心具有统帅全身五脏六腑、经络、形体官窍的生理活动和主司人的精神、意识、思维等心理活动的功能。心藏神功能正常，则见精神振奋、反应灵敏、脏腑组织功能协调；反之，心藏神功能异常，则见失眠、健忘、精神不振、谵语、昏迷等，严重者还可影响其他脏腑组织的功能活动，甚至危及生命。

（二）肝

1. 位置结构与五行所属　肝位于膈下，腹腔之右上方，右胁之内，肝在五行属木，阴阳属性为"阴中之阳"，与六腑中的胆相表里。

2. 生理功能

（1）主疏泄　疏，即疏通、疏导。泄，即发泄、宣泄。肝主疏泄是指肝具有主升、主动的生理特性，有保护全身气机舒通畅达，通而不滞，散而不郁的作用。具体表现在以下几个方面。

1）调畅气机　肝的疏泄功能正常，则气血调和，经络通利、脏腑器官功能活动正常协调。肝的疏泄功能异常可表现为两个方面：一是疏泄不及，导致肝郁气滞，可见闷闷不乐、胸胁乳房胀痛等病理表现；二是升发太过，形成肝气上逆的病理变化，可见面红目赤、急躁易怒，甚则突然昏倒、不省人事等。

2）调畅情志 情志活动与肝的疏泄功能关系密切，肝的疏泄功能正常，则气血调和、心情舒畅。若肝失疏泄，则气机不畅，可见沉闷不乐、多愁善感等情志变化。

3）促进消化 机体对饮食物的消化及将水谷精微吸收转输，将糟粕排出体外，是以脾胃的气机升降，即脾胃的升清降浊来概括的。肝的疏泄功能正常，则全身气机畅达，有助于脾的升清和胃的降浊功能的协调平衡。若肝的疏泄异常，影响于脾，则脾气不升则泻；影响于胃，胃气逆于上，则见呃逆、呕吐；同时肝的疏泄还可调节胆汁的分泌与排泄，有助于脾胃的运化功能。

（2）主藏血 肝主藏血，是指肝具有贮藏血液，调节血量及防止出血的功能。肝贮藏血液是指肝可以将一定量的血贮存在肝内，以供机体各部分活动时所需，故肝有"血之府库"之称。肝调节血量是指肝对于调节人体各部分血量的分配，特别是对外周血量的调节起着重要作用。

（三）脾

1. 位置结构与五行所属 脾位于中焦，膈膜之下，腹腔左侧，与胃以膜相连，在五行属土，阴阳属性为"阴中之至阴"，与六腑中的胃相表里。

2. 生理功能

（1）主运化 脾主运化，是指脾具有把水谷化为精微，并将其精微物质转输至全身的生理功能。主要包括运化水谷精微和运化水液两个方面。

1）运化水谷 是指脾对饮食物的消化和吸收。饮食物经胃的腐熟和小肠的泌别清浊后，必须依赖于脾的转输和散精功能，才能将水谷转化的精微物质转输布散于全身，维持其正常的生理功能。若脾失健运，则见食欲不振、形体消瘦、腹胀、便溏等。因此，脾又有"气血生化之源"和"后天之本"之称。

2）运化水液 是指脾对体内水液的吸收、转输和布散起着促进作用。脾将饮食水谷中的水液运化，清者吸收散精于肺而布散全身；同时多余的水液，大部分通过肺的通调和肾的气化作用，下输膀胱排出体外；少部分再化为清者，濡润全身。若脾运化水液功能减退，则可导致水肿、痰饮，或流注肠道而成泄泻。《素问·至真要大论》曰："诸湿肿满，皆属于脾。"

（2）主升清 是指脾可将水谷精微等营养物质上输心、肺以及头目，并通过心肺的作用化生气血，以营养全身。故说"脾气主升"。此外，脾气的升举作用，可使内脏组织器官，存在于胸腹腔内，都有各自的固定位置而不下陷。若脾气虚弱，水谷不化，气血生化乏源，可见神疲乏力、头晕目眩、便溏等；甚或脾气下陷，出现久泻脱肛、内脏下垂。

（3）主统血 脾主统血，是指脾能统摄、控制血液，使之正常地循行于脉内，而不溢于脉外。脾统血作用是通过气的固摄作用来实现的，因此脾的运化功能健旺，则气血充盈，气能摄血。反之，脾的运化功能减退，化源不足，则气血虚亏，气虚则血失统摄，而离脉道，从而导致出血，称为"脾不统血"。沈目南在《金匮要略注》中强调"五脏六腑之血，全赖脾气统摄"。

（四）肺

1. 位置结构与五行所属 肺位于胸腔，左右各一，在膈膜之上，上连气道，喉为门户，在五脏六腑中位居最高，故称"华盖"，《灵枢·九针论》曰："肺者，五脏六腑之盖也。"在五行属金，阴阳属性为"阳中之阴"，与六腑中的大肠相为表里。

2. 生理功能

（1）主气、司呼吸 包括主一身之气和呼吸之气两个方面。肺主一身之气，是指肺有主持、调节全身各脏腑之气的作用，即肺通过呼吸而参与气的生成和调节气机的作用。肺主呼吸之气，是指肺通过呼吸，吸入自然界的清气，呼出体内的浊气，实现体内外气体交换的功能，以保证人体新陈代谢的正常进行。

（2）主宣发、肃降

1）肺主宣发　是指肺气具有向上升宣、向外布散的特点。主要体现在以下三个方面：一是呼浊。肺通过本身的气化作用，经肺的呼吸，吸入自然界的清气，呼出体内的浊气。二是输布津液精微。肺将脾所转输的津液和水谷精微，布散到全身，外达于皮毛，以温润、濡养五脏六腑、四肢百骸、肌腠皮毛。三是宣发卫气。肺借宣发卫气，调节腠理之开阖，并将代谢后的津液化为汗液，由汗孔排出体外。因此，肺气失于宣散，则可出现呼吸不利、胸闷、咳嗽、鼻塞、喷嚏和无汗等。

2）肺主肃降　是指肺气具有向下沉降、向内收敛的特点。其生理作用主要体现在三个方面：一是吸入清气。肺通过呼吸运动吸入自然界的清气，肺之宣发以呼出体内浊气，肺之肃降以吸入自然界的清气，宜一宣一肃以完成吸清呼浊、吐故纳新的作用。二是输布津液精微。肺将吸入的清气和由脾转输于肺的津液和水谷精微向下布散于全身，以供脏腑组织生理功能之需要。三是清肃洁净。肺气肃降，则能肃清肺和呼吸道内的异物，以保持呼吸道的洁净。肺气失于肃降，则可现呼吸短促、喘促、咳痰等肺气上逆之候。

（3）通调水道　是指肺通过宣发肃降对体内津液的输布、运行和排泄起着疏通和调节作用，以维持体内水液代谢平衡的功能，故有"肺为水之上源""肺主行水"之说。若肺失宣降，就会影响到其通调水道的功能。肺失宣散，则水液不能外达皮毛或腠理闭塞，可见无汗，甚或皮肤水肿等；肺失肃降，则水液不能下输膀胱，可见小便不利、水肿等。

（4）朝百脉，主治节　肺朝百脉，是指全身的血液经百脉汇聚于肺，经肺的呼浊吸清，将含有清气的血液通过百脉输布至全身。治节，即治理调节，可治理调节全身之气、血、津液的代谢。肺朝百脉，全身的血液不断汇聚于肺，然后又输送于全身，从而辅助心推动和调节着血液的运行。

（五）肾

1. 位置结构与五行所属　肾位于腰部，脊柱两旁，左右各一，故《素问·脉要精微论》曰："腰者，肾之府。"在五行属水，阴阳属性为"阴中之阴"，与六腑之中膀胱相为表里。

2. 生理功能

（1）肾主藏精　藏，即闭藏。肾藏精是指肾对人体之精具有闭藏的生理功能。《素问·上古天真论》曰："肾者主水，受五脏六腑之精而藏之。"肾所藏之精气包括"先天之精"和"后天之精"。"先天之精"与生俱来，是禀受于父母的生殖之精，为构成胚胎发育的原始物质，故肾是"先天之本"；"后天之精"是指出生之后，脾胃运化饮食产生的水谷之精气及脏腑之精气，藏之于肾。"先天之精"有依赖于"后天之精"而不断充养和培育，才能日渐充盛，充分发挥其生理效应；"后天之精"有依赖于"先天之精"的活力资助，方能不断化生。

肾中精气的生理功能包括两个方面：一是促进机体的生长发育和生殖。若精气不足，小儿则生长发育迟缓；青年人则生殖器官发育不良；中年人则性功能低下；老年人则衰老加快，临床上称这种病理变化为"肾精亏虚"。二是调节机体的代谢和生理功能活动。肾气的这一调节作用，是通过肾中精气所含的肾阴和肾阳来实现的。肾中精气中对脏腑组织器官起滋养、濡润作用的部分，称为"肾阴"；对脏腑组织器官起温煦、推动作用的部分，称为"肾阳"。若肾阴不足，则可见潮热、五心烦热、腰膝酸软、头晕耳鸣等阴虚症状；若肾阳不足，则可见面色苍白、畏寒肢冷、阳痿早泄、宫寒不孕等阳虚症状。

（2）主水　肾主水，是指肾具有主持和调节人体津液代谢的作用，故肾有"水脏"之称。《素问·逆调论》曰："肾者水脏，主津液。"肾主水功能主要是靠肾中精气对水液的蒸腾气化作用来完成的。一是肾阴和肾阳对整个津液代谢的各个脏腑都有调节作用，二是尿液的生成与排泄，直接与肾的气化作用密切相关。若肾的气化失常，开阖失调，将导致人体尿液失常，甚者出现水液代谢障碍。如尿少、水肿或尿频、尿多。

（3）主纳气　是指肾具有摄纳肺吸入的自然界清气，保持吸气的深度，防止呼吸表浅的作用。若肾中精气不足，则出现呼吸表浅，或呼多吸少，动则气喘等病理表现，称为"肾不纳气"。正如《类证治裁》中所说"肺为气之主，肾为气之根"。

三、六腑

六腑，是胆、胃、小肠、大肠、膀胱、三焦的总称。六腑多为中空的脏器，它们的共同生理功能是"受盛和传化水谷"。《素问·五脏别论》曰："六腑者，传化物而不藏，故实而不能满也。"

（一）胆

1. 位置结构　胆居六腑之首，胆贮藏精汁，无传化饮食物的生理功能，故又隶属于"奇恒之腑"。

2. 生理功能

（1）贮藏胆汁　胆汁，又称"精汁""清汁"，味苦，色黄绿，由肝之余气所化生，汇聚于胆中，泄入小肠，参与饮食物的消化，是脾胃运化功能得以正常进行的重要条件。

（2）排泄胆汁　肝的疏泄功能直接控制和调节着胆汁的排泄。肝的疏泄失职，则胆汁疏泄不利，影响脾胃运化功能，可见胁下胀满疼痛、食欲减退、腹泻等；若胆汁上逆、外溢，则见口苦、目睛发黄等。

（3）主决断　《素问·灵兰秘典论》曰："胆者，中正之官，决断出焉"。胆主决断，能够使帮助人在精神活动中判断事物、作出决定。若胆气虚弱，则胆怯怕事，谋虑不决。

（二）胃

1. 位置结构　胃，又称"胃脘"，位于中焦，上口贲门接食管，下口幽门通小肠，分上脘、中脘、下脘三部分。胃是机体饮食物进行消化、吸收的重要脏器。

2. 生理功能

（1）主受纳　指胃有接受和容纳饮食物的作用。饮食入口，经过食道，容纳并暂存于胃，这一过程称之为受纳，故称胃为"太仓""水谷之海"。《灵枢·玉版》曰："人之所受气者，谷也。谷之所注者，胃也。胃者，水谷气血之海也。"

（2）腐熟水谷　腐熟，指饮食物经过胃的初步消化，形成食糜的过程。容纳于胃的水谷，经过胃的腐熟后，下传于小肠，其精微物质经脾之运化而营养全身。若胃之受纳与腐熟水谷功能失常，则见嗳腐吞酸、纳呆厌食或多食善饥等。

（三）小肠

1. 位置结构　小肠位于腹中，上口与胃之幽门相接，下口与大肠相接，其交接处称为阑门，是一个相当长的迂曲回环叠积的管状器官。小肠是机体对饮食物进行消化、吸收，并输布其精微，下传其糟粕的重要脏器。

2. 生理功能

（1）受盛化物　受盛，接受，以器盛物之意。化物，有变化、消化、化生之意。小肠的受盛化物功能主要表现在两个方面：一是指小肠盛受了由胃腑下移而来的初步消化的食物，起到容器的作用；二是指经胃初步消化的食物，在小肠内必须停留一定的时间，由小肠对其进一步消化和吸收，将水谷化为可以被机体利用的营养物质，精微由此而出，糟粕由此下输于大肠。若小肠化物失常，可导致消化、吸收障碍，而出现腹胀、腹泻、便溏等；若小肠受盛失职，可导致传化停止，而出现腹痛。

（2）泌别清浊　泌，即分泌。别，即分别。清，即各种精微物质。浊，即食物经过消化后剩余的残渣部分。分清，就是将饮食物中的精华部分进行吸收，再通过脾之升清散精的作用，上输心肺，输布全身，供给营养。别浊，则体现为两个方面：一是将饮食物的残渣糟粕，通过阑门传送到大肠；二是将剩余的水分经肾脏气化作用渗入膀胱，形成尿液，经尿道排出体外，故有"小肠主液"之说。小肠的泌别清浊功能正常，则二便正常；若小肠的泌别清浊功能异常，则清浊不分水谷混杂而下，可见便溏泄泻、小便短少。

（四）大肠

1. 位置结构　大肠位于腹中，其上口在阑门处与小肠相接，下端即肛门，包括结肠和直肠。大肠是机体对饮食物糟粕中的残余水分进行吸收，并排出糟粕的脏器。

2. 生理功能

（1）传化糟粕　传化，即传导、变化。大肠接受小肠下输的食物残渣，吸收其中部分水液，将糟粕变化为粪便，进一步通过肛门排出体外，故大肠又称"传导之官"。大肠的功能失调，主要表现为传导失常和排便的改变。

（2）大肠主津　大肠接受由小肠下注的食物残渣，将其中的部分水液再吸收，使残渣形成粪便而排出体外。大肠吸收水分，参与调节体内水液代谢的功能，称之为"大肠主津"。

（五）膀胱

1. 位置结构　膀胱，又称"净腑""水府"，位于下腹部，在脏腑中居处最低，是贮存和排泄尿液的器官。

2. 生理功能

（1）贮存尿液　水液经肾的气化作用，升清降浊，清者回流体内，浊者下输于膀胱，变成尿液，由膀胱加以贮存。所以有"津液之余者，入胞脬则为小便""小便者，水液之余也"之说。

（2）排泄尿液　尿液在膀胱内潴留至一定程度时，经肾的气化作用，使膀胱开合适度，尿液可及时自主地排出体外。若膀胱贮尿和排尿功能失调，可见尿频、尿急、尿道涩痛，或尿少、尿闭，或尿失禁、遗尿等。

（六）三焦

1. 位置结构　三焦是上焦、中焦、下焦的合称，属脏腑中最大的腑，无与匹配，故有"孤府"之称。

2. 生理功能

（1）通行元气　元气，是人体最根本的气，根源于肾，由先天之精所化，赖后天之精以养，是生命活动的原动力。《难经·六十六难》曰："三焦者，原气之别使也，主通行三气，经历于五脏六腑。"三焦是人体之气升降出入的道路，人体之气，是通过三焦而布散于五脏六腑，充沛于全身，激发、推动各个脏腑组织的功能活动。

（2）运行水液　人体的津液代谢，以三焦为通路才得以正常运行。若三焦气化功能失常，水道不畅，必然会引起津液代谢失常，而出现尿少、痰饮、水肿等病理变化。

三焦的通行元气和运行水液功能，是相互联系的。水液的运行，全赖气的升降出入，而气又是依附于血和津液的，因此，气的升降出入通道，必然是津液的通道，而津液升降出入的道路，也必然是气的通道，实际上是一个功能的两个方面。

知识链接

脏腑之间的关系

各脏腑组织器官的功能活动不是孤立的，而是整体活动的一个组成部分。它们在生理上存在相互制约、相互依存和相互为用的关系，在病理上常常通过一定的途径或规律相互影响、相互传变。脏与脏、脏与腑之间的生理与病理各有联系，如心血的运行依赖肺气的推动，而肺气不足，可影响心的行血功能，从而出现胸闷、心悸、口唇青紫、舌紫暗、脉涩等心血瘀阻之症状；心与小肠相表里，心阳之温煦，心血之濡养，有助于小肠的受盛化物功能，若小肠有实热，亦可循经上炎于心，可见心烦、口舌生疮等。

四、奇恒之腑

奇恒之腑，即脑、髓、骨、脉、胆、女子胞。奇恒之腑多为中空性脏器，贮藏精气的功能类似五脏，但形态上与六腑相似，故称为"奇恒之腑"。其除胆之外，均没有表里配合，也没有五行配属。本节仅论述脑、女子胞。

（一）脑的生理功能

脑位于颅内，由髓汇集而成，故称脑为"髓海"，它与全身骨髓有密切的联系。《素问·脉要精微论》曰："诸髓者，皆属于脑。"

1. 主精神意识　人的精神活动，包括思维意识和情志活动等，都是客观外界事物反映于脑的结果。脑具有主精神、意识、思维的功能，因此脑主精神意识的功能正常，则精神饱满、思维灵敏。

2. 主宰生命活动　脑是精髓汇聚之处，元神所居之府。《本草纲目》曰："脑为元神之府。"故脑是人体极其重要的器官，是生命受害之所在。元神来自先天，为人出生之前随形俱而生之神。元神存则有生命，元神败则人即死，故脑为生命的枢机。

3. 主感觉运动　眼、耳、口、鼻、舌为五脏之外窍，皆位于头面，与脑相通。人的视、听、言、动等皆与脑有密切关系。脑的功能失常，不论虚实，均可出现听觉失聪、视物不明、嗅觉不灵、运动失调等感觉运动方面的障碍。

（二）女子胞的生理功能

女子胞，又称胞宫、子宫，位于小腹正中，是女子发生月经和孕育胎儿的器官，其生理功能是主月经和孕育胎儿。

1. 主月经　月经，又称月信、月事、月水。女子二七左右，肾中精气旺盛，天癸至，任脉通，太冲脉盛，女子胞发育成熟，月经来潮。七七后，肾中精气渐衰，天癸渐绝，任、冲二脉的气血也逐渐衰少，而至绝经。胞宫的功能正常与否直接影响月经的来潮，所以胞宫有主持月经的作用。

2. 孕育胎儿　胞宫是女性孕产的器官。女子在发育成熟后，月经应时来潮，女子胞就具备了生殖和养育胎儿的能力，受孕之后，女子胞就成为保护胎元、孕育胎儿的主要器官。《中西汇通医经精义·下卷》曰："女子之胞，一名子宫，乃孕子之处。"

第四节　气、血、津液学说

PPT

气、血、津液都是构成人体和维持人体生命活动的基本物质，是脏腑、经络等组织器官进行生理活动的物质基础，也是脏腑生理活动的产物。在机体生命活动中，气、血、津液在生理和病理上都存在着相互依赖、相互影响的密切关系。

一、气

（一）气的基本概念

古代哲学认为，气是构成整个宇宙的最基本物质，宇宙间的事物都是气的运动变化而产生的。这种观点被引入医学领域，用以说明人体生命的构成和解释人体的生理病理现象。

中医学气的基本概念可概括为两个方面：一是指构成人体和维持人体生命活动最基本的精微物质，如水谷之气，呼吸之气等；二是指脏腑组织的生理功能，如脏腑之气，经络之气等。气具有活力很强、运行不息的特性，对人体生命活动有推动和调控等作用。

（二）气的生成与运动

人体之气弥散全身，无处不到，根据其来源、分布和功能特点不同，可分为元气、宗气、营气和卫气四种。

1. 元气　又名"原气""真气"，是人体最根本、最重要之气，是人体生命活动的原动力。元气根于肾，依赖肾中精气化生，通过三焦输布全身。元气具有推动人体的生长发育和生殖，推动和调节脏腑、经络等组织器官生理活动的作用。

2. 宗气　宗气是聚于胸中之气，其积聚之处，称为"膻中"。宗气是由肺吸入的自然界的清气和脾胃从饮食物中化生的水谷之精气相互结合而成。宗气的生理功能主要体现在三个方面：一是走息道以行呼吸。上出咽喉的宗气，有促进肺呼吸运动的作用，并且与语言和声音的强弱有关。二是贯心脉以行气血。宗气贯注心脉，以助心脏推动血运，即"助心行血"。三是宗气作为后天生成之气，对先天元气有重要的资助作用。

> **知识链接**
>
> 气血的运行、心搏的强弱及其节律均与宗气的盛衰有关。左乳下心尖搏动的部位称为"虚里"。临床上常以"虚里"搏动状况和脉象来测知宗气的盛衰。

3. 营气　营气是行于脉中且富有营养作用之气，又称为"荣气"。因营气行于脉中，化生为血，是血液的重要组成部分，又常以"营血"并称。营气来源于脾胃运化的水谷精微。营气分布于血脉之中，循脉运行于全身，内至脏腑，外达肢节。营气主要有营养全身和化生血液的功能。

4. 卫气　卫气是运行于脉外具有护卫机体作用之气，因与营气相对而言属于阳，故又称为"卫阳"。卫气是由脾胃运化的水谷精气中活力最强的部分所化生的。其性滑利，不受脉道约束，行于脉外，内至脏腑、外达肌肤腠理，布散于全身。卫气的功能有三：一是护卫肌表、防御外邪入侵；二是温养脏腑、肌肉和皮毛等；三是调控腠理开阖、汗液的排泄，以维持体温的相对恒定。

气的运动称为气机。气有升、降、出、入四种基本运动形式。升是指气自下而上的运动；降是指气自上而下的运动；出是指气由内向外的运动；入是指气由外向内的运动。气的升降出入运动，是人体生命活动的根本。

（三）气的生理功能

气对于人体具有十分重要的生理功能，概括起来主要有四个方面，包括推动作用、温煦作用、防御作用、固摄作用。

1. 推动作用　气的推动作用是指气具有激发和推动人体各项生理功能的作用。人体的生长发育、脏腑经络的生理活动、血液的生成运行、津液的生成输布和排泄等，均有赖于气的激发和推动作用。

2. 温煦作用　气的温煦作用是指气对机体具有熏蒸、温煦的作用。《难经·二十二难》曰："气主煦之。"气是人体热量的来源，人的体温靠气的温煦作用来维持恒定；脏腑经络等组织器官的生理功能也需气的温煦才能正常进行；血液与津液在气的温煦作用下才能正常进行。

3. 防御作用　气的防御作用是指气的卫护肌肤、抗御邪气的作用。主要体现在三个方面：一是气可以护卫肌表、防御外邪的入侵；二是正邪交争时气能驱邪外出；三是自我修复以恢复健康。因此，气的防御功能正常，则邪气不易入侵，此即"正气存内，邪不可干"。

4. 固摄作用　气的固摄作用是指气对体内液态物质具有固摄、统摄和控制的作用，以防止其无故丢失。如气能固摄血液，使血液循脉运行而不外溢；固摄汗液、尿液、唾液、胃液、肠液等，控制其分泌与排泄，以防无故流失；固摄精液，以防其妄泄；固护内脏，防止内脏下垂等。

二、血

（一）血的基本概念

血是循行于脉中富有营养和滋润作用的红色液态物质，是构成人体和维持人体生命活动的基本物质之一。在正常情况下，血循行于脉内，发挥营养滋润全身的生理效应。

（二）血的生成与运行

血主要由营气和津液组成，而营气和津液均来源于脾胃所化生的水谷精微，所以说水谷精微是生成血的最基本的物质。《灵枢·决气》曰："中焦受气取汁，变化而赤，是谓血。"此外，血的生成还与心肺的生理功能密切相关。水谷精微经脾上输于肺，与肺所吸入的清气相结合，贯注心肺，在心肺的气化作用下化赤成血。

血运行于脉道之中，流布全身，循环不已，发挥营养滋润作用。血液正常运行必须具备有充盈的血、脉管完整通畅和全身各脏腑生理功能正常。心主血脉，心气是推动血行的基本动力；肺主宣发与肃降，调节全身的气机，协助心推动和调节血的运行；肝有贮藏血液和调节血量的功能，维持血液循环及流量的平衡；脾主统血，脾气固摄血在脉中运行，防止血溢脉外。

（三）血的功能

1. 营养滋润作用　血在脉中周行全身，对全身组织器官起着营养和滋润作用。《素问·五脏生成篇》曰："肝受血而能视，足受血而能步，掌受血而能握，指受血而能摄。"人体血脉充盈，运行通畅，则面色红润、肌肉有力、毛发旺盛。

2. 神志活动的物质基础　神志活动的产生和保持，必须以血为物质基础。《灵枢·营卫生会》篇曰："血者，神气也。"人体只有在心血充盈，心神得养的前提下，才能精神充沛、神志清晰、思维敏捷。

三、津液

（一）津液的基本概念

津液是人体内一切正常水液的总称，是构成人体和维持人体生命活动的基本物质之一。津与液均来源于脾胃运化产生的水谷精微，但在性状、分布及其功能等方面又有所不同。津的性质较稀薄，流动性较大，主要布散于体表皮肤、肌肉和孔窍等部位，并能渗入血脉，起滋润作用；液的性质较稠厚，流动性较小，主要灌注于骨节、脏腑、脑、髓等部位，起濡养作用。津和液可以相互转化和补充，故常"津液"并称。

（二）津液的代谢

津液的代谢是一个涉及多个脏腑生理功能的复杂过程。津液来源于饮食水谷，通过脾、胃、小肠和大肠等脏腑的共同协调而生成。饮食水谷入胃，通过胃的受纳腐熟，由小肠分清别浊吸收大部分的水分，大肠吸收饮食残渣中的多余水分，经脾的运化转化为津液。津液的输布主要是通过脾的转输、肺的宣降、肝的疏泄和肾的蒸腾气化作用，以三焦为通道输布于全身。津液的排泄主要是通过肺将宣发至皮毛的津液，经阳气蒸腾气化而成汗液排出体外，肺在呼气中时带走部分的水液，肾的蒸腾气化将代谢后的津液化为尿液，粪便经大肠排出时，带走一些残余水分。总之，津液代谢的生理过程依赖诸多脏腑的综合协调平衡，其中尤以肺、脾、肾三脏起着主要的调节平衡作用。正如《素问·经脉别论》曰："饮入于胃，游溢精气，上输于脾，脾气散精，上归于肺，通调水道，下输膀胱，水精四布，五经并行。"

（三）津液的功能

津液是富有营养的液态物质，广泛存在于肌肤毛发、脏腑、官窍等部位，能润泽皮毛，濡养脏腑，润滑孔窍，滑利关节，充养骨髓、脊髓和脑髓。津液渗入血脉，是组成血的基本物质，具有滋养和滑利血脉的作用。津液在其自身代谢过程中，能把机体的代谢产物排出体外，对调节机体阴阳平衡起着重要作用。总之，津液具有滋润濡养、充养血脉和调节人体阴阳平衡的生理功能。

知识链接

除气、血、津液以外，"精"也是构成人体和维持人体生命活动的基本物质。"精"有广义与狭义之分，广义之"精"泛指气、血、津液、髓等一切精微物质；狭义之"精"指肾藏之精，即生殖之精。

四、气、血、津液之间的关系

气、血、津液均是构成和维持人体生命活动的基本物质，它们之间存在着相互依存、相互为用和相互制约的关系。

（一）气和血的关系

气主动，主温煦属阳；血主静，主濡养属阴。气和血之间存在相互依存，相互滋生，相互影响的关系，可概括为"气为血之帅"和"血为气之母"。

1. 气为血之帅 气为血之帅包括气能生血、气能行血和气能摄血三方面的含义。

（1）气能生血 气能生血是指气具有化生血液的作用。从饮食物转化成水谷精微、水谷精微转化成营气和津液、营气和津液转化为血等，每一个转化过程都是脏腑气化的结果。

（2）气能行血 气能行血是指气具有推动血液运行的作用。血的循行，有赖于心气的推动，肺气的宣发敷布，脾气统血以及肝气的疏泄条达等，即谓"气行则血行"。

（3）气能摄血 气能摄血是指气具有固摄血液循行于脉内，使其不溢出脉外的作用。如因气虚而固摄血液的作用减弱，可出现各种出血病证。

2. 血为气之母 血为气之母是指气在生成和运行中始终离不开血。血为气之母包括血能养气和血能载气两方面的含义。

（1）血能养气 血能养气是指气的充盛及其功能发挥离不开血的濡养。血富于营养，气存在于血中，血不断地为气的生成及其功能活动提供营养。

（2）血能载气 血能载气是指血为气的载体，气必须依附于血。气存在于血中，有赖于血的运载而布散全身。如血不载气，则气无所依附而发生气脱。

（二）气和津液的关系

气和津液在生成和输布过程中有着密切的关系，可概括为气能生津、气能行津、气能摄津、津能载气和津能生气五个方面。

1. 气能生津　气能生津是指气是津液生成的物质基础和动力。津液的生成来源于摄入的饮食水谷，有赖于脾胃之气的运化。

2. 气能行津　气能行津是指气的运动变化是津液输布、排泄的动力。津液的输布和排泄，有赖于气的推动和激发，使津液输布于全身而环周不休，并将代谢后的津液转化为汗液和尿液排出体外，以维持代谢平衡。

3. 气能摄津　气能摄津是指气对津液的固摄，防止其无故流失的作用。气的固摄主要体现在肺肾之气对汗液、尿液等调控作用。如气的固摄作用减弱，则体内津液排泄增多，可出现多汗、多尿、遗尿等。

4. 津能载气　津能载气是指津液为气的载体，气须依附津液而存在。如因汗、吐、下太过引起津液大量流失时，必将导致气的损耗，可出现"气随津脱"之证，《金匮要略心典》曰："吐下之余，定无完气。"

5. 津能生气　津能生气是指津液在其输布过程中，受到脏腑阳气的蒸腾温化，可以化生为气，输布于脏腑组织和形体官窍，促进正常的生理活动。因此，津液亏耗不足，也会导致气的减少。

（三）血和津液的关系

血和津液均来源于脾胃化生的水谷精微，都有滋润和濡养的作用，二者之间存在着生理上相互补充、病理上相互影响的密切关系。血行于脉中，由营气与津液共同组成，津液与血互渗互化，共同调节脉内外津液的输布代谢平衡，故有"津血同源"之说。如失血过多，血液不足时，津液可渗入脉中，津液不足，可出现肌肤干燥等症状。因此对失血患者，临床上不宜采用汗法以治，故古人有"夺血者无汗""夺汗者无血""亡血家不可发汗""衄家不可发汗"之诫。

第五节　体质学说

PPT

体质，即机体素质。是指人体秉承先天遗传、受后天多种因素影响，所形成的与自然、社会环境相适应的功能和形态上相对稳定的固有特性。中医体质学说研究人体体质的特征、类型、差异等，对疾病的预防、诊断、治疗以及康复有指导作用。

一、中医体质的概述

体质源于先天，养于后天，因此是在遗传的基础上，由人体自身环境与社会自然环境相互影响下形成的。中医体质调护是在中医理论指导下，根据不同的体质，科学地调理身体的阴阳，顺应四季交替变化，达到阴阳平衡，气血畅通，健康长寿的最终目的。

二、体质的分类及特征

体质分类的命名，采取的是以人体生命活动的物质基础（阴、阳、气、血、津液）的偏颇失衡为主的分类方法。中医将人们的体质分成平和质、气虚质、阳虚质、阴虚质、痰湿质、湿热质、血瘀质、气郁质、特禀质等九种不同的基本类型。

（一）平和质

平和质之人因先天禀赋良好，后天调养得当，因此其在神色、形态脏腑功能及心理特征等方面均表现良好，是功能较协调的体质。如后天调养得宜，无暴力外伤或慢性病患，则其体质不易改变，易获长寿。

（二）气虚质

气虚质主要是由于一身之气不足而致以气息低弱、脏腑功能状态低下为主要特征的体质状态。表现为全身疲乏无力，精神萎靡不振，少气懒言，语言低微，自汗怕动，舌质淡而胖嫩，脉虚无力等。此外，此种体质之人多性格内向，平素易感冒，抗病能力弱，易患内脏下垂、虚劳等。

（三）阳虚质

阳虚质主要指因阳气不足而以形寒肢冷等虚寒现象为主要特征的体质状态。表现为形体白胖或面色淡白无华，恶寒喜暖，倦怠乏力，手足不温，口淡唇白，小便清长，大便溏薄，舌质胖嫩，色淡苔白滑，脉弱或沉迟无力；性格内向，耐夏不耐冬，易感受湿邪。其患病则易从寒化，可见畏寒蜷卧，腰脊冷痛，阳痿滑精，宫寒不孕，夜尿频多，小便失禁等。

（四）阴虚质

阴虚质是指由于濡养人体的阴液亏乏以阴虚内热为主要特征的体质状态。特征为形体消瘦，面色多潮红或颧红，常有灼热感，手足心热，口燥咽干，唇红微干，心中时烦，多喜饮冷，便干尿黄，不耐春夏，舌红少苔或无苔，脉细弦或细数。

（五）痰湿质

痰湿质是指由于先天禀赋、过食肥甘等导致痰湿积聚。表现为平素身体肥胖，或嗜食肥甘，神倦嗜睡，身重懒动，头重如裹，口中黏腻或便溏，舌体胖，舌苔多滑腻，脉濡或滑，若病则胸脘痞闷，咳喘痰多；或头身重困，大便溏；或妇女白带过多。此种体质之人性格偏温和，易患消渴、中风、眩晕、咳喘等。

（六）湿热质

形体偏胖或苍瘦，平素面垢油光，易生痤疮粉刺，舌质偏红，苔黄腻，容易口苦口干，身重困倦。心烦懈怠，眼睛红赤，大便燥结，或黏滞，小便短赤，男性易阴囊潮湿，女性易带下增多，脉象多见滑数。易患疮疖、黄疸等。对湿环境或气温偏高，尤其夏末秋初，湿热交蒸气候较难适应。

（七）血瘀质

瘀血质是指由于先天禀赋、后天损伤导致以血行不畅或瘀血内阻的血瘀表现为主要特征的体质状态。表现为面色晦滞，眼睑暗黑，口唇色暗，肌肤甲错，易出血，舌紫暗或有瘀点，脉细涩或结代。若病则上述特征加重，可有头、胸、胁、少腹或四肢等处刺痛，口唇青紫，或腹内有积块，妇女痛经、经闭、崩漏等。

（八）气郁质

气郁质是指由于先天禀赋、精神刺激等导致气机郁滞，以性格不稳、敏感脆弱表现为主要特征的体质状态。平素性情急躁易怒，或郁郁寡欢，胸闷不舒，时欲太息，舌淡红，苔白，脉弦。易患郁证、脏躁、百合病、梅核气等，对精神刺激适应力差，不喜阴雨天气。

（九）特禀质

多指由于遗传因素造成的一种体质缺陷。特禀质有多种表现，如非感冒引起的鼻塞、打喷嚏、流鼻涕，容易患哮喘，对药物、食物、气味、花粉等过敏；皮肤容易起荨麻疹等。

三、体质学说的临床应用

（一）体质与病因病机

体质的强弱能够决定人体发病与否，以及病后转归。疾病的发生，除了主要取决于人体正气与邪气的斗争，还受到外界环境等因素的干扰，这些因素均影响人体体质的状态。对于体质强壮者，正气充足，邪气难以入侵致病；反之则正气虚弱，邪气易于乘虚侵入而发病。发病过程中又因体质的差异，而表现为不同的发病类型，或即时而发，或伏而后发等。个体体质的特殊状态或缺陷也是内伤情志病变发生的关键性因素。因此，人体能否感邪而发病，主要取决于个体的体质状况。

（二）体质与防治疾病

1. 区别体质而施治　治疗疾病应对不同体质做出相应调整。如：阳虚体质者，应慎用苦寒伤阳之药。针刺治疗也是如此，体质强壮者，当用泻法；体质虚弱者，当用补法。由于体质的差异，临床上常出现同病异证和异病同证的情况，因此，治疗上也相应有同病异治和异病同治。

2. 依据体质，重视调理　疾病初愈或趋向恢复时，调理措施须兼顾患者的体质特征，辨体施护。如：体质偏阳者大病初愈，应慎食狗肉、羊肉、桂圆等温热及辛辣之品；体质偏阴者大病初愈，应慎食龟鳖、熟地黄等滋腻药物和乌梅等酸涩收敛之品。

3. 区别体质特征而养生　体质偏阳者，食宜凉忌热；体质偏阴者，食宜温而忌寒；形体肥胖者多痰湿，食宜清淡而忌肥甘。气郁体质者，精神多抑郁不爽，多愁善感，在精神调摄方面，应注意情感上的疏导；阳虚者，精神多萎靡不振，神情偏冷漠，多自卑而缺乏勇气，应帮助其树立生活的信心。

第六节　病因、病机与治未病

病因，即导致人体发生疾病的原因，又称为病原、致病因素等。一切破坏人体脏腑经络、气血津液动态平衡的原因都可以称为病因。中医病因学说是研究各种致病因素的概念、形成、性质、致病特点、致病规律以及指导临床诊断与治疗的一门学说，是中医学理论体系的重要组成部分。

病机，是疾病产生、发展、变化、转归的机理，主要与人体的正气和治病邪气相关。基本病机包括邪正盛衰、阴阳失衡、气血津液失常、内生"五邪"。

一、病因

中医学病因包括六淫、疠气、七情内伤、饮食失宜、劳逸失调、痰饮、瘀血、结石、外伤、烧烫伤、虫兽伤等。

（一）外感病因：六淫

1. 概念　六淫，是风、寒、暑、湿、燥、火六种外感病邪的统称。风、寒、暑、湿、燥、火在正常情况下，是自然界六种不同的气候变化，称"六气"。六气的正常运行变化，有利于万物的生长、繁衍。当六气太过，超出了机体的适应能力时，就会导致疾病的发生。六气成为致病因素，导致人体发病时称为"六淫"，又称为"六邪"。

2. 致病特点　六淫致病具有外感性、季节性、地域性、相兼性、转化性的特点。邪气多从肌表或口鼻侵犯人体，又称"外感病"；发病常有明显的季节性，如春季多风病等；不同的地域有不同的发病特点，如西北高原地区多寒病、燥病，东南沿海地区多温病、湿病；六淫邪气既可单独致病又可相兼为害，如风寒感冒、湿热泄泻等都是两邪或多邪共同致病所引发的病证；六淫致病在一定条件下可以相互转化，如寒邪入里可郁而化热，暑湿日久能化燥伤阴等。

六淫各自的性质与致病特点如下（表1-4）。

表1-4　六淫性质、常发季节与致病特点

六淫	性质	常发季节	致病特点
风邪	风为阳邪其性开泄，易袭阳位	春季	易使腠理疏泄而开张，常伤及人体的上部、阳经和肌表
	风性善行而数变		1. 使疼痛走窜不定 2. 疾病变幻无常、发病迅速
	风性主动		致病具有动摇不定的特征，如震颤、抽搐、颈项强直等症状
	风为百病之长		其余外邪常依附于风而侵犯人体，或风可以作为其他外感病邪的载体
寒邪	寒为阴邪，易伤阳气	冬季	寒性属阴，阴邪伤阳，可出现阳虚阴盛的寒证
	寒性凝滞		使气血津液凝结、经脉阻滞，不通则痛，故多见疼痛症状
	寒性收引		使气机收敛，腠理、经络、筋脉收缩而挛急
暑邪	暑为阳邪，其性炎热	夏季	暑为盛夏火热之气所化，火热属阳，多表现为一系列阳热症状
	暑性升散，伤津耗气		1. 暑为阳邪，其性升发，故易上扰心神，或侵犯头目 2. 可致人体腠理开泄而多汗，伤津耗气
	暑多挟湿		暑邪为病，常兼挟湿邪而侵犯人体
湿邪	湿为阴邪，易阻遏气机，损伤阳气	长夏	外感湿邪，常先困脾，脾阳不振，运化无权，水湿内生
	湿性重浊		1. 湿邪致病，出现以沉重感为特征的临床表现，如头身困重 2. 湿邪阻滞经络关节，则可见肌肤不仁、关节疼痛重着 3. 湿邪为患，易呈现分泌物和排泄物秽浊不清的现象
	湿性黏滞		1. 症状多表现为黏滞而不爽，如排泄物和分泌物多滞涩不畅 2. 病程的缠绵性，反复发作，或缠绵难愈
	湿性趋下，易袭阴位		湿邪为病，多易伤及人体下部
燥邪	燥性干涩，易伤津液	秋季	燥邪属阳，易伤阴液，可见各种阴津亏虚、滞涩的证候
	燥易伤肺		燥邪伤人，多从口鼻而入，最易伤肺
火（热）邪	火（热）为阳邪，其性趋上	夏季	火热之邪易侵害人体上部，尤以头面部更著
	火（热）易扰心神		易犯心经，扰动心神
	火（热）易伤津耗气		易迫津化汗外泄，或直接灼煎津液，使人体阴津耗伤，即热盛伤阴
	火（热）易生风动血		1. 燔灼肝经，耗劫津液，筋脉失于濡养，易引起肝风内动 2. 易灼伤脉络，迫血妄行，导致各种出血
	火（热）致肿疡		可聚于局部，腐蚀血肉，发为痈肿疮疡

（二）外感病因：疠气

疠气，即疫疠之气，指一类具有强烈致病性和传染性的外感病邪。在中医文献中，疠气又称为"疫毒""异气"等。疠气可以通过空气传染，经口鼻侵入致病；也可随饮食、蚊虫叮咬、虫兽咬伤、皮肤接触等途径传染而发病。

1. 疠气的致病特点

（1）发病急骤，病情险恶　一般而言，疠气多属热毒之邪，其性疾速，而且常挟毒雾、瘴气等秽浊之邪侵犯人体，故其致病比六淫更显发病急骤，来势凶猛，变化多端，病情险恶。

（2）传染性强，易于流行　疠气具有强烈的传染性和流行性，可通过空气、食物等多种途径在人群中传播。

（3）一气一病，症状相似　疠气发病具有一定的特异性，同一种疠气致病，其临床表现也基本相似。疠气种类不同，所致之病各异，即所谓"一气致一病"。

2. 疠气的发生与流行因素

（1）气候因素　自然气候的反常变化，久旱、酷热、洪涝、湿雾瘴气、地震等，均可滋生疠气而导致疾病的发生，如霍乱等病的大流行与此类因素有关。

（2）环境因素　环境卫生不良，如空气、水源、食物等受到污染，均可引起疫病发生，如麻疹、疫毒痢等病。

（3）预防措施不当　由于疠气具有强烈的传染性，接触者常可发病。若预防隔离工作不当，也往往会使疫病发生或流行。

（4）社会因素　若国家安定，且注意卫生防疫工作，采取一系列积极有效的防疫和治疗措施，疫疠即能得到有效的控制。

（三）内伤病因：七情内伤

七情，是指喜、怒、忧、思、悲、恐、惊七种正常的情志活动，是人体的生理和心理活动对外界环境刺激的不同反应。若强烈持久的情志刺激，超过了人体的生理和心理适应能力，损伤人体脏腑精气，或人体正气虚弱，脏腑精气虚衰，对情志刺激的适应调节能力低下，七情则成为致病因素，也称之为"七情内伤"。

1. 七情致病的特点　七情致病主要影响脏腑气机，使脏腑气机失常，气血运行紊乱，出现相应临床表现。不同情志致病，对相应脏腑气机产生不同的影响。

（1）怒则气上　怒为肝之志，过怒可导致肝气疏泄太过，气机上逆，甚则血随气逆。

（2）喜则气缓　喜为心之志，过度喜乐可导致心气涣散不收，重者心气暴脱或神不守舍。

（3）思则气结　思为脾之志，过度思虑伤心脾，导致气机郁滞，运化失职。

（4）悲则气消　悲为肺之志，过度悲伤可导致肺失宣降及肺气耗伤。

（5）恐则气下　恐为肾之志。恐，是一种胆怯、惧怕的心理反应。长期恐惧或突然意外惊恐，皆能导致肾气受损，肾气不固，气陷于下。

（6）惊则气乱　指猝然受惊伤心肾，导致心神不定，气机逆乱，肾气不固的病机变化。

2. 七情变化影响病情变化　在疾病过程中，七情变化对病情具有一定的影响。情绪消沉，悲观失望，或七情异常波动，可使病情加重或恶化。例如肝阳上亢证患者，遇事暴怒，会突然眩晕欲仆，甚至神昏失语、半身不遂。

（四）内伤病因：饮食失宜

饮食是人类生存和保持健康的必要条件，饮食失宜，则可影响营养摄取，或导致脾胃功能损伤而成为致病因素。饮食失宜包括饮食不节、饮食不洁和饮食偏嗜三个方面。

1. 饮食不节　节即节制，饮食不节指饮食在量和时间上没有规律，饮食没有节制，可影响健康，导致疾病发生。

2. 饮食不洁　饮食不洁是指进食不洁净的食物而导致疾病的发生。多由缺乏良好的卫生习惯，进食陈腐变质，或被疫毒、寄生虫等污染的食物所造成。

3. 饮食偏嗜 饮食偏嗜是指特别喜好某种性味的食物或专食某类食物，如寒热偏嗜、五味偏嗜、食类偏嗜等。久之可导致人体阴阳失调，或营养物质缺乏而引起疾病。

> **知识链接**
>
> 食类偏嗜
>
> 若专食某种或某类食品，或厌恶某类食物而不食，或膳食中缺乏某些食物等，久之也可成为导致某些疾病发生的原因，如过食肥甘厚味，可聚湿生痰、化热，易致肥胖、眩晕、中风、胸痹、消渴等病变。酒为粮食和水果所酿，富有营养和一定的药用价值，少量饮用可宣通血脉，舒筋活络，但饮酒无度则可损伤脏腑，聚湿生痰，化生湿热。因此无论何种类型的食物摄入都要适量，这样才有利于维持健康。

（五）内伤病因：劳逸失调

适当的劳动和体育锻炼，有助于气血流通，增强体质。合理的休息，可以消除疲劳，恢复体力和脑力，故合理调节劳逸是保证人体健康的必要条件。如果劳逸失调，可导致脏腑经络及气血津液失常而发生疾病。劳逸失调包括过劳和过逸。

1. 过劳 即过度劳累，较长时间的过度用力，劳伤形体而积劳成疾，或者是病后体虚，勉强劳作而致病；或劳神过度，长思久虑，易耗伤心血，损伤脾气，以致心神失养；或性生活不节，房事太过，或妇女多育等。

2. 过逸 过逸即过度安逸。人体每天需要适当的休息以消除疲劳，恢复精力。过逸致病主要表现在两个方面：一是安逸少动或久卧不动，阳气失于振奋，气机失于畅达，脾胃等脏腑功能衰减；二是长期用脑过少，不善思考，可致神气衰弱、精神萎靡。

（六）继发病因

继发于其他疾病过程而产生的致病因素称为"继发病因"。痰饮、瘀血、结石等是疾病过程中所形成的病理产物，这些病理产物形成之后，又成为一种致病因素作用于人体。

1. 痰饮 痰饮是人体水液代谢障碍所形成的病理产物。一般以较稠浊的称为痰，清稀的称为饮。痰可分为有形之痰和无形之痰。有形之痰，是指视之可见，闻之有声的痰液，如咳嗽吐痰、喉中痰鸣等。无形之痰，是指只见其征象，不见其形质的痰，如瘰疬、停滞在脏腑经络等组织中的痰。

2. 瘀血 瘀血为血液运行障碍、停滞所形成的病理产物。包括离经之血和因血液运行不畅，滞留于经脉及脏腑之中的血液。在中医文献中，瘀血又称"蓄血""败血"等。

3. 结石 结石，是指在体内某些部位形成并停滞为病的砂石样病理产物或结块。常见的因素有饮食不当、情志内伤、服药不当、体质差异等。某些地区的水质中含有过量的矿物及杂质等，也可能是结石形成的原因。

（七）其他病因

其他病因主要包括外伤、烧烫伤、冻伤及虫兽伤等。若治疗不当，可导致感染、失血等，甚则危及生命。

1. 外伤 枪弹、刀斧、持重努扭等均可造成外伤。轻者引起局部皮肤肌肉瘀血肿痛、出血、骨折等；重则可伤及内脏或出血过多，危及生命。此外，枪弹、金刃伤及皮肤肌肉，治疗不当或再感邪毒，以致溃烂化脓为"金疮"。

2. 烧烫伤 沸水、沸油、烈火、高温物体或气体等均可造成烧烫伤，属火毒致病。轻者引起局部肌肤出现红、肿、热、痛或水疱；重者可因面积过大，或伤及肌肉组织过深，导致津液大伤，脱水休克，或火毒内攻脏腑，出现烦躁不安、发热、少尿等症，甚至导致死亡。

3. 冻伤 过度寒冷、低温的环境下，可使机体发生冻伤，属寒毒致病。局部性冻伤，多发生在手足、耳廓、鼻尖及面颊等易暴露的部位。

4. 虫兽伤 包括毒虫、毒蛇、疯狗及野兽等对人体的伤害。这种伤害轻则局部损伤，出现瘙痒、肿痛、破溃、出血等；重则损及内脏，或出血过多而死亡。

二、病机

病机是能够揭示各个疾病从发生到转归的机制，虽然疾病的种类与临床征象各有不同，从总体来说，中医认为疾病的发生主要与邪正盛衰、阴阳失调、气血津液失常等基本病机密切相关。

（一）发病的机制

中医认为疾病的发生是人体正气与邪气损害相抗争的过程，即正邪相争。

1. 正气不足是发病的内在机制 《素问·刺法论》云："正气存内，邪不可干。"正气能够调节脏腑经络之间的阴阳平衡，推动全身气血津液的代谢和运行，因此在正气充盛的情况下，卫外固密，邪气难以乘虚而入，即使邪气入侵，正气依然可驱邪外出。

2. 邪气是疾病发生的重要条件 若邪气太过，即使正气充盛也难以抵御侵袭，造成脏腑阴阳失衡，气机紊乱、气血失调等，同时还导致人体抗病与恢复能力降低。邪气的程度能够影响病情的轻重，不同类别、不同性质的邪气作用于人体，可以发生不同的疾病，表现出不同的发病特点和证候类型。

3. 正邪斗争的胜负决定发病与否 当邪气侵袭人体时，正气抗邪能力强大，战胜邪气，则病邪难以侵入，或侵入后即被正气及时消除而不发病。若邪气偏盛，正气相对不足，邪胜正负，则导致疾病发生甚至迁延不愈。

知识链接

发病的机制还受机体内外环境的影响。人体内部阴阳气血失衡，人体正气虚弱，易感染邪气。影响发病的内环境还有体质因素、情志因素、营养状况等。外环境包括气候、地域、生活居处与工作环境等，这些因素对疾病的发生有着十分重要的影响。如长期工作在阴暗潮湿的环境内易感寒湿之邪。

（二）基本病机

基本病机是疾病过程中病理变化的一般规律及其基本原理，包括邪正盛衰、阴阳失调、气血津液失常、内生"五邪"。

1. 邪正盛衰 邪正盛衰是在疾病过程中，正气邪气斗争时此消彼长的盛衰变化，决定着病证的虚实变化和转归。虚指正气不足，是以正气亏损为主的病理变化。实是指邪气正盛，以邪气亢盛为主的病理变化。

2. 阴阳失调 阴阳失调与疾病过程中的寒热病理变化有关，是疾病过程中阴阳某一方偏颇所导致的，如"阳胜则热，阴胜则寒""阴虚则热，阳虚则寒"。包括阴阳偏盛、阴阳偏衰、阴阳互损、阴阳转化、阴阳格拒及阴阳亡失等。

3. 气血津液失常 气血津液的生成不足，或运行异常，导致的功能减退，代谢失调，以及气血津液之间互根互用的功能失常等病理变化。气血津液失常病机，同邪正盛衰、阴阳失调的病机一样，不仅是脏腑、经络等各种病变机理的基础，也是分析疾病的基础。

4. 内生"五邪" 内生五邪是指在疾病在发生发展的过程中，气血津液和脏腑功能的异常，导致人体内部产生类似风、寒、湿、燥、火外邪致病的病理变化。由于病起于内，故分别称为"内风""内寒""内湿""内燥"和"内火"，统称内生"五邪"。

三、治未病

中医历来十分重视疾病的预防，《黄帝内经》最早提及"治未病"的思想，《素问·四气调神大论》言"圣人不治已病治未病，不治已乱治未乱……夫病已成而后药之，乱已成而后治之，譬犹渴而穿井，斗而铸锥，不亦晚乎"。这种强调"防患于未然"的防重于治的思想对后世医学的发展有着重要的意义。中医"治未病"包括未病先防和既病防变两个方面的内容。

（一）未病先防

未病先防，是指在疾病发生之前，采取一定的预防措施，以防止疾病的发生和发展。正气不足是疾病发生的内在因素，邪气是疾病发生的重要条件，因此，培养正气，增强体质以提高机体抗病的能力及防止病邪侵害，是预防工作的重要方面。

1. 培养正气，增强体质

（1）调摄精神　精神情志活动与人体生理功能、病理变化有着密切的联系。保持乐观情绪，避免不良情绪的刺激，可达到提高机体的抗病能力，预防疾病的发生，如《黄帝内经》所言"恬淡虚无，真气从之，精神内守，病安从来"。

（2）加强锻炼　经常锻炼身体，可促进血脉流通，气机调畅，关节滑利，筋骨强健，进而促进健康，延年益寿。锻炼时应注意运动量要适度，循序渐进，持之以恒。

（3）起居有节，劳逸适度　合理作息能保养精气，增强脏腑功能，《素问·上古天真论》言"其知道者，法于阴阳，和于术数，食饮有节，起居有常，不妄作劳，故能形与神俱，而尽终其天年，度百岁乃去"。

（4）顺应自然　人与环境有着密切的联系，四时气候变化、地理环境变迁必然会影响人体，使之发生相应的生理和病理反应，《灵枢·邪客》有"人与天地相应也"之说，因此，顺应自然规律，使机体的内外环境协调统一，可以培护正气，防止疾病的发生。

2. 防止病邪侵害　病邪是导致疾病发生的重要原因，未病先防除了培养正气、增强体质外，还要注意避免各种病邪的侵害。

（1）慎避外邪　《黄帝内经》有"虚邪贼风，避之有时"之说，即指对四时异常气候和有害于人体的外界致病因素应慎避之。

（2）药物预防　药物预防对于某些疾病具有简便易行，且行之有效的特殊的作用，如用艾叶、苍术、雄黄等烟熏以消毒防病；贯众、板蓝根、青叶预防流感；用茵陈、贯众等预防肝炎；用马齿苋预防菌痢等。

（二）既病防变

既病防变，是指如果疾病已经发生，则应争取早期诊断、早期治疗以防止疾病的发展与传变。既病防变包括早期诊治和控制传变两个方面。

1. 早期诊治　疾病初期，病情轻浅，正气未衰，此时积极治疗，比较容易治愈。倘若不及时治疗，病邪就会由表入里，病情由轻而重，正气受到严重耗损，以致病情危笃难以治疗。《素问·阴阳应象大论》言"邪风之至，疾如风雨。故善治者治皮毛，其次治肌肤，其次治筋脉，其次治六腑，其次治五脏。治五脏者，半死半生也"，说明外邪侵袭人体如果不及时诊治，病邪就有可能由表传里，步步深入，以致侵犯内脏。因此，防治疾病一定要做到早期诊断、早期治疗。

2. 控制传变　在防治疾病的过程中，一定要掌握疾病发生发展规律及其传变途径，先安未受邪之地，才能有效防止其传变。《难经·七十七难》言"见肝之病，则知肝当传之于脾，故先实其脾气，无令得受肝之邪"。肝属木，脾属土，肝木能乘脾，故临床上治疗肝病常配合健脾的方法，就是既病防变原则的具体应用。

目标检测

答案解析

选择题

1. 任何一方都不能脱离另一方而单独存在是指
    A. 阴阳转化　　　　　B. 阴阳对立　　　　　C. 阴阳互根
    D. 阴阳消长　　　　　E. 阴阳制约

2. 《尚书·洪范》认为五行中"土"的特性是
    A. 炎上　　　　　　　B. 润下　　　　　　　C. 从革
    D. 稼穑　　　　　　　E. 曲直

3. 既属六腑之一，又属奇恒之腑的脏器是
    A. 膀胱　　　　　　　B. 三焦　　　　　　　C. 胆
    D. 脑　　　　　　　　E. 女子

4. 患者，女，40岁，主诉"胁腹胀痛3月余"，伴见胁肋胀满疼痛，善太息，纳呆便溏，精神紧张时泻，泻后痛减，苔白腻，脉弦。请问该病涉及哪些脏腑
    A. 心肾　　　　　　　B. 肝脾　　　　　　　C. 肝肾
    D. 肺肾　　　　　　　E. 肺肝

5. 患者，男，29岁，因"咳嗽咯血1月"入院。痰少，消瘦，腰膝酸软，骨蒸潮热，颧红，口干咽燥，盗汗，舌红少苔，脉细数。请问该病涉及哪些脏腑
    A. 心肾　　　　　　　B. 肝脾　　　　　　　C. 肝肾
    D. 肺肾　　　　　　　E. 肺肝

6. 维持人体相对恒定的体温，属于气的哪项功能
    A. 推动作用　　　　　B. 固摄作用　　　　　C. 温煦作用
    D. 防御作用　　　　　E. 气化作用

7. 具有推动人体的生长发育和生殖，推动和调节脏腑、经络等组织器官生理活动的是
    A. 元气　　　　　　　B. 营气　　　　　　　C. 宗气
    D. 中气　　　　　　　E. 卫气

8. 下列为百病之长的是
    A. 暑　　　　　　　　B. 湿　　　　　　　　C. 寒
    D. 风　　　　　　　　E. 热

9. 六淫中最易导致疼痛的邪气是
    A. 寒邪　　　　　　　B. 火邪　　　　　　　C. 风邪
    D. 燥邪　　　　　　　E. 湿邪

10. 在七情内伤中，怒则
    A. 气陷　　　　　　　B. 气逆　　　　　　　C. 气上
    D. 气下　　　　　　　E. 气缓

书网融合……

重点小结　　　　　　　微课　　　　　　　习题

第二章 中医护理诊断技术

学习目标

知识目标：通过本章的学习，应能熟悉望诊、闻诊、问诊的基本内容及临床意义。

能力目标：具备运用四诊方法进行临床病情观察的能力，具备对病情资料的收集、分析与判断的能力。

素质目标：通过本章的学习，培养中医临床思维，养成严谨细致的观察能力，培养良好的护患沟通能力。

情境导入

情境：患者，女，24岁，汉族，未婚。

主诉：下腹疼痛、腰酸腹坠3小时，加重1小时。

现病史：2天前，患者跑步出汗后立即饮下1杯冰可乐。1天前，患者进食冰西瓜。今晨发现月经来潮，伴小腹疼痛。于是，患者自行用热水袋热敷下腹部，腹痛略有好转。1小时后，患者疼痛呈进行性加重，伴畏寒肢冷、头面部冷汗、肛门坠胀，恶心，遂来院就诊。

查体：神清，形体偏瘦，精疲乏力，焦虑不安，面色苍白，下腹疼痛，腰酸腹坠，语声低弱，偶有呻吟，食欲不振。测得：T 36.2℃，P 86次/分，R 20次/分，BP 110/70mmHg。腹软，未触及包块，未及压痛和反跳痛。舌质淡，苔白腻，脉沉涩。

既往史：既往体健，无其他疾病史，否认家族病史，否认盆腔炎及盆腔手术史。

过敏史：否认药物、食物过敏史。

个人史：否认吸烟史、饮酒史。

思考：1. 本例通过哪几种中医诊断方法收集患者的病情资料？

2. 应如何对所收集的病情资料进行分析与判断，为辨证施护提供依据？

四诊，是中医诊察疾病的基本方法，包括望、闻、问、切四个方面。中医理论认为，人体是一个有机的整体，内在脏腑、经络、气血及津液相关的病理变化，必然会通过外在的表现反映出来，即所谓"有诸内者必形诸外"。疾病的外在表现千变万化，而望、闻、问、切分别从四个不同的角度了解疾病、收集资料，四诊之间相互联系、相互补充，各有其独特的方法和意义。护理人员只有掌握四诊方法，收集疾病表现在各方面的症状和体征，做到"四诊合参"，才能全面、系统、真实、准确地了解病情，做出正确的护理诊断，为辨证施护提供依据。

第一节 望 诊

PPT

望诊，是运用视觉，对人体的全身和局部等方面进行有目的的观察，以诊察疾病的方法。《灵枢·本脏》记载："视其外应，以知其内脏，则知所病矣。"由于人的视觉在认识客观事物中发挥着重要的作用，因而，望诊作为四诊之首，在诊法中占有极其重要的地位。

一、全身望诊

全身望诊主要是对患者的神、色、形、态等进行整体观察。

（一）望神

神，是人体生命活动的总称，是对人体生命活动外在表现的高度概括。广义之神，即"神气"，指脏腑功能活动的外在表现；狭义之神，即"神志"，指人的意识、思维、情志活动。通过望神，可以了解脏腑功能活动，判断病情的轻重及预后。望神应重点观察患者的目光、神情、面色、体态、语言、饮食等。

临床上一般将神的表现概括为得神、少神、失神、假神及神乱五类。得神、少神、失神、假神的临床表现鉴别如下（表2-1）。

神乱是指神志意识错乱失常，主要表现为焦虑恐惧，淡漠痴呆，狂躁妄动，猝然昏仆等，多见于脏躁、癫、狂、痫等患者。

焦虑恐惧表现为焦虑不安，心悸不宁，或恐惧胆怯，不敢独处一室等。多由心胆气虚，心神失养所致，常见于脏躁等。

淡漠痴呆表现为神志痴呆，表情淡漠，喃喃自语，哭笑无常。多因忧思气结，痰浊蒙蔽心神，或先天禀赋不足所致，常见于癫病或痴呆等。

狂躁不安表现为狂妄躁动，呼笑怒骂，打人毁物，不避亲疏，甚或登高而歌，弃衣而走，妄行不休，力逾常人。多因暴怒化火，炼津为痰，痰火扰神所致，常见于狂病等。

猝然昏仆表现为猝然仆倒，不省人事，口吐涎沫，口出异声，四肢抽搐，醒后如常。多与先天禀赋因素有关，因肝风夹痰，蒙蔽清窍所致，常见于痫病等。

表2-1 得神、少神、失神、假神鉴别表

表现	神情	语言	目光	面色	体态	饮食	临床意义
得神 又称有神	神志清楚 表情自然	语言清晰 对答如常	双目明亮 灵活有神	面色红润 含蓄不露	肌肉不削 反应灵敏	饮食如常	1. 健康表现 2. 病而有神，表明脏腑功能不衰，正气未伤，病多轻浅，预后良好
少神 又称神气不足	精神不振 嗜睡健忘	声低懒言	目光乏神 双目少动	面色少华 淡白不荣	肌肉松弛 动作迟缓	食欲减退	1. 多见轻病或疾病恢复期 2. 素体虚弱者，平时亦多出现少神
失神 又称无神	精神萎靡 意识模糊	低微断续 言语失伦	目暗睛迷 瞳神呆滞	面色无华 晦暗暴露	肌肉瘦削 动作迟钝	毫无食欲	1. 见于久病虚衰或邪实神乱的重病者 2. 提示人体精气大伤，脏腑功能严重受损，功能衰竭，预后不良
假神 喻为回光返照，残灯复明	本已神志不清，突然精神转佳	本不欲言，突然言语不休	本已目光晦暗，突然目似有光浮露	本已面色晦暗枯槁，突然颧赤如妆	本已久病卧床不起，忽思下床活动	本无食欲久不能食，突然食欲大增主动索食	1. 说明脏腑精气极度衰竭，正气将脱，阴阳即将离决 2. 常为临终前的征兆

（二）望色 🅔 微课

《灵枢·邪气脏腑病形》指出："十二经脉，三百六十五络，其血气皆上于面而走空窍。"说明面部色泽是由气血上荣于面而成。凡脏腑的虚实、气血的盛衰，皆可通过面部色泽的变化而反映出来。望色主要指观察患者面部的颜色和光泽。

1. 常色 指人体健康时面部皮肤的色泽。我国正常人的常色特点是红黄隐隐，明润含蓄。所谓红黄隐隐是指面部红润之色隐现于皮肤之内，由内向外透发，是胃气充足、精气内含的表现。明润含蓄是指面部皮肤光明润泽，神采内含，是有神气的表现，说明人体精气充盛，脏腑功能正常。

由于体质禀赋、季节、气候及地域环境等因素的影响，个体面色存在一定的生理差异，不作病论。

2. 病色　指人体在疾病状态时面部显示的色泽。根据患者面部青、赤、黄、白、黑五色变化，以诊察疾病的方法，称为五色主病，又称"五色诊"。

（1）青色　为经脉阻滞，气血不通之象，主寒证、痛证、瘀血证、惊风证。面色淡青或青黑者，多属阴寒内盛、疼痛剧烈；面色口唇青紫，伴心胸闷痛或刺痛，多属心脉瘀阻之象；小儿眉间、鼻柱、唇周青紫者，多属惊风或欲作惊风之象。

（2）赤色　为血液充盈皮肤脉络之象，主热证，亦见于真寒假热之戴阳证。满面通红，伴发热、口渴、目赤，为实热证；午后两颧潮红，为虚热证；久病重病，面色苍白，却时而颧赤泛红如妆、游移不定，为戴阳证，属病情危重征象。

（3）黄色　为脾虚湿蕴或气血不足、肌肤失于充养之象，主脾虚证、湿证。面色黄而枯槁无华为萎黄，多属脾胃气虚，气血不足；面色黄而虚浮为黄胖，属脾虚湿蕴；面目一身俱黄为黄疸，黄而鲜明如橘皮色为阳黄，多由湿热蕴结所致；黄而晦暗如烟熏为阴黄，多因寒湿困阻而成。

（4）白色　为气血不充，血脉空虚之象，主虚证、寒证、失血证。面色淡白无华，口唇指甲淡白，伴头晕眼花，多属营血亏虚，或失血过多；面色㿠白，伴形寒肢冷，多属阳虚寒证；面色苍白而青，多属阴寒内盛；急症面色苍白，伴四肢厥冷、冷汗淋漓，多属阳气暴脱之亡阳证。

（5）黑色　为阴寒水盛之象，主肾虚、寒证、水饮证、血瘀证。眼眶周围发黑，多属肾虚水饮内停，或妇女寒湿带下；面色黑而干焦，多属肾阴亏虚，为阴虚内热，虚火灼精所致；面色黧黑晦暗，多属肾阳亏虚，为阳虚火衰，失于温煦，浊阴上泛所致；面色紫暗黧黑，伴有肌肤甲错，多属严重瘀血，为瘀阻脉络，肌肤失养所致。

（三）望形

望形主要指观察患者形体的强弱、胖瘦及体质特点等。

1. 形体强弱

（1）体强　指身体强壮。表现为骨骼健壮，胸廓宽厚，肌肉充实，皮肤润泽，筋强力壮等，为形气有余，说明气血旺盛，脏腑坚实，抗病力强。

（2）体弱　指身体衰弱。表现为骨骼细小，胸廓狭窄，肌肉消瘦，皮肤干枯，筋弱无力等，为形气不足，说明气血不足，体质虚弱，脏腑脆弱，抗病力弱。

2. 形体胖瘦　正常人胖瘦适中，各部组织匀称，因年龄、体质等影响，可使形体微胖或偏瘦，属正常，但过于肥胖或消瘦可能是病理状态。

（1）肥胖　表现为头圆，颈短粗，肩宽平，胸厚短圆，大腹便便等。若胖而能食，为形气有余；肥而食少，是形盛气虚。肥胖之人常多痰湿积聚，即所谓"肥人多痰""肥人多湿"。

（2）消瘦　表现为头颈细长，肩狭窄，胸狭平坦，腹部瘦，体形瘦长等。若形瘦食多，为中焦火炽；形瘦食少，是中气虚弱。形瘦之人常多火气有余，阴虚居多，即所谓"瘦人多火"。

3. 形体体质　根据形体体质分类，一般分为阴脏人、阳脏人和平脏人三种。

（1）阴脏人　多阳虚阴盛，体形偏于矮胖，头圆颈短粗，肩宽胸厚，身体姿势多后仰，平时喜热恶凉。特点是阳气较弱而阴气偏旺，患病易从阴化寒，多寒湿痰浊内停。

（2）阳脏人　多阴虚阳盛，体形偏于瘦长，头长颈细长，肩窄胸平，身体姿势多前屈，平时喜凉恶热。特点是阴气较亏而阳气偏旺，患病易于从阳化热，导致伤津耗阴。

（3）平脏人　体型介于阴脏人和阳脏人两者之间。特点是阴阳平衡，气血调匀，在平时无寒热喜恶之偏，是大多数人的体质类型。

（四）望态

望态主要指观察患者的动静姿态和肢体异常动作。

1. 动静姿态　患者的动静姿态与疾病关系密切。在疾病状态下，常表现出肢体动静失调，或不能运动，或处于强迫、被动、护持等特殊姿态。

（1）坐形　坐而仰首，多见于哮病、肺胀，多因痰饮停肺，肺气壅滞所致；坐而喜俯，少气懒言，多属气虚体弱；但卧不能坐，坐则晕眩，不耐久坐，多为肝阳化风，或气血俱虚、夺气脱血；但坐不得卧，卧则咳逆，多为肺气壅滞，气逆于上，或心阳不足，水气凌心。坐卧不宁是烦躁之征，或腹满胀痛之故；坐时常以手抱头，头倾不能昂，凝神直视，为精神衰败。

（2）卧式　卧时常喜向内，喜静懒动，身重不能转侧，多属阴证、寒证、虚证；卧时常喜向外，身轻自能转侧，躁动不安，多属阳证、热证、实证。仰卧伸足，掀去衣被，多属实热证；蜷卧缩足，喜加衣被者，多属虚寒证。

（3）立姿　行走站立不稳，如坐舟车，不能自持，常并见于眩晕，多属肝风内动或气血亏虚；不耐久立，立则常欲倚物支撑，多属气血虚衰。坐立之时常以手扪心，闭目蹙额，多见于心虚怔忡；若以手护腹，俯身前倾者，多为腹痛之征。

（4）行态　行走时身体震动不定，是肝风内动，或筋骨虚损；行走之际，突然止步不前，以手护心，不敢行动，多为真心痛；以手护腰，弯腰曲背，转摇不便，行动艰难，多为腰腿病。

2. 异常动作　风主动，善行而数变，风气通于肝，形体的异常动作常与风和肝有关。

（1）颤动　患者睑、面、唇、指、趾不时颤抖或振摇不定，不能自主，若见于外感热病，多为热盛动风；若见于内伤虚证，多为血虚阴亏，经脉失养，属虚风内动。

（2）手足蠕动　手足时时掣动，动作迟缓无力，类似虫之蠕行。多为脾胃气虚，气血生化不足，筋脉失养，或阴虚动风所致。

（3）手足拘急　手足筋肉挛急不舒，屈伸不利。如在手可表现为腕部屈曲，手指强直，拇指内收贴近掌心与小指相对；在足可表现为踝关节后弯，足趾挺直而倾向足心。多因寒邪凝滞或气血亏虚，筋脉失养所致。

（4）四肢抽搐　四肢筋脉挛急与弛张间作，舒缩交替，动作有力，多因肝风内动，筋脉拘急所致，可见于惊风、痫病。

（5）角弓反张　患者颈项强直，脊背后弯，反折如弓。为肝风内动，筋脉拘急之象，可见于热极生风、破伤风、马钱子中毒等。

（6）循衣摸床，撮空理线　患者重病神志不清，不自主地伸手抚摸衣被、床沿，或伸手向空，手指时分时合。为病重失神之象。

（7）猝然跌倒　猝然昏仆，不省人事，伴半身不遂，口眼歪斜者，多属中风病。猝倒神昏，口吐涎沫，四肢抽搐，醒后如常者，多属痫病。

（8）舞蹈病状　儿童手足伸屈扭转，挤眉眨眼，努嘴伸舌，状似舞蹈，不能自制，多由先天禀赋不足或气血不足，风湿内侵所致。

二、局部望诊

局部望诊是在全身望诊的基础上，根据病情和诊断的需要，对患者的局部进行深入、细致地观察。局部望诊包括望头面、五官及皮肤等。

（一）望头面

望头面主要观察头部的形态、囟门、头发和面部的状况。

1. 望头

（1）头形异常　头形的大小以头围来衡量。测量时用卷尺从双眉上方，通过枕骨粗隆绕头一周。明显超出范围者，若智力发育正常，一般无病理意义。①巨颅：小儿头颅增大，颅缝开裂，颜面较小，智力低下者，多因先天不足，肾精亏损，水液停聚于脑所致。②小颅：小儿头颅狭小，头顶尖圆，颅缝早合，智力低下者，多因先天不足，肾精亏损，颅骨发育不良所致。③方颅：小儿前额左右突出，头顶平坦，颅呈方形，多因肾精不足或脾胃虚弱，颅骨发育不良所致，多见于佝偻病、先天性梅毒患儿。

（2）囟门异常　①囟填：即囟门突起，多属实证。多因热邪炽盛，火毒上攻；或颅内水液停聚；或脑髓有病所致。小儿哭泣时囟门可暂时稍微突起，安静后即恢复正常，不属病态。②囟陷：即囟门凹陷，多属虚证。多因吐泻伤津、气血不足和先天肾精亏虚、脑髓失充所致。但6个月以内的婴儿囟门微陷属正常。③解颅：即囟门迟闭，骨缝不合。多因先天肾精不足，或后天脾胃虚弱，发育不良所致，多见于佝偻病患儿，常兼有"五迟"（立迟、行迟、发迟、齿迟、语迟），"五软"（头项软、口软、手软、足软、肌肉软）等表现。

（3）动态　头摇不能自制者，无论成人或小儿，多为肝风内动之兆；或年高气血虚衰，脑神失养所致。

2. 望发　正常人发黑稠密润泽，是肾气充盛、精血充足的表现。

（1）色泽　发黄干枯，稀疏易落，多属精血不足，见于大病后或慢性虚损患者；小儿头发稀疏黄软，生长迟缓，多因先天不足，肾精亏损所致；青壮年白发，俗称"少白头"，若伴耳鸣、腰酸等，属肾虚；若伴失眠、健忘等，为劳神伤血所致；短时间内须发大量变白，伴情志抑郁，为肝郁气滞，亦可见于先天禀赋所致；小儿发结如穗，枯黄无泽，兼面黄肌瘦，腹大便溏，常见于疳积。

（2）脱发　头发突然呈片状脱发，显露圆形或椭圆形光亮头皮为斑秃，俗称"鬼剃头"，多为血虚受风。发稀而细易脱，质脆易断，多为肾虚、精血不足。青壮年头发稀疏易落，兼眩晕、健忘、腰膝酸软，为肾虚；若兼头皮发痒、多屑、多脂，为血热生风。头发部分或全部脱落，日久不长，伴头痛、面色暗滞，舌质暗或有紫斑，脉细涩，为瘀血阻滞。

3. 望面

（1）面形异常　①面肿：面部浮肿，皮色不变，多见于水肿病；颜面红肿，色如涂丹，灼热疼痛，为抱头火丹，多由风热火毒上攻所致；头肿大如斗，面目肿甚，目不能开，伴壮热、口渴、苔黄，为"大头瘟"，因天行时疫、毒火上攻所致。②腮肿：一侧或两侧腮部以耳垂为中心肿起，边缘不清，按之有柔韧感及压痛者，为痄腮，因外感温毒之邪所致，多见于儿童。若颐颌部肿胀疼痛，张口受限，伴有寒热者，为发颐，多因阳明热毒上攻所致。③面削颧耸：又称面脱。表现为面部肌肉消瘦，两颧高耸，眼窝、颊部凹陷。多因气血虚衰、脏腑精气耗竭所致，为失神的表现。④口眼歪斜：突发一侧口眼歪斜，患侧面肌弛缓，额纹消失，眼不能合，鼻唇沟变浅，口角下垂，偏向健侧，无偏瘫者，多为面瘫，为风邪中络所致；若兼半身不遂者，多为中风，为肝阳化风、风痰阻闭经络所致。

（2）特殊面容　①惊恐貌：面部呈现恐惧状，常因听闻高声或见水时而引发，多见于狂犬病。②苦笑貌：面部呈无可奈何的苦笑状，多因面部肌肉痉挛所致，为破伤风的特殊征象。

（二）望五官

1. 望目　即观察眼睛的神、色、形、态的变化。

（1）目色　正常人眼睑内及两眦红润，白睛色白，黑睛褐色或棕色，角膜无色透明。异常改变：目赤若伴见肿痛，多属实热证；白睛发红，多为肺火；两眦赤痛，多为心火上炎；睑缘赤烂，多为脾经湿热；全目赤肿，多为肝经风热上攻；白睛发黄为黄疸；目眦淡白属血虚、失血；目胞色黑晦暗多属肾虚。

知识链接

讳疾忌医

春秋战国，扁鹊见蔡桓公，立有间，扁鹊曰："君有疾在腠理，不治将恐深。"桓侯曰："寡人无疾。"扁鹊出，桓侯曰："医之好治不病以为功！"

居十日，扁鹊复见，曰："君之病在肌肤，不治将益深。"桓侯不应。扁鹊出，桓侯不悦。

居十日，扁鹊复见，曰："君之病在肠胃，不治将益深。"桓侯又不应。扁鹊出，桓侯又不悦。

居十日，扁鹊望桓侯而还走。桓侯故使人问之，扁鹊曰："疾在腠理，汤熨之所及也；在肌肤，针石之所及也；在肠胃，火齐之所及也；在骨髓，司命之所属，无奈何也。今在骨髓，臣是以无请也。"

居五日，桓侯体痛，使人索扁鹊，已逃秦矣。桓侯遂死。

扁鹊通过望诊方法诊断出蔡桓公患疾，但蔡桓公却讳疾忌医，最后不治而亡。这个故事告诉人们要正视自己的缺点错误，善于接受他人的批评与帮助，懂得见微知著，防患于未然。

（2）目形　目胞浮肿，多为水肿；眼窝凹陷，多见于吐泻伤津或气血虚衰；眼眶深陷，若见于久病、重病者，为脏腑精气衰竭，病属难治。眼突而喘，属肺胀；眼突颈肿，为瘿病；胞睑红肿，若睑缘起节肿，状若麦粒，红肿痒痛，易成脓溃破者，为针眼；若胞睑漫肿，红如涂丹，热如火灼，化脓溃破者，为眼丹。

2. 望耳

（1）色泽　正常人耳廓红润，是气血充足的表现。耳廓焦黑干枯，多属肾精亏虚；耳廓淡白，多属气血亏虚；耳轮红肿，多为肝胆湿热或热毒上攻；耳轮青黑，多见于阴寒内盛或有剧痛者；小儿耳背现红络，耳根发凉，多为麻疹先兆。

（2）形态　正常人耳廓厚大，是肾气充足的表现。耳廓肿大且色红，多属少阳相火上攻；耳廓瘦小而薄，属先天亏损，肾气不足；耳廓干枯萎缩，为肾精耗竭；耳轮皮肤甲错，多属久病血瘀。

（3）耳内病变　耳内流脓，其色或黄或青，其质或稠或稀，为脓耳。发作急骤，脓液黄稠，耳痛剧烈者，属实证，多因风热上扰或肝胆湿热所致；流脓日久，脓液清稀，耳痛较缓者，属虚证，多因肾阴虚损，虚火上炎所致。耳道局部红肿疼痛，突起如椒目状，为耳疖，多因邪热搏结耳窍所致。

3. 望鼻

（1）色泽　鼻端微黄明润，为新病胃气未伤，属病势较轻；若见于久病，为胃气来复，属病势向愈。鼻端晦暗枯槁，为胃气已衰，属病危。鼻端色白多为气血亏虚；鼻端色赤多为肺脾蕴热；鼻端色黄多为有湿热；鼻端色青多为阴寒腹痛；小儿山根青筋，多为肝经气滞寒凝、肝脾不和、乳食积滞。

（2）形态　鼻头红肿生疮，多属胃热或血热；鼻端生红色粉刺，称为酒齄鼻，多因肺胃蕴热，血瘀成齄所致；鼻柱溃陷，多见于梅毒；鼻柱塌陷，兼眉毛脱落，为麻风恶候；鼻翼扇动，多属肺热，或见于哮病、喘病。

（3）鼻内病变　鼻流清涕，多属风寒表证，或因阳气虚弱所致。鼻流浊涕，多属风热表证，或因肺胃蕴热所致；鼻流腥臭脓涕，日久不愈，为鼻渊，多因外感风热，或肝胆湿热上攻于鼻所致。鼻腔出血为鼻衄，多因邪热灼伤鼻络、或阴虚肺燥所致。

4. 望口唇　正常人唇色红润，是胃气充足，气血调匀的表现。唇色淡白，多属血虚或失血；唇色深红，多属热盛；深红干燥，属热盛伤津；唇色青紫，多属阳气虚衰，血行瘀滞；唇色青黑，因寒凝血瘀，或痛极血络郁阻所致；口唇干裂，为津液损伤，多因燥热伤津或阴虚液亏所致；口唇糜烂，多因脾胃积热上蒸、热邪灼伤唇部所致；唇内溃烂，其色淡红，为虚火上炎。唇边生疮，红肿疼痛，为心脾积热。

5. 望齿与龈　正常人牙齿洁白润泽而坚固，是肾气充足，津液未伤的表现。若牙齿干燥，为胃阴已伤；牙齿光燥如石，为阳明热甚，津液大伤；牙齿燥如枯骨，多为肾阴枯竭、精不上荣所致，可见于温热病的晚期，属病重；久病牙齿枯黄脱落，为骨绝，属病重。

正常人牙龈淡红而润泽，是胃气充足，气血调匀的表现。牙龈淡白，多因血虚或失血、龈络失养所致；牙龈红肿疼痛，多因胃火亢盛、火热循经上熏牙龈所致。

6. 望咽喉　正常人咽喉色淡红润泽，不痛不肿，呼吸通畅，发音正常，食物下咽顺利无阻。若咽喉红肿疼痛，为肺胃有热，甚有溃烂或有黄白脓点，为肺胃热盛；咽喉色鲜红娇嫩，肿痛不甚，为肾阴亏虚，虚火上炎；咽喉有灰白伪膜，伪膜坚韧，不易拭去，强剥出血，或剥后复生为"白喉"，因外感时行疫邪，疫毒内盛，或热毒伤阴所致。

（三）望皮肤

皮肤居一身之表，为机体御邪之屏障，内合于肺，为气血所荣。脏腑病变，可通过经络反映于肌表。正常人皮肤荣润有光泽，是精气旺盛、津液充沛的征象。

1. 色泽异常　皮肤大片红肿，色如涂丹，为"丹毒"，多因实热火毒之气所致。面目、皮肤俱黄，为黄疸。黄色鲜明如橘皮色属阳黄，因湿热蕴蒸所致；黄色晦暗如烟熏色属阴黄，因寒湿阻遏所致。局部皮肤有点、片状白色改变，大小不等，边界清楚，为"白癜风"，多因风湿侵袭，气血失和，血不荣肤所致。

2. 润燥、斑疹、疮疡　皮肤干枯无华，甚至皲裂脱屑，多因阴津耗伤。皮肤虚浮肿胀，按之凹陷，多因水湿泛滥。皮肤粗糙如鱼鳞，抚之涩手为肌肤甲错，见于血瘀证。

斑是指皮肤斑块点大成片，平铺于皮肤下，摸之不碍手，压之不褪色；疹是指点小如粟，高出皮肤，摸之碍手，压之褪色。斑与疹皆因热入营血所致。

疮疡指各种致病因素侵袭人体后引起的体表化脓性疾病。若发病范围较大，根盘紧束，红肿热痛为痈；若患处漫肿无头，根脚平塌，皮色不红，不热少痛为无头疽；若范围较小，形小如粟，根深坚硬，麻木发痒，继而顶白而痛为疔；若起于浅表，形小而圆，红肿热痛不甚，容易化脓，脓溃即愈为疖。

三、望排出物

望排出物主要是观察患者的分泌物、排泄物和某些排出体外的病理产物的形、色、质、量的变化。望排出物变化的规律：颜色淡或白、质稀者，多属虚证、寒证；颜色深或黄、质稠者，多属实证、热证。

（一）望痰涎

痰白质清稀，多属寒痰；痰黄质黏稠，甚则结块，多属热痰；痰少质黏，难于咯出，多属燥痰。痰白质滑，量多易咯，多属湿痰；痰中带血为咯血，多因火热灼伤肺络；咯吐脓血腥臭痰为肺痈；口流清涎量多，多属脾胃虚寒；口中时吐黏涎，多属脾胃湿热；小儿口角流涎，多属脾虚不能摄津。

（二）望呕吐物

呕吐物清稀无酸臭，多属寒呕；呕吐物秽浊有酸臭味，多属热呕；呕吐清水痰涎，口干不饮，多属痰饮；呕吐不消化、气味酸腐的食物，多属伤食；呕吐黄绿苦水，多属肝胆湿热或郁热；吐血色鲜红或紫暗有块，夹有食物残渣，多属胃有积热或肝火犯胃，热伤胃络而血不归经。

（三）望大便

虚寒之证大便溏薄，实热之证大便燥硬。便如羊粪为肠燥津枯；便黄如糜状，溏黏恶臭多为肠胃湿热；小儿绿便有泡多为消化不良或受惊；大便脓血，赤白相杂是下痢；便血色鲜红者是血热；色黑如漆为瘀血内积；先便后血，其色褐黑者，病多在脾胃，又称远血；先血后便，其色鲜红或深红者，病多在大肠与肛门，又称近血。

（四）望小便

小便色清而量多为寒，色黄而短少为热；色黄甚时，多见于湿热证；黄赤混浊，偶有砂粒为石淋；混浊如米泔、淋漓而痛是膏淋；尿带血色、热涩刺痛为血淋。小儿尿如米泔，多是食滞肠胃、内生湿热或脾虚。

四、望小儿指纹

（一）望小儿指纹的含义与意义

小儿食指按指节分为三关。食指第一节为风关，即掌指横纹至第二节横纹之间；第二节为气关，即第二节横纹至第三节横纹之间；第三节为命关，即第三节横纹至指端。

望小儿指纹，又称望小儿食指络脉，是观察小儿两手食指桡侧所显现脉络的色泽形态以诊察病情的方法，适用于3岁以内的小儿。因食指桡侧前缘络脉为寸口脉的分支，与寸口脉同属手太阴肺经，故望小儿指纹与诊寸口脉意义相同，可以诊察体内的病变。

（二）望小儿指纹的方法

抱小儿面向光亮，观察者用左手握住小儿食指，以右手拇指在小儿食指桡侧从命关推向气关、风关，直推数次，用力适中，使络脉显露清晰后观察。

（三）望小儿指纹的内容

1. 正常小儿食指络脉 红黄相间，隐显于风关之内，粗细适中。年幼则显露而较长，年长则不显而略短。皮薄或体瘦者浅而易见；皮厚或肥胖者深而不显。天热则增粗变长；天冷则变细缩短。

2. 病理小儿食指络脉

（1）浮沉分表里 指纹浮现易见，为病邪在表，见于外感表证。指纹沉隐不显，为病邪在里，见于内伤里证。

（2）红紫辨寒热 指纹色鲜红，主外感风寒表证。指纹紫红，主内热证。指纹色青，主痛证及惊风。指纹色紫黑，为血络郁闭，多属病危之象。

（3）淡滞定虚实 指纹细而浅淡，多属虚证。指纹粗而浓滞，多属实证。

（4）三关测轻重 指纹显于风关，邪浅病轻。指纹达于气关，邪已深入，病情发展。指纹达于命关，邪深病重。指纹透过三关直达指端，称为"透关射甲"，提示病多凶险，预后不佳。

五、舌诊

（一）望舌的含义与意义

望舌，又称舌诊，是指观察舌质、舌苔的变化，以诊察疾病的方法。舌通过经络与脏腑相联系。舌为心之苗，手少阴心经之别系舌本。舌为脾之外候，足太阴脾经连舌本、散舌下。足厥阴肝经络舌本，足少阴肾经循喉咙、夹舌本，足太阳膀胱经经筋结于舌本，肺系上达咽喉，与舌根相连。其他脏腑组织，由经络沟通，也直接或间接与舌产生联系，因而脏腑一旦发生病变，舌象也会出现相应的变化。所以，舌可以作为观察体内脏腑气血盛衰变化的窗口。

（二）望舌的方法与注意事项

1. 姿势　患者采用坐位或仰卧位，头略扬起，尽量张口，自然伸舌，舌体放松，舌尖略向下，舌面平展，使舌体充分暴露。伸舌时切忌舌体蜷缩，或过分用力。

2. 光线　以白天充足而柔和的自然光为佳。如在夜间或暗处，用白色日光灯为好，光线要直接照射到舌面，注意避免有色光源对舌色的影响。

3. 顺序　先看舌尖，再看舌中、舌边，最后看舌根部。先看舌质，再看舌苔。

4. 染苔　某些食物或药物会使舌苔染色，称为染苔。如食用蛋黄、橘子、核黄素等，可使舌苔染黄；食用橄榄、乌梅等，可使舌苔染黑。一般染苔在短时间内自然退去，或经揩舌除去，且与病情不相符。如有疑问，需询问饮食、服药等情况，慎勿误认。

5. 时间　尽量缩短患者的伸舌时间，以免口舌疲劳。若一次望舌判断不准，可让患者休息片刻后，再重新望舌。

（三）望舌的内容

望舌主要包括望舌质和望舌苔两方面。望舌质，主要观察舌的神、色、形、态四方面，以察脏腑的虚实与气血的盛衰。望舌苔，重点观察苔质和苔色两方面，以察病邪的浅深、轻重，以及病情的发展变化。

正常舌象，简称"淡红舌，薄白苔"。即舌体柔软，灵活自如，舌色淡红，舌质荣润，舌苔薄白均匀，苔质干湿适中。说明胃气旺盛，气血津液充盈，脏腑功能正常。

1. 望舌质

（1）舌神　舌之有神与否，表现在舌质的荣枯与灵动方面。①荣舌：舌质荣润红活，有生气，有光彩，舌体活动自如，谓舌之有神，为气血充盛的表现，虽病也是善候。②枯舌：舌质干枯死板，失去光泽，舌体活动不灵，谓舌之无神，为气血衰败的征象，病见多为恶候。

（2）舌色　①淡白舌：比正常舌色浅淡，主气血两虚、阳虚。②红舌：比正常舌色红，主热证。③绛舌：较红舌颜色更深，或略带暗红色，主热盛证。④青紫舌：全舌淡紫而无红色为青舌，深绛而色暗为紫舌，主热极证、阴寒证、瘀血证。舌紫而干枯为热盛伤津；舌紫而湿润为寒凝血瘀；舌色紫暗有瘀斑为气滞血瘀。

（3）舌形　①老嫩舌：舌质纹理粗糙，形色坚敛苍老，舌色较暗为老舌，多主实证；舌质纹理细腻，形色浮胖娇嫩，舌色浅淡为嫩舌，多主虚证。②胖大舌：舌体比正常舌大而厚，舌色偏淡，多主水湿、痰饮内停。如舌体肿大，甚则不能闭口，难以缩回为肿胀舌，多主湿热、热毒上壅。③瘦薄舌：舌体比正常舌瘦小而薄，多主气血两虚、阴虚火旺。④芒刺舌：舌面乳头增生，高起如刺，摸之棘手。舌尖生点刺，多为心火亢盛；舌边有点刺，多属肝胆火盛；舌中生点刺，多为胃肠热盛。⑤裂纹舌：舌面出现各种形状不同的裂沟。舌红绛而有裂纹，多属热盛伤阴；舌淡白而有裂纹，多为血虚不润；舌淡白胖嫩，边有齿痕，兼有裂纹，多属脾虚湿浸。⑥齿痕舌：舌体边缘有牙齿压迫的痕迹，多与胖大舌并见，主脾虚、湿盛证。

（4）舌态　①痿软舌：舌体软弱，无力伸缩，主气血俱虚、阴亏已极。②强硬舌：舌体硬强，屈伸不利，语言謇涩，主热入心包、热盛伤津、风痰阻络。③歪斜舌：伸舌时舌体不正，偏斜一侧，多见中风或中风先兆。④颤动舌：舌体颤抖，不能自主，多主肝风内动。⑤吐弄舌：舌伸于口外为吐舌；舌微露口外立即收回，或舌反复伸出舐口唇四周为弄舌。多主心脾有热，亦可见于小儿智力发育不全。⑥短缩舌：舌体卷短、紧缩，不能伸长，甚者伸舌难于抵齿。主寒凝、痰阻、血虚、津伤。病中见舌短缩，是病情危重的表现。

2. 望舌苔

（1）苔质 ①薄厚：透过舌苔能隐隐见到舌质为薄苔，多见于疾病初起，病邪在表。不能透过舌苔见到舌质为厚苔，多主邪盛入里，或内有痰饮食积。舌苔由薄转厚，为病进的征象；舌苔由厚转薄，为病退的征象。②润燥：舌苔润泽，干湿适中为润苔。舌面水分过多，甚则伸舌欲滴为滑苔，为水湿内聚的表现。舌苔干燥，扪之无津，甚则干裂为燥苔，提示津液已伤。舌苔津液全无，苔质粗糙为糙苔，多为热盛伤津之重证。舌苔由润变燥，表示热重津伤，或津失输布；舌苔由燥转润，主热退津复。③腻腐：苔质颗粒细腻致密，融合成片，如涂有油腻之状，紧贴舌面，揩之不去，刮之不脱，称为腻苔，属阳气被遏，多为湿浊、痰饮、食积。苔质颗粒疏松，粗大而厚，形如豆腐渣堆积舌面，揩之易去，称为腐苔，多因阳热有余，蒸腾胃中秽浊之邪上泛而成，为食积胃肠，或痰浊内蕴。④剥落：舌苔全部剥脱，舌面光洁如镜，为镜面舌，表示胃阴大伤，胃气将绝。舌苔多处剥脱而斑驳，残存少量舌苔，为花剥苔，多为胃脘气阴两虚；舌苔不规则剥脱，界限清楚，形似地图，为地图舌，以儿童多见，多与阴虚禀赋体质有关。

（2）苔色 ①白苔：主表证、寒证。苔薄白而润，多为风寒表证。苔薄黄而干，多为风热表证。苔白厚而滑腻，多为湿浊内停，或为痰饮、食积。苔白厚而燥裂，多为燥热伤津，阴液亏损。苔白如积粉，扪之不燥，常见于瘟疫或内痈。②黄苔：主里证、热证。苔浅黄为热轻，苔深黄为热重，苔焦黄为热结。苔薄微黄为风热表证或风寒化热。苔淡黄而润滑多津为黄滑苔，多为寒湿、痰饮聚久化热，或为气血亏虚，复感湿热之邪所致。苔黄而质腻为黄腻苔，主湿热或痰热内蕴。③灰黑苔：主热极或寒盛，主里证。灰苔与黑苔差别于颜色浅深，苔色浅黑为灰苔。灰而润滑，为寒湿内阻或痰饮内停。灰而干燥，为热炽伤津或阴虚火旺。黑而滑润，为阳气虚衰，阴寒内盛。黑而燥裂，为热炽津枯，病情危重。

第二节 闻 诊

闻诊是通过听声音和嗅气味以诊察疾病的方法。人体的各种声音和气味，都是在脏腑生理活动和病理变化过程中产生的。所以，辨别声音和气味的变化，可以判断脏腑的生理状态和病理变化，为诊病与辨证提供依据。

一、听声音

听声音包括听语声、语言、呼吸、咳嗽、呃逆、嗳气、呕吐等各种声响。

（一）语声

声音高亢有力、多言者，属实证、热证；声音低弱无力、少言者，属虚证、寒证。新病初起，声音重浊或暴哑，多为外邪袭肺，肺气不宣，即所谓"金实不鸣"。久病声音暗哑或失音，多为肺肾阴虚，肺失滋润，即所谓"金破不鸣"。

（二）语言

"言为心声"，故语言异常，多属心病，为神明之乱。神志不清，语无伦次，声高有力为谵语，多属热扰心神之实证。神志不清，语言重复，时断时续，声音低弱为郑声，属心气大伤，精神散乱的危象。喃喃自语，喋喋不休，见人便止为独语，为心气不足或痰浊蒙蔽心窍。精神错乱，语无伦次，狂躁妄言为狂言，多见于狂证，是痰火扰心所致。语言时有错乱，言后自知说错为错语，虚证多因心气不足，神失所养；实证多为气郁痰阻、蒙蔽心神。神志清楚，言语不清，舌强謇涩为语謇，若因习惯而成者为口吃，不属病态。病中语言謇涩，每与舌强并见者，多因风痰阻络所致，为中风之先兆或中风后遗症。

（三）呼吸

外感邪气有余，呼吸气粗而快，属实证、热证。内伤正气不足，呼吸气微而慢，属虚证、寒证。

1. 喘 呼吸困难，短促急迫，甚则鼻翼扇动，张口抬肩，难以平卧。实喘见发病急，气粗声高，以呼为快，多由风寒袭肺或痰热壅肺所致。虚喘见久病病缓，气怯声低，以吸为快，动辄加剧，多由肺肾亏虚所致。

2. 哮 呼吸急促似喘，喉间有哮鸣音，常反复发作，缠绵难愈，多因痰饮内伏，复感外邪而诱发。喘不兼哮，但哮必兼喘，以常并称为哮喘。

3. 少气 呼吸微弱而声低，气少不足以息，言语无力，主诸虚劳损，多因久病体虚或肺肾气虚所致。

4. 短气 呼吸气急短促，气短不足以息，数而不相接续，似喘而不抬肩，喉中无痰鸣音。

（四）咳嗽

咳声重浊沉闷，多属实证；咳声轻清低微，多属虚证。咳声重浊，痰白清稀，多因风寒袭肺，肺失宣降所致。咳声响亮，痰稠色黄，多因热邪犯肺，灼伤肺津所致。干咳无痰或痰少而黏，多因燥邪犯肺，阴虚肺燥所致。咳呈阵发，连续不断，咳止时常有鸡鸣样回声，称为顿咳。因其病程较长，缠绵难愈，又称"百日咳"。多因风邪与痰热搏结所致，常见于小儿。咳声如犬吠，伴声音嘶哑，吸气困难，喉中有白膜不易剥去，见于白喉。

（五）呃逆、嗳气、呕吐

1. 呃逆 俗称"打嗝"，是胃气上逆的表现。呃声频作，高亢而短，其声有力者，多属实证；呃声低沉，声弱无力，多属虚证。新病呃逆，其声有力，多属寒邪或热邪客于胃；久病、重病呃逆不止，声低无力者，属胃气衰败之危候。

2. 嗳气 俗称"打饱嗝"，是胃气上逆的表现。嗳气酸腐，兼脘腹胀满，为宿食内停。嗳气频作声响，发作因情志变化而增减，多为肝气犯胃。嗳声低沉断续，无酸腐气味，伴食少纳呆，为脾胃虚弱。嗳气频作，兼脘腹冷痛，多为寒邪犯胃。

3. 呕吐 是胃失和降、胃气上逆的表现。吐势徐缓，声音微弱，吐物清稀，多属虚寒证。吐势较猛，声音壮厉，吐出黏稠黄水，或酸腐或苦，多属实热证。呕吐呈喷射状，为热扰神明，病情重。呕吐酸腐味食物，多属伤食。因进餐而发生吐泻，可能为食物中毒。朝食暮吐或暮食朝吐，多为反胃，属脾胃阳虚证。口干欲饮，饮后则吐，称为水逆，多因饮邪停胃，胃气上逆所致。

二、嗅气味

嗅气味主要指嗅辨患者身体气味与病室气味。一般气味酸腐臭秽者，多属实热；气味偏淡或微有腥臭者，多属虚寒。

1. 口气 口气臭秽，多属胃热或因口腔不洁、龋齿、消化不良所致。口气酸臭，伴食少纳呆，脘腹胀满，多属食积胃肠。口气腐臭，或兼咳吐脓血，多是内有溃腐脓疡。臭秽难闻，牙龈腐烂，为牙疳。

2. 排泄物 大便臭秽，多为肠中郁热；便溏而腥，多属脾胃虚寒；泄泻臭如败卵，或夹有未消化食物，矢气酸臭，为伤食。小便臊臭黄赤混浊，多属湿热。

3. 病室之气　由病体本身或排泄物、分泌物散发而成。病室臭气触人，多为瘟疫类疾病。病室有血腥味，多为失血证。病室有腐臭气，多患溃腐疮疡。病室尸臭，多为脏腑衰败，病情重笃。病室有尿臊味，多见于水肿晚期。病室有烂苹果样气味，多见于重症消渴病。

第三节　问　诊

问诊是通过询问患者或陪诊者，了解疾病的发生、发展、诊疗经过、现在症状等以诊察疾病的方法。问诊是护患之间直接进行语言交流的临床信息采集方法，在疾病诊察过程中十分重要。

一、问诊方法及注意事项

（一）问诊的方法

1. 抓住重点，全面询问　问诊应重点突出，详尽全面。护理人员应先认真倾听患者的叙述，从中抓准主诉，再围绕主诉进行有目的、有步骤的询问，切忌主次不分。

2. 边问边辨，问辨结合　问诊的过程，实际上是辨证的过程。护理人员要做到边问边辨，问辨结合，减少问诊的盲目性，提高病情资料的正确性。

（二）问诊的注意事项

1. 环境　问诊宜在安静适宜的环境下进行，以避免各种干扰。涉及患者隐私时，还应单独询问。

2. 态度　问诊时护理人员要做到和蔼可亲，严肃认真，使患者感到亲切、可信，愿意主动陈述病情。

3. 语言　在询问病情时，语言要通俗易懂，不宜使用医学术语，如自汗、恶寒等。若遇患者有难言之隐，不可强行询问其隐私，以免患者产生抵触情绪。

4. 方法　当患者叙述不清时，可适当给予启发式提问，但不能凭主观臆断去暗示或套问患者，以免所获病情资料失真。对于急危重症患者，应抓住主症，扼要询问，重点检查，争取抢救时机，切不可因机械苛求病情资料的完整性而延误救治时机。

二、问诊的内容

（一）一般情况

包括患者的姓名、性别、年龄、婚否、民族、职业、籍贯、工作单位、现住址、联系方式等。

（二）主诉

主诉是患者就诊时最感痛苦的症状、体征及其持续时间，是促使患者就诊的主要原因。

（三）现病史

现病史是指患者从起病到本次就诊时疾病的发生、发展及其诊治的经过，包括起病情况、病变过程、诊治经过、现在症四个方面的内容。

（四）既往史

既往史是指患者平素的身体健康状况和既往的患病情况，又称过去病史。还应注意了解患者过去有无对某些药物或其他物品的过敏史、手术史等。

（五）个人生活史

个人生活史包括患者的生活经历、平素的饮食起居、精神情志及婚育状况等。

（六）家族史

家族史主要询问与患者有血缘关系的直系亲属（如父母、子女、兄弟姐妹等）的健康与患病情况，必要时应注意询问亲属的死亡原因。询问家族史，有助于某些遗传性疾病和传染性疾病的诊断。

三、问现在症

问现在症主要是询问患者就诊时所感受到的痛苦和不适，以及与病情相关的全身情况。现在症是当前病理变化的反映，是辨证的首要依据。因此，问现在症是问诊的主要内容。

> **知识链接**
>
> ### 十问歌
>
> 由于现在症的所问内容涉及范围广泛，明代医学家张介宾在总结前人问诊经验的基础上，编成《十问篇》，经清代陈修园将其略做修改而成《十问歌》，内容如下：一问寒热二问汗，三问头身四问便，五问饮食六胸腹，七聋八渴俱当辨，九问旧病十问因，再兼服药参机变，妇女尤必问经期，迟速闭崩皆可见，再添片语告儿科，天花麻疹全占验。
>
> 在临床的实际运用中，我们要根据患者的具体病情，灵活而有主次地进行询问，不能千篇一律地机械套问。

（一）问寒热

问寒热是询问患者有无怕冷和发热的感觉，寒热出现的时间、轻重程度、持续的时间、有关的兼症等。根据寒热的不同，临床分为恶寒发热、寒热往来、但寒不热、但热不寒四种情况。

1. 恶寒发热　恶寒与发热同时出现，多为外感表证；恶寒重、发热轻，为表寒证；发热重、恶寒轻为表热证。

2. 但寒不热　患者只有怕冷的感觉而无发热，为里寒证。新病恶寒为实寒，因寒邪直中于里，侵犯脏腑所致；久病畏寒为虚寒，因阳气虚衰，不能温煦所致。

3. 但热不寒　患者只有发热而无怕冷的感觉，为里热证。如身发高热，持续不退，体温超过39℃，为壮热，属里实热证。如定时发热或按时热甚，如潮汐有定时，为潮热，属阳明腑实证、湿温病或阴虚证。轻度发热，热势较低，多在37~38℃之间，为微热，见于内伤杂病、温热病后期。

4. 寒热往来　恶寒与发热交替发生，主半表半里证，见于少阳病和疟疾。

（二）问汗

问汗是询问患者有无汗出异常的情况，具体应了解有无汗出，出汗的时间、部位、多少及主要兼证等。

1. 表证辨汗　无汗发热恶寒，多为表实证；有汗发热恶风，多为表虚证。

2. 里证辨汗　日间汗出，动辄尤甚，兼畏寒、神疲乏力等症，称自汗，多为气虚或阳虚。睡时汗出，醒时自止，兼潮热、颧红等症，称盗汗，多为阴虚。先恶寒战栗，而后汗出，称战汗，是正邪剧烈交争的表现，常为病情变化的转折点。若汗出热退，脉静身凉，为邪去正复的佳兆；若汗出身热，烦躁不安，脉来急疾，为邪盛正衰的危候。汗出量多，津液大泄，称大汗，兼高热、烦渴等症，多为里实热证；冷汗淋漓，兼神疲气弱、肢冷脉微等表现，多为亡阳证。

（三）问疼痛

问疼痛重点询问疼痛的性质、部位、程度、发作及持续时间、痛处的喜恶等。

1. 疼痛的性质 胀痛主气滞，指疼痛而有胀满感；刺痛主瘀血，指痛如针刺之感；窜痛指痛处游走不定，或游走攻窜，多因风中经络关节或气滞所致；灼痛指痛处有烧灼感且喜冷，多为阳热亢盛或阴虚内热所致；绞痛指痛如刀割，多因有形实邪闭阻气机所致；隐痛指疼痛隐隐，绵绵不绝，痛处喜按，多属虚证；冷痛指痛处有寒冷感，得温则减，为阳虚寒凝。

2. 疼痛的部位

（1）头痛 头痛骤起，痛势较剧，多属实证；时痛时止，绵绵而痛，多属虚证。前额连眉棱骨痛，病在阳明经；头部两侧痛，病在少阳经；枕部连项痛，病在太阳经；巅顶痛，病在厥阴经。

（2）身痛 新病周身痛者，多属实证，以外感风寒、风湿或湿热疫毒所致者居多。久病卧床不起而周身痛者，多属虚证，常因气血亏虚，形体失养所致。如四肢关节疼痛，多见于痹证，为外感风寒湿邪所致。关节游走窜痛为行痹，以感风邪为主；关节痛有定处，疼痛剧烈为痛痹，以感寒邪为主；关节痛处沉重不移为着痹，以感湿邪为主；四肢关节红肿热痛，或小腿见结节红斑为热痹，多是风寒湿邪郁而化热所致。

（四）问饮食口味

问饮食口味包括询问食欲与食量、口渴与饮水、口味等方面的改变。

1. 食欲与食量 病程中食量减弱，多为脾胃虚弱；食量渐增，为胃气渐复；消谷善饥为胃火炽盛；饥不欲食，伴有胃中灼热嘈杂，多为胃阴不足；厌食油腻厚味，多见于肝胆湿热或脾胃湿热内蕴；嗜食生米、泥土等异物，多见于小儿虫积。

2. 口渴与饮水 口不渴为津液未伤，见于寒证、湿证。渴不多饮为津液轻度损伤或津液输布障碍，见于阴虚、湿热、痰饮、瘀血等。口渴多饮是津液大伤的表现，见于汗吐泻下后。口渴饮水量多且喜冷饮，伴发热面赤，多为实热证。口渴饮水量多，伴多尿多食而消瘦，为消渴病。

3. 口味 口淡无味多为脾胃气虚；口苦多为肝胆湿热；口甜而黏腻多为脾胃湿热；口中泛酸，多为肝胃蕴热；口中酸馊，多为伤食；口中味咸，多为肾虚、寒证。

（五）问睡眠

问睡眠主要询问睡眠时间的长短、入睡的难易、睡后是否易醒、有无多梦等情况。

1. 失眠 指经常不易入睡；或睡而易醒，难以复睡；或时时惊醒，睡不安宁，甚至彻夜不眠的症状；或睡时伴有多梦而影响睡眠质量等。虚证多为营血亏虚，或阴虚火旺而心神失养，或心胆气虚而心神不安所致；实证多为邪气干扰，如火邪、痰热内扰心神，心神不安，或食积胃脘所致。

2. 嗜睡 指不论昼夜都感觉精神疲倦，睡意很浓，经常不自主地入睡的症状。若困倦嗜睡，兼头目昏沉，胸闷脘痞，肢体困重，多为痰湿。病重嗜睡多为危象；病后见嗜睡，乃正气未复。

（六）问二便

问二便主要是询问大小便的次数、色、质、量、气味以及排便感觉等方面有无异常。

1. 大便 大便干结兼发热口渴、腹满胀痛，多为胃肠实热；久病、老人、孕妇或产后，大便燥结如羊屎，多为津亏血少或气阴两虚。努挣乏力，排便困难，多为气虚。腹泻伴肛门灼热、大便臭秽，多为湿热泄泻；泻下如水，色淡味腥，腹痛喜温为寒湿泄泻；大便溏薄，完谷不化，迁延日久，多为脾虚；泄下酸腐，泻后痛减，多为伤食；便下脓血，里急后重，为湿热下痢；黎明前腹痛作泻，泻后则安，腰膝酸冷，形寒肢冷者，称为"五更泄"，属脾肾阳虚。便前下血，或便时带血，血色鲜红，多为湿热伤络或痔疮下血；先便后血，血色紫黑，甚如柏油，多为胃肠瘀血。排便时肛门有重坠感，甚或脱肛，伴见头晕乏力，面色少华，为脾虚气陷。

2. 小便　小便清长量多，形寒肢冷者，属虚寒证。小便量多，伴多饮、多食而身体消瘦，属消渴病。高热汗出，小便短少，口渴者，属实热证。小便频数、短赤、尿急、尿痛者，常见于淋病。多因湿热蕴结下焦，膀胱气化不利所致。小便不畅，点滴而出为癃；小便不通，点滴不出为闭，统称为"癃闭"；实证多因湿热下注、瘀血内阻、结石阻塞膀胱所致；虚证乃由年老肾气虚，或肾阳不足，膀胱气化功能减退所致。睡眠中小便自行排出，为遗尿，多见于3岁以下小儿或老年人。多因禀赋不足，肾气未充，或肾气亏虚，不能固约膀胱所致。

（七）问经带

妇女因生理结构的特殊性，除常规的问诊外，应了解经、带、胎、产等情况，作为妇科或一般疾病的诊断与辨证依据。

1. 月经　主要询问月经周期、行经天数，月经的色、质、量及其兼症等。

（1）经期　月经先期，经色鲜红、质稠量多，属血热；月经先期，经色淡红，质稀量多，属气虚不摄。月经后期，经色紫暗，夹有血块，属血瘀或寒证；月经后期，经色淡红，质稀，属血虚。经行无定期，腹痛拒按，或经前乳胀，多为肝郁气滞。

（2）经量　月经量多，多为血热和气虚所致；月经量少，多为气血虚或寒凝血瘀所致。不在经期，不规则的阴道出血称崩漏，来势急而量多为崩，来势缓而量少为漏，多因为血热、气虚或阴虚、瘀阻胞宫所致。停经3个月以上，非妊娠哺乳者为闭经。

（3）痛经　指经期，或行经前后，出现小腹周期性疼痛。痛在经前，按之痛甚者属实证；痛在经后，喜揉按者属虚证。行经时小腹冷痛，得热痛减，多为寒证；行经时腹痛较剧，色暗有块，多为血瘀；痛经时痛时止，兼经前乳房胀痛，多为肝气郁结；经后小腹隐隐作痛，喜按揉，多为血虚。

2. 带下　带下量多色白、清稀无臭为脾虚；带下清冷、质稀量多，为肾虚；带下色黄、质稠臭秽为湿热下注；带下色赤黏稠，或赤白相间，为肝经郁热。

（八）问小儿

小儿问诊时，除问上述一般内容外，还要着重询问出生前后情况，如：是否患过麻疹、水痘等传染病，预防接种情况，有无传染病接触史，喂养情况，生长发育情况，家族的健康状况和遗传病史等。了解常易引起小儿疾病的因素如外感、伤食、受惊等。

第四节　切　诊

切诊是指用手指或手掌触摸按压患者的脉搏及身体其他部位以诊察疾病的方法。主要包含脉诊和按诊。

一、脉诊

又称"候脉""切脉""按脉""持脉""把脉""摸脉"等，是通过感触人体某些特定部位的脉动频率、深浅、缓急以及某种特殊脉象，以了解疾病情况、辨别病证类型的一种诊察方法。脉诊是中医最具特色的诊察方法之一，包含遍诊法、三部诊法、寸口诊法等多个诊察方法。本节主要运用的方法是寸口诊法，即切按桡骨茎突内侧一段桡动脉的搏动。

（一）脉诊原理

中医学认为，血脉贯穿人体全身，内连脏腑，外达肌表。心主血脉，包括两个方面。一方面为心主血，指心气旺盛，推动和调控血液运行于脉中，向人体各经络脏腑形体官窍输送营养物；其次是心主脉，指心气旺盛，推动调控心脏搏动，维持脉管通利。因此，脉象能够反映全身脏腑经络形体官窍的盛衰、气血盈亏以及阴阳是否调和。脉象的产生有赖于心脏搏动、心气旺盛、脉管通利、气血充盈和各脏腑的协同作用。

1. 心脏搏动是脉象形成的主要动力　心主血脉，心气和宗气促使心脏有节律的搏动，引起脉搏节律性的变化，即为"脉搏"，心脏也是人体最大最重要的血液泵，推动血液运行于脉中，周流全身，循环不休。因此，脉搏的跳动与心脏搏动的频率基本一致。

2. 心气旺盛是脉搏正常的基本条件　心血和心阴为心脏活动提供物质基础，心气和心阳是心脏活动的动力源泉。心气旺盛，心血充盈，心脏搏动的节奏和谐有力，脉搏亦从容和缓，均匀有力；心气虚衰，心血不足，阴阳失调，脉象乱而无序。

3. 脉管通利是气血运行的前提　脉管能够约束血行，控制血液沿脉管运行，脉搏弹性好，紧张度低，自身产生的舒张功能可以帮助血液运行；反之，脉管弹性差，紧张度高，脉搏相对僵硬。

4. 气血充盈是形成脉象的基础　气血是维持机体健康生命活动的重要因素。气为血之帅，气能够固摄脉中营血，推动血液运行，调节心搏的强弱和节律；血液充盈脉管，脉象的大小与血液含量盈亏有直接关系，正所谓"脉的形成原理，一言以蔽之，乃气与血耳"。

5. 脏腑协同是脉象正常的前提　五脏之中，心主血脉，心阳推动血液运行；肺主治节，治理调节全身气机与血液运行，能够助心行血；脾胃为"后天之本"，气血生化之源，脾主运化则化生心血，主统血则影响血行；肝主疏泄则使经脉通利，主藏血则能调节血量；肾藏精，为元气之根，是脏腑生理活动的物质基础及动力来源，肾气充盛则脉搏尺脉有力，是谓"有根"。可见，脉象与脏腑息息相关，正常脉象的形成有赖于脏腑整体功能的协调配合。

（二）正常脉象

1. 正常脉象的特点　正常脉象亦称"平脉""常脉"，是指健康人在生理状况下出现的一种脉象。呈现出寸、关、尺都有脉，大小、浮沉、快慢皆有度，一息4~5至，即72~80次/分（成年人），从容和缓，流畅有力，节律一致，尺脉沉取不绝而有力的特点。若脏腑功能协调、气血旺盛、阴阳平衡、精神安和，就会出现常脉。正常脉象具有"有胃""有神""有根"的特点。

（1）有胃　指脉有"胃气"，胃为水谷之海，是气血生化之源，脾胃功能协调，运化正常，则气血充盈，能输布气血于全身各脏腑经络、形体官窍，通过经络见于寸口脉象之中，则为"有胃"，表现为指下从容和缓，节律一致。

（2）有神　指脉有"神气"，神以精气为物质基础，精气来源于先天之精和水谷之气，有胃即有神，则脉有神与脉有胃的表现基本一致，柔和有力，节律整齐。诊脉神之有无，可判断脏腑功能和精气之盛衰。

（3）有根　指脉有"根基"，肾为先天之本，元气之根，脉有根反应肾气旺盛，人体脏腑组织、十二经脉活动有力。表现为尺脉有力，沉取不绝。

2. 脉象的生理变异　指脉象在年龄、性别、体质、生活起居和精神情志等内环境以及四季气候、地理环境等外环境的影响下，进行自身调节，产生各种生理变异。少数人的脉搏不在寸口，或自尺部斜向手背，即斜飞脉，或出现在寸口的背侧，即反关脉，或出现在腕侧其他部位，都为生理变异的脉象，属于正常脉象。

（三）常见病理、生理脉象

1. 浮脉

【脉象特征】轻取即得，重按反减；举之泛泛有余，如水上漂木。《脉经》云："举之有余，按之不足。"

【临床意义】一般见于表证，亦见于虚阳浮越证。

【脉理分析】浮脉常见于外感表证，表证见浮脉是体内卫阳之气抵抗外邪的表现，正气外充，阳气浮越，鼓于表而致脉浮。浮而有力为表实；浮而无力为表虚。无形之气必然依附于有形之阴，故津液也趋向于外，治疗为祛除表邪，调畅气机，汗解邪亦去。"寒邪凝滞内收，初期可见沉脉，温邪上受，首先犯肺，肺气郁滞，也可见沉脉，只有当正气充足可以鼓动邪气外出时才可见浮脉"，故感受外邪并非一定会见到脉浮，其必要条件是气机的畅达。

久病重病患者也可见到浮脉，多由于耗伤阴血，见脉象散乱，浮大而无力，是病情危重的征象。《濒湖脉学》载："久病逢之却可惊。"《傅青主男科》曰："凡人过劳。脉必浮大不伦，若不安闲作息，必有吐血之症，法当滋补。"

浮脉亦可见于常人，"春弦夏洪秋毛冬石"，指季节不同脉象也会出现生理变化，秋季脉可偏浮，瘦人肌薄可见浮脉，桡动脉部位浅表多显浮象，皆为常脉。

浮脉相类脉脉象特征及临床意义如下（表2-2）。

表2-2　浮脉相类脉脉象特征及临床意义

脉名	脉象特征	临床意义
散脉	浮散无根，稍按则无，至数不齐	脏腑精气将绝，阳气离散，多见于心、肾之气欲绝的危重证候
芤脉	浮大中空，如按葱管	血量骤然减少，多见于失血、伤阴等病证
革脉	浮而搏指，中空外坚，如按鼓皮	多见于亡血、失精、流产、漏下（即妇女经行淋漓不尽）等病证

2. 沉脉

【脉象特征】轻取不应，重按始得，举之不足，按之有余。《脉诀汇辨》云："沉行筋骨，如水投石。"

【临床意义】主里证。

【脉理分析】沉脉分虚、实两种。若机体虚衰，脏腑功能气血不足，无力鼓动营血于外，故脉沉而无力，为里虚证；若体内有血瘀、食积、痰饮等实邪阻滞气机，阳气被遏，不能鼓搏脉气于外，故脉沉而有力，为里实证。但表邪初期也可见沉脉，《四诊抉微》曰"表寒重者，阳气不能外达，脉必先见沉紧"。

沉脉亦可见于常人。胖人脂厚肉丰，脉位较深，故脉多沉；冬季见沉脉，至数正常，脉象从容和缓为平脉，《黄帝内经》称为"石脉"；女子寸脉，男子尺脉四时若见沉脉，无其他症状，至数正常，脉象从容和缓，也为平脉，称为"六阴脉"。

沉脉相类脉脉象特征及临床意义如下（表2-3）。

表2-3　沉脉相类脉脉象特征及临床意义

脉名	脉象特征	临床意义
伏脉	重按推筋着骨始得，甚则不显	主里证。多见于外邪闭阻机窍、手足厥逆、昏厥、痛极等病证
牢脉	脉沉，实大而弦长，按之不移	多见于阴寒内盛、疝气、癥积等病证

3. 迟脉

【脉象特征】脉来迟缓，一息低于四至（脉搏每分钟不满60次）。

【临床意义】多见于寒证，也可见于里实热证。

【脉理分析】机体正气不足、阴血亏虚或外邪阻滞气机运行，皆可导致气血运行不畅，使脉来迟缓。"迟主寒脏，其病为阴"血有温则行，得寒则凝，寒邪入侵人体，阳气损伤或被阻，不能推动血液运行，故脉迟；若热邪与肠中糟粕结为燥屎，阻滞气血运行，则脉迟而有力，此为里实热证。若机体阴寒内盛，而正气不衰，故见脉来迟而有力，为实寒证；若阳气虚衰，以致气血鼓动无力，见脉来迟而无力，为虚寒证。

迟脉亦可见于常人，正常人入睡后，脉率较缓，运动员或长期从事体育运动或锻炼的人，也会出现静息脉率相对较缓的情况，见脉来迟而和缓，此皆属于常脉。

迟脉相类脉脉象特征及临床意义如下（表2-4）。

表2-4　迟脉相类脉脉象特征及临床意义

脉名	脉象特征	临床意义
缓脉	一息四至，来去缓急，脉率稍慢于正常脉而快于迟脉	多见于中焦脾胃虚弱、湿象较重的患者，亦可见于正常人

4. 数脉

【脉象特征】脉来急促，一息五六至（脉搏每分钟90~120次）。《濒湖脉学》云："数脉一息六至，脉流薄疾。"

【临床意义】多见于热证、里虚证。

【机理分析】数脉主病较广，表、里、寒、热、虚、实，皆可见之，常见热、虚两种类型。生理情况下可见于5~6岁的儿童。

外感热邪后邪热亢盛或脏腑有热至实热内盛时，导致气血运行加快，脉搏也会随之加快，出现数脉的情况；久病耗伤阴液，导致机体虚热内生，进而加快气血运行，阴血亏虚，则脉道不充，故见脉细数无力；精血亏虚，失其载气功能，导致精血不能收敛阳气而见虚阳浮越，或阴气旺盛，阳气虚衰，逼阳上浮，也可见脉数而无力。

部分患者休克早期、中期可见脉搏细数，主要由于体内的血液供应不足，无法满足心脏的正常需求，心脏代偿性的心跳变快，即中医所说的气血不足的虚证。"脉数有邪迫、正虚两类，邪迫者，气血激荡而脉数；正虚者，奋以自救而脉数"。

数脉相类脉脉象特征及临床意义如下（表2-5）。

表2-5　数脉相类脉脉象特征及临床意义

脉名	脉象特征	临床意义
疾脉	脉来急疾，一细七八至（脉搏每分钟120次以上）	多见于阳极阴竭，元气将脱之病证

5. 虚脉

【脉象特征】举之无力，按之空豁，应指松软，寸、关、尺三部脉举按寻皆无力。虚脉亦是无力脉象的总称，统括濡、弱、微、散等多种无力脉象。

【临床意义】多见于虚证，多为气血两虚。

【脉理分析】虚脉包括脏腑诸虚和气血两虚。气血不足，血不足所以脉中虚弱，应指空豁，没有充盈的感觉，气不足则不能很好地推动血在脉中循行，故脉搏无力；迟而无力为阳虚，数而无力阴虚。

虚脉相类脉脉象特征及临床意义如下（表2-6）。

表 2 - 6 虚脉相类脉脉象特征及临床意义

脉名	脉象特征	临床意义
短脉	首尾俱短，通常只在关部明显	多见于气郁或气虚等病证

6. 实脉

【脉象特征】脉来去俱盛，在寸、关、尺三部举按皆有力。实脉统括洪、长、实、弦、紧、牢等脉象，是有力脉象的总称。

【临床意义】多见于实证，亦可见于常人。

【脉理分析】当外邪亢盛，机体正气亦不虚时，正气与邪气相搏，交争剧烈，脉道气血壅盛，则脉充实有力；若久病出现实脉，大多为孤阳外脱的先兆，预后多不良；常人实脉应静而和缓，是机体正气充足，各脏腑功能协调的表现。一般两手六脉均实大者，是气血充足的表现，称为"六阳脉"，而寸、关、尺某一部位应指有力，谓"独处藏奸"。

实脉相类脉脉象特征及临床意义如下（表 2 - 7）。

表 2 - 7 实脉相类脉脉象特征及临床意义

脉名	脉象特征	临床意义
长脉	首尾端直，超过本位，如循长竿	常见于热证、实证，亦可见于常人

7. 洪脉

【脉象特征】脉体宽大而有力，来盛去衰，如波涛汹涌。

【临床意义】多见于热盛阳明，也可见于邪气亢盛、正气虚衰之证。

【脉理分析】洪脉多见于外感热病的初期阶段，如伤寒阳明经证或温病气分证。邪气初袭，机体正气充足，热邪亢盛，正邪交争剧烈，气血壅盛，故脉道扩张，见脉体宽大而有力，热自内向外蒸腾欲出，来如波峰高大的波涛，即见"来盛"，热邪灼伤津液，去时无力，如落下的波涛，其势较缓，即见"去衰"。若久病气虚，或虚劳、久泄、失血等病证而出现洪脉，必浮取盛大，沉取无力无根。

夏季阳气亢盛，常人脉象稍见洪大，故洪脉亦为夏令之平脉。

洪脉相类脉脉象特征及临床意义如下（表 2 - 8）。

表 2 - 8 洪脉相类脉脉象特征及临床意义

脉名	脉象特征	临床意义
大脉	寸、关、尺三部脉皆宽大而和缓，但无汹涌之势	多见于常人，或为病进

8. 细脉

【脉象特征】脉道狭细，状如丝线，应指明显，按之绵绵不绝。

【临床意义】多见于气血两虚证或湿证。

【脉理分析】气虚则无力推动血行，血虚则不能充盈脉道，故见脉细小或无力，状如丝线。《诊家枢要》说："来往细微如线，盖血冷气虚，不足以充故也。"感受湿邪后，其性黏滞，易阻遏肠道，使气血运行不畅，故见脉体细小而缓。

细脉相类脉脉象特征及临床意义如下（表 2 - 9）。

表 2 - 9 细脉相类脉脉象特征及临床意义

脉名	脉象特征	临床意义
濡脉	浮细无力而软，如絮浮水，轻按可得，重按不显	多见于阴伤亡血之虚证或湿邪留滞之证
弱脉	沉细无力而软	多见于阳气虚衰、气血亏虚之证
微脉	脉极其细软，似有似无，按之欲绝	多见于阴阳气血衰微之危重证

9. 滑脉

【脉象特征】往来流利，应指圆滑，如盘走珠。《诊家正眼》云："滑脉替替，往来流利，盘珠之形，荷露之义。"

【临床意义】多见食滞、痰湿、实热积滞等病证；也可主妊娠，妊娠期妇女无病可见滑脉；亦可见于常人。

【脉理分析】机体在气血充盈、气实血涌的基础上，有饮食积滞，痰湿停聚等实邪壅盛于内之结聚之象，故脉见圆滑流利而无障碍；机体热盛灼伤津液，津液亏虚，热邪与肠中糟粕结合为燥屎，阻滞胃肠，形成有形实邪，脉象亦可出现滑象；机体邪热亢盛，气血涌动，故使脉体宽大，同时又可阻滞气机，气血结聚则应指圆滑。

健康之人，脉和缓流利，是气血充盈荣卫充实之兆，多见于青壮年；饱餐之后亦可见滑脉；育龄期妇女停经后见滑脉，可考虑妊娠，若伴随细、迟、短、涩等脉象当考虑是否由气血不足、寒凝血瘀而导致停经，即便确诊怀孕，也会有流产的可能。

滑脉相类脉脉象特征及临床意义如下（表2-10）。

表2-10　滑脉相类脉脉象特征及临床意义

脉名	脉象特征	临床意义
动脉	脉来滑数有力，其形如豆，关部较显	多主惊恐、疼痛等病证

10. 涩脉

【脉象特征】脉形较细，脉势涩滞而缓，脉数不均匀。滑伯仁喻为"如轻刀刮竹"。

【临床意义】多见于气滞、血瘀、精伤、血少和痰食内停。

【脉理分析】涩脉可分虚、实两类，脉涩而有力者，为实证，脉涩而无力者，为虚证。虚可由精伤、血少导致。精血亏少，不能充养脉管，脉管失于濡润，气血运行不畅，故见涩而无力；实证可由瘀血、燥屎、痰食导致，有形实邪阻滞，与正气相搏，故见脉涩而有力，实邪阻于脉道致气行不畅、血液壅阻，故脉往来艰涩而不均。

11. 弦脉

【脉象特征】端直而弦长，应指如按琴弦，病重者如按弓弦，甚者如循刀刃。

【临床意义】是肝胆病的主脉，也见于疼痛、痰饮、胃气衰败等证，亦可见于老年健康者或春季。

【脉理分析】弦脉在脏应肝，弦是脉气紧张的表现。多由疼痛、痰饮、疟疾、气滞等因素导致机体出现较剧烈的拘挛疼痛，脉气紧张，脉管强硬而弦；也可受情志影响，肝脏疏泄功能失常，导致体内气机瘀滞，脉道阻力增加而见弦脉。

弦脉为春季之平脉，春季阳气主浮而天气犹寒，经脉拘束，如按琴弦；老年人脉象多弦硬，是气血阴阳的偏颇失衡以及不足，脉失濡养则弹性降低，属于生理性退化的表现。

弦脉相类脉脉象特征及临床意义如下（表2-11）。

表2-11　弦脉相类脉脉象特征及临床意义

脉名	脉象特征	临床意义
紧脉	脉来绷急弹指，状如牵绳转索	多见于实寒证、疼痛、食积等

12. 结脉

【脉象特征】脉来缓慢，时有中止，止无定数，即脉搏慢而间歇无规律。《诊家正眼》称结脉是

"迟滞中时见一止"。

【临床意义】多见于阴寒亢盛、气机郁结、瘀血阻滞的病证，亦可见于气血虚衰之证。

【脉理分析】寒为阴邪，侵袭机体，导致血液流速减慢，则见脉率缓慢，即"天寒地冻则经水凝泣"；痰凝、瘀血、气结等阻遏心阳，气机不畅，则脉来迟缓且时有中止，由于是实邪阻滞，故脉结而有力；若患者素体虚衰或久病体虚，耗伤气血阴液，气血俱虚，鼓动无力，则脉来迟缓，时有中止，且结而无力。

结脉相类脉脉象特征及临床意义如下（表2－12）。

表2－12　结脉相类脉脉象特征及临床意义

脉名	脉象特征	临床意义
代脉	脉来一止，止有定数，良久方还	多见于脏气虚衰，也主痛、惊、跌打损伤等病证
促脉	脉来数而时有一止，止无定数	多见于阳热亢盛并兼有气滞、血瘀、痰饮、食积等病证，亦见于脏气衰败

（四）妇人脉和小儿脉

1. 妇人脉　妇人有经、孕、产育等特殊生理活动及病理变化，因此妇人脉之常脉与男子相比，除"有胃、有神、有根"外，还有一定的特殊性。

（1）诊月经脉　"月满则亏，水满则溢"。健康女性经期脉象和缓有神，与常人无异。妇人月经将至，气血调和，胞宫充盈，脉象滑而略有急躁；经期左关、尺脉不充盈，部分女性易出现情绪波动；经后期血液流失，气无所附，浮散于外，尺脉、左关脉浮取洪大，沉取软，后由虚转实。若寸、关脉从容和缓，尺脉弱或细涩，多为月经不利。

妇人闭经，若见尺脉弦涩，多因气血瘀滞，若尺脉虚细涩，多因精血亏少，若脉象弦滑，多因痰湿阻滞于胞宫。

（2）诊妊娠脉　已婚女性月经正常，突然停经，并伴有饮食偏嗜或干呕，脉象平和，或见滑象，多为妊娠。尺脉候肾，《素问·奇病论》说"胞络者，系于肾"。妇人妊娠后胞宫充盈，故见尺脉滑数，搏动较强。

2. 小儿脉　《景岳全书》曰："凡诊小儿，既其言语不通，尤当以脉为主，而参以形色、声音则万无一失。"即用望诊、问诊、切诊的方法对小儿进行辨证论治。又因小儿寸口脉位较短，故常用一指三部法诊断小儿疾病，称"一指定三关"。

（1）一指三部法　指医者用拇指（或食指）按小儿寸口的寸、关、尺三部脉的方法。小儿脉搏次数因啼哭、哺乳、走动而增，惊哭则气乱，气乱脉亦乱，故以睡眠及安静时诊察最为准确。

小儿脉诊法如下（2－13）。

表2－13　小儿脉诊法

患儿年龄	诊法
3岁以下小儿	按小儿掌后桡骨茎突脉上，分寸、关、尺三部以定至数
3～5岁患儿	以桡骨茎突中线为关，以一指向两侧滚寻三部
6～8岁患儿	挪动拇指寻找三部
9～10岁患儿	次第下指，依寸、关、尺三部诊脉
10岁以上患儿	同成人脉诊方法

（2）小儿脉象特征　小儿肾气未充，发育迅速，故脉搏较速，三岁以内，每息六至、七至为平

脉，随年龄递增，脉搏次数相对减少。辨小儿病脉，主要以脉的浮、沉、迟、数辨病证的表、里、寒、热；以脉的有力、无力定病证的虚、实。浮为病在表，沉为病在里，迟为寒，数为热，有力为实，无力为虚。此外，湿邪为病可见濡脉；痰湿或饮食阻滞可见滑脉；心气、心阳不足可见歇止脉。

二、按诊

按诊是指通过触、摸、按、叩等手法按压患者体表某些部位，以了解局部的异常变化，进而推断病变部位、疾病性质和病情轻重等情况的一种诊断方法。一般喜按为虚，拒按为实，按之热则为内热，按之寒则为内寒。

（一）按诊方法

1. 触法　用手掌轻轻触摸患者局部皮肤，分辨是否汗出，推断气血津液的盈亏，辨别疾病属外感还是内伤。

2. 摸法　稍用力抚摸局部皮肤，诊查局部有无压痛及肿物，判断肿物的形态与大小。

3. 按法　重力按压或推寻局部，以检查深部有无疼痛、肿块，以及肿块的活动程度、肿胀程度及范围大小等。

4. 叩法　用手叩击身体腹部、腰背部等部位，使之震动并产生声音，然后根据声音判断叩击部位的脏器有无异常。

（二）按诊内容

1. 按胸胁

（1）按虚里　虚里位于左乳下第四，五肋间，乳头下稍内侧，是心尖搏动处。诊虚里搏动的情况，可以知道宗气的强弱、疾病的虚实、预后之吉凶。

按虚里表现特点及临床意义如下（表2–14）。

表2–14　按虚里表现特点及临床意义

按诊部位	表现特点	临床意义
虚里	按之应手，动而不紧，缓而不急	宗气积于胸中的健康征象
	按之微弱无力	饮停心包或宗气虚弱
	搏动迟弱	心阳不足或久病体虚
	胸高而喘，虚里搏动散漫而数	心肺气绝
	动而应衣	宗气外泄
	按之弹手，洪大而博	心肺气绝
	惊恐、精神紧张或剧烈运动之后，虚里动高，静息片刻即可恢复	生理现象
	肥胖之人胸壁通常较厚，虚里搏动不明显	生理现象
	孕妇胎前产后见虚里	恶候
	痨瘵病虚里动高	病进

（2）按胸部　胸部为心肺所居之处。胸部的按诊主要用于检查乳房、心、肺、胸膜的病变。正常人胸部叩诊呈清音，肥胖、乳房较大及胸肌发达者叩诊较浊，背部较前胸音浊，上方较下方音浊，清浊音的交界处为肺下界。正常乳房按诊时呈模糊的颗粒感和柔韧感，质地均匀一致，无触痛。乳房局部压痛多见于乳痈、乳发、乳疽等病变。

按胸胁表现特点及临床意义如下（表2－15）。

表2－15　按胸胁表现特点及临床意义

按诊部位	表现特点	临床意义
胸部	肺下界下移	肺胀、腹腔脏器下垂
	肺下界上移	肺痈、悬饮、鼓胀、腹内肿瘤或癥瘕
	前胸高突，叩诊时呈鼓音，其音较清	湿热邪气壅滞肺脏，阻滞气机，见于肺胀、气胸
	叩诊时音浊并伴有胸痛	水饮、痰热停于胸膈，壅滞肺脏
	胸部有压痛感，见青紫肿胀	外伤（肋骨骨折）
乳房	有肿块，伴有疼痛，大小不均，边界模糊，活动度好，质软，且病情发展缓慢	乳癖
	有肿块，不痛，形如鸡卵，边界清晰，表面光滑，质硬，活动度好	乳核
	有结节，如梅李大小，边界模糊，病情发展较缓，久则破溃流脓，夹有豆渣样物	乳痨
	有肿块，质硬，形状不一，高低不平，边界模糊，多在腋窝，也可见血性分泌物从乳头溢出	乳癌

（3）按胁部　胁部指侧胸部，为腋下至12肋骨部位。按胁部主要诊查肝、胆、脾的病变。按胁部表现特点及临床意义如下（表2－16）。

表2－16　按胁部表现特点及临床意义

按诊部位	表现特点	临床意义
胁部	两胁疼痛，喜按但按之空虚	肝虚
	胁下有肿块，拒按，按之刺痛	气滞血瘀
	肿块居右胁，质软，表面光滑，边缘模糊，有压痛感	肝热病、肝着
	肿块居右胁，质硬，表面平或呈小结节状，边缘锐利，压痛感不明显	肝积
	肿块居右胁，质硬，表面不平，边缘不规则，有压痛感	考虑肝癌
	右侧腹直肌外缘与肋弓交界处有梨形囊状物，并有压痛感	胆石、胆胀等胆囊病变
	左胁下有痞块	脾脏病变
	疟疾感染后，于左胁下触及痞块，且按之坚硬	疟母

肋间神经炎、肋软骨炎、背肌筋膜炎、带状疱疹的鉴别如下（2－17）。

表2－17　肋间神经炎、肋软骨炎、背肌筋膜炎、带状疱疹鉴别表

	鉴别
肋间神经炎	肋间疼痛并伴有压痛
肋软骨炎	胸骨与肋软骨间出现肿胀、压痛
背肌筋膜炎	肌肉紧张，保持一个姿势则疼痛加重并有明显的压痛
带状疱疹	初期伴有簇集状小水泡，后期部分患者可遗留剧烈神经痛

2. 按脘腹　脘腹指中焦胃脘部与腹部。主要用于诊查腹腔脏器的病变，辨其寒热虚实，了解其软硬、胀满、肿块、压痛及脏器大小等情况。根据具体情况可将触、摸、按、叩诸法参用。

按脘腹表现特点及临床意义如下（表2－18）。

表 2 – 18　按脘腹表现特点及临床意义

按诊部位	表现特点	临床意义
脘腹	喜按，按之痛减	脾胃气虚证，多属虚痛
	拒按，按之疼痛加剧	饮食积滞、胃肠积热证，多属实证、热证
	按之凉，得温则缓	寒证
	按之灼热	热证
	按之疼痛有肿物，痛处不定	瘕聚，属气分
	按之疼痛有肿物，痛处不移	癥积，属血分
	身体发热而指尖独冷	亡阳或热闭痉厥的先兆

3. 按手足　手足是人体十二经脉必经之地，通过触摸患者手足心冷热程度，辨别机体寒热、虚实、表里及顺逆。正常情况下手足温润。

按手足表现特点及临床意义如下（表 2 – 19）。

表 2 – 19　按手足表现特点及临床意义

按诊部位	表现特点	临床意义
手足	手足俱冷	阳虚或阴盛，属寒证
	手足俱热	阴虚或阳盛，属热证
	手足心热	内伤发热
	手足背热	外感发热
	额热甚于手心	表热
	手心甚于额热	里热
	身体发热而指尖独冷	亡阳或热闭痉厥的先兆

4. 按肌肤　可通过皮肤寒热、润燥滑涩、疼痛、肿胀、软硬等情况辨别病证的寒热、虚实、气血阴阳之盛衰。

按肌肤表现特点及临床意义如下（表 2 – 20）。

表 2 – 20　按肌肤表现特点及临床意义

按诊情况	表现特点	临床意义
按寒热	身热肢凉	热厥
	初按热甚，久按反轻	表热
	久按热盛	里热
	初按热不甚，久按热甚	湿热
按润燥滑涩	肌肤干燥	无汗或津液已伤
	肌肤湿润	汗出或津液未伤
	肌肤润滑有光泽	气血未伤
	肌肤枯涩干瘪	气血不足
	肌肤甲错	血虚不能荣于肌表或瘀血
按疼痛	肌肤柔软，喜按，按之痛减	虚证
	拒按，按之硬痛	实证
	稍按即痛	病在表浅
	重按始痛	病在深部
按肿胀	按之凹陷，举手有印，不能即起	水肿
	按之凹陷，举手即起	气肿

续表

按诊情况	表现特点	临床意义
按疮疡	按之肿硬而不热	寒证
	按之高肿灼手而有压痛	热证
按尺肤	尺肤甚热，脉洪滑数盛	热证
	尺肤凉，脉细小	泄泻、少气
	尺肤窄而不起	风水肤胀
	尺肤粗糙，如枯鱼之鳞	精血亏虚、瘀血阻滞、脾阳虚衰、水饮内停

5. 按腧穴 指按压身体某特定穴位可判断内脏疾病的方法。某些腧穴按压时有压痛感、结节、条索状物及其他异常反应，为局部腧穴或经络的郁滞不通，进而判断脏腑疾病。如胃俞或足三里有压痛感，为胃病的反应；肝俞或期门穴有压痛感，为肝病的反应。

第五节　八纲辨证

PPT

八纲指表、里、寒、热、虚、实、阴、阳八个辨证纲领。即运用八纲对四诊合参获得的病情资料进行综合性分析，从而辨别病位的浅深（表里）、疾病性质（寒热虚实）和疾病类别（阴阳）的方法，称为八纲辨证。

一、表里辨证

表与里是一对用以辨别病位内外、浅深的两个纲领。表里是相对的概念，而不是固定的解剖部位。一般把外邪侵袭肌表，病位浅者，称之为表；邪气损伤脏腑，病位深者，称之为里。

表里辨证适用于外感病，尤其是温病、伤寒初期，病邪由表入里，病位由浅入深，病情由轻到重，其作用有两个：一是辨轻重，病位浅病情轻为表证，病位深病情重为里证；二是辨进退，病进为表邪入里，病退为里邪出表。

（一）表证

1. 概念 所谓"表"是指肌表，表证是对由六淫、疫疠、虫毒等邪气经皮毛、口鼻入侵机体，正气（卫气）奋起抗邪的初期阶段所表现出的轻浅证候的概括，以新起恶寒发热为主要表现，即"有一分恶寒，就有一分表证"，临床特点为发病急、病情轻、病位浅、病程短、感受外邪。见于外感疾病的初期阶段。

2. 临床表现 恶寒（或恶风）发热（或仅自觉发热），头身疼痛，鼻塞、流清涕或喷嚏，咽喉痒或痛，微咳，舌淡红，苔薄，脉浮等。

3. 证候分析 外邪侵袭肌表，客于皮毛，与正气相搏，故见发热。卫气受遏，失其温煦肌表的功能，故见恶风寒的症状。外邪郁于肌表，阻滞经络，致气血郁阻，不通则痛，故见头身疼痛。肺在体合皮，其华在毛，邪气经皮毛、口鼻入侵机体，首先犯肺，肺失其宣发肃降之功，肺在窍为鼻，犯于鼻咽，故见鼻塞流涕、喷嚏、咽喉痒或痛、咳嗽等症状。病邪在表，舌象尚无明显变化，故见舌质淡红，舌苔薄白。外邪袭表，体内正气抵抗外邪，脉气鼓动于外，故脉浮。

（二）里证

1. 概念 里证是指脏腑、气血、骨髓等实质部位受病所引发的一系列证候，病变部位多居于内。以脏腑受损或功能失调症状为主要表现，临床特点为病位深、病情重、病程长。多见于内伤杂病或外感病中后期。

2. 临床表现　里证范围广泛，凡不属于表证或半表半里证的范畴，多属于里证。无新起恶寒发热并见，脉象不浮，以脏腑功能障碍表现为主。常见壮热、烦躁神昏、口渴、呕吐、腹痛、腹泻或便秘、小便短赤、舌苔黄或白厚腻、脉沉等症状。

3. 证候分析　里证可由表邪不解，向内传变，侵犯脏腑而产生；或见于外邪直入脏腑，称为"直中"；或由七情内伤、饮食积滞、虚劳等因素耗伤机体正气，使气血亏虚，进而导致脏腑功能失调。

热邪由表传里，或寒邪入里化热，或痰饮、食积、湿邪阻滞，日久化热，则见壮热；热邪灼伤津液，则口渴，小便短赤；热邪上扰心神，则烦躁神昏。寒湿之邪困于脾胃，寒凝中阻，中焦脾胃运化失司，则见腹痛腹泻，胃失和降则呕吐；热邪入里与肠中糟粕相搏，则见便秘；苔黄或白厚腻，脉沉均为疾病在里之征象。

二、寒热辨证

寒与热是一对用以辨别疾病性质的两个纲领。能够反映机体的阴阳盛衰。寒证是指一组具备属寒象的症状和体征，热证是指一组具备属热象的症状和体征。阳热炽盛则为实热；阴寒过盛则为实寒；阳气亏虚失其温煦则为虚寒；阴液亏少火热偏盛则为虚热。《素问·阴阳应象大论》谓"阳盛则热，阴盛则寒"，《素问·调经论》谓"阳虚则外寒，阴虚则内热"，即为此义。

（一）寒证

1. 概念　寒证是指机体感受寒邪，或阳虚阴盛，所呈现的本质属于寒性的一类证候，具有冷、白、稀、润、静的特点。因阴盛或阳虚不同，寒证有实寒证和虚寒证之别，阴盛则见实寒证，阳虚则见虚寒证；根据病位的浅深，又有表寒证、里寒证之分，病位在表则见表寒证，病位在里则见里寒证。

2. 临床表现　恶寒，或畏寒喜暖，肢冷，蜷卧喜静，身体疼痛，口淡不渴，流清涕，痰涎清稀，小便清长，大便稀溏，面色苍白，舌淡，苔白而润，脉紧或迟等。

3. 证候分析　身强体壮者受寒邪侵袭，或过食生冷，多为实寒证，起病急骤；素体虚弱者久病耗伤阳气，多为虚寒证，病史较长；寒邪郁于肌表为表寒；寒邪侵犯脏腑或阳气亏虚，则为里寒。

阳气不足，或寒邪困遏，阳气不能外达，机体失其温煦，故见形寒肢冷，蜷卧；寒邪凝滞不通，不通则痛，故见身体疼痛；寒邪壅盛于内，未伤及津液，故见口淡不渴；阳气亏虚，不能温化水液，故见流清涕，痰涎清稀，小便清长；寒邪内侵或久虚伤脾，脾失健运，故见大便稀溏；寒凝血脉或阳虚无力，气血不能上荣于面，故见面色苍白，舌质淡白；阳虚寒盛，不能温化水液，证见苔白滑润；寒性收引，受寒则脉道收缩拘急，故见脉紧；阳虚无力鼓动气血运行，则脉沉迟无力。

（二）热证

1. 概念　热证是指机体感受热邪，或阴虚阳盛，或所呈现的本质属于热性的一类证候，具有热、红、稠、干、动的特点。热证包括表热、里热、虚热、实热等。表热证多因热邪侵犯肌表而成；里热证多由邪热亢盛于里，或阴液亏虚所致。实热证常见于形体壮实者，病情发展快，病势急，即"阳盛则热"；虚热证常见于内伤久病，阴伤阳亢者，即"阴虚则热"。

2. 临床表现　发热，恶热喜冷，渴喜冷饮，痰涕黄稠，吐血、衄血，小便短赤，大便秘结，面红目赤，烦躁不宁，舌红苔黄而干燥少津，脉数或洪滑等。

3. 证候分析　热证多因感受热邪或寒湿、情志、饮食等久郁化火所致。阳热亢盛，火性炎上，则发热、恶热喜冷、面红目赤；热邪灼伤津液，则口渴，渴喜冷饮，小便短赤；热扰心神，则烦躁不宁；肠热津亏，传导失司，则大便秘结；热迫血急则见吐血、衄血；阳热亢盛则见舌红苔黄、脉数；热盛阴伤则见苔干燥少津。

三、虚实辨证

虚与实是一对用以辨别疾病性质及邪正盛衰情况的纲领。一般而言，邪气亢盛而正气不虚者多为实证，正气亏虚而邪气不盛者多为虚证，故《素问·通评虚实论》云："邪气盛则实，精气夺则虚。"在临床中，虚实辨证是决定治疗原则，指导临床用药的重要依据，实则泻之，虚则补之，准确辨别虚实，方能攻补得当，使疾病得以康复。

（一）虚证

1. 概念 虚证是由于先天不足或后天失养所形成的，以人体羸弱、不足症状为主要临床表现的证，在临床中主要见于气、血、阴、阳、精、津等的亏虚。由于气血、阴阳、精津的功能各不相同，故其亏虚所表现的临床症状也各不相同。

2. 临床表现 气虚者常见少气懒言，语声低微，肢体倦怠，精神不振，自汗等；阳虚者常见畏寒怕冷，四肢不温，喜温喜暖，大便稀溏，小便清长等；阴虚者常见口舌干燥，五心烦热，潮热盗汗，两颧潮红等；血虚者常见面色无华，唇甲淡白，头晕眼花等；津亏者常见双目干涩，口、鼻、皮肤干燥等；精亏者常见发育迟缓，耳鸣，腰膝酸软，性功能下降等。

3. 证候分析 宗气走息道而司呼吸，气虚，宗气不足则可见少气懒言、语声低微；气虚固涩失职则见自汗；阳主温煦，阳气不足，温煦失职则可见畏寒怕冷、小便清长等以寒象为主要表现的症状；阴虚，阴不制阳，虚热内生故见口干、潮热、盗汗等；血虚失于荣养，则可见面色无华，唇甲淡白等；津液亏虚机体失于滋润濡养，则可见以干为主要表现的症状；精主生长发育繁殖，精亏则可见发育迟缓，性功能下降等。

（二）实证

1. 概念 实证是由于患者体质强壮但感受外邪，或疾病过程中阴阳气血失调，导致体内病理产物积聚所形成的，以"有余、亢盛、停聚"为主要症状特征的证。由于病邪的性质和侵犯的脏腑不同，实证的临床表现也不同，其特点是邪气旺盛、正气来迎，正邪相争处于激烈阶段。

实证有两种成因，一是因人体感受风、寒、暑、湿、燥、火等外邪而形成，常见实热证，实寒证等；二是因人体内痰湿、瘀血、结石等病理产物蓄积而形成。

2. 临床表现 临床中常以亢盛有余而无虚象为主要临床特征。外感六淫之邪的临床表现各不相同，详见六淫辨证；痰湿内停以气机不畅为主要表现，痰阻于肺则见呼吸不畅、气短、痰多、舌苔厚腻、脉滑；痰扰于心则见神昏谵语等；瘀血内停以舌质紫暗、舌下络脉迂曲、脉涩为主要表现；结石多以剧烈绞痛为主要表现。

3. 证候分析 痰湿内停，局部气血经络循行不畅，故以气机不畅为主要表现，痰阻于肺，肺之宣发肃降功能失职，故见呼吸不畅、气短；痰扰心神，故见神昏谵语；瘀血内停，血行不畅，故见瘀血表现；结石阻塞气机，不通则痛，故以剧烈绞痛为主要表现。

四、阴阳辨证

阴阳统领于八纲，是八纲辨证的总纲，同时也是一对辨别疾病类别的纲领。其他六纲（表里、寒热、虚实）均可划分为阴证或阳证。阴阳既相互对立又可相互转化，故在临床辨证中应仔细考量。

（一）阴证

1. 概念 具有向下、向内、静止、寒冷、功能减退等特性的证候属于阴证，阴证包含里证、虚证、寒证。

2. 临床表现　面色暗淡，蜷缩喜卧，精神不振，疲劳乏力；形寒怕冷，语声低怯，食欲不振；大便稀溏，小便清长；舌淡，脉沉或细。

（二）阳证

1. 概念　具有向上、向外、活动、温暖、功能亢进等特性的证属于阳证，阳证包括表证、实证、热证。

2. 临床表现　面红目赤，心情急躁易怒，胸闷脘痞，腹胀痛拒按；发热恶寒，口渴喜冷饮；大便秘结，小便短赤；舌质红或绛，或苔黄黑起刺，脉洪或数。

第六节　脏腑辨证

PPT

脏腑辨证是通过对临床所收集的四诊信息进行归纳分析，最终判断病变脏腑及病性的方法，是辨证施治中的重要部分，其对于后续的治疗与护理有指导性的作用。

一、心病辨证

心的主要生理功能为主血脉，主藏神。故有"心者君主之官，神明出焉""心者，生之本，神之变也"。因此心的生理功能受损多表现为神志的异常，及血脉运行的不畅。临床上一般将心病证型分为心气虚证、心阳虚证、心血虚证、心阴虚证、心血瘀阻证、心火亢盛证、痰火扰心证七类。

（一）证候分型

1. 心气虚证　心气虚证，多为心气不足，鼓动无力。多因先天不足、后天失养、久病劳倦所导致。

【临床表现】心悸怔忡、胸闷气短，自汗，劳则加重，面色淡白无华，疲劳乏力，舌淡苔白，脉虚。

【证候分析】心气虚证，主要表现为血脉运行不畅，以气虚症状为主。心气不足，鼓动无力，主血脉功能失职故见心悸怔忡；气虚胸中气机不畅，故见胸闷气短；劳则耗气，故遇劳加重；气血不荣于面故见面色淡白无华；自汗、疲劳、乏力、舌淡苔白、脉虚均为气虚之象。

2. 心阳虚证　心阳虚证，多为心阳衰微，虚寒内生。多因其他脏腑阳虚累及心阳所致，或者由心气虚失治误治进一步发展而来。

【临床表现】心悸怔忡，胸部憋闷或胸痛，畏寒肢冷，乏力，自汗，面色白，舌淡胖或紫暗，苔白滑，脉微或沉迟无力或结代。

【证候分析】心阳虚证，主要表现为失于温煦，以阳虚证为主。心阳不足，心主血脉功能失职，故心悸怔忡；心阳不足，虚寒内生，寒邪凝滞心胸及四肢经脉，故胸部憋闷或胸痛，畏寒肢冷；寒性收引，血脉不通，故舌紫暗，脉微或沉迟无力或结代；乏力，自汗，面色白，舌淡胖，苔白滑，均为心阳虚、虚寒内生的表现。

3. 心血虚证　心血虚证，多为心血亏虚，失于濡养。多因久病体虚，劳倦过度，失血所致。

【临床表现】心悸怔忡，头晕，健忘，失眠，多梦，面色淡白无华，指甲苍白，唇舌色淡，苔白，脉细无力。

【证候分析】心血虚，主要表现为失于濡养，以血虚证为主。心血不足，心神失养，故心悸怔忡，失眠多梦；心血不能上荣于头面及爪甲，故头晕，健忘，面色淡白无华，指甲苍白，唇舌色淡；血虚，脉道失于充盈，故脉细无力。

4. 心阴虚证 心阴虚证，多为心阴受损，虚热内生。多因肝肾阴虚累及心阴，或者忧思过度、热邪耗伤阴液所致。

【临床表现】心悸，心烦，失眠多梦，五心烦热，颧红，口咽干燥，潮热，盗汗，舌红少津，脉细数。

【证候分析】心阴虚证，主要表现为阴液不足，虚热内生，以阴虚证为主。心阴不足，虚热内生，扰动心神，故心悸，心烦，失眠多梦；阴虚内热，故五心烦热，颧红，口咽干燥，潮热，盗汗；舌红少津，脉细数亦为阴虚内热的表现。

5. 心血瘀阻证 心血瘀阻证，多为瘀血痹阻经脉。多因情志因素或外感寒邪等因素所致。

【临床表现】心胸憋闷，隐痛或刺痛，痛处固定，时作时止，痛引肩背、手臂内侧，面色唇甲青紫，舌质紫暗或有瘀斑，脉涩或结代。

【证候分析】心血瘀阻证，主要表现为血脉运行不畅，以血瘀证为主。瘀血阻于胸中，胸中气机不畅，故心胸憋闷，隐痛或刺痛，痛处固定；瘀血阻于心脉，不通则痛，故痛引肩背、手臂内侧；面色唇甲青紫，舌质紫暗或有瘀斑，脉涩或结代亦为瘀血内停的表现。

6. 心火亢盛证 心火亢盛证，多为心火内炽。多因外感火热之邪、过食辛辣之品、情志郁而化火所致。

【临床表现】心烦，失眠多梦，面赤，口渴喜冷饮或口舌生疮，或见吐血、衄血，甚或狂躁谵语，便秘尿赤，舌尖红，苔黄，脉数。

【证候分析】心火亢盛证，主要表现为心火内炽，以火热证为主。火热之邪扰动心神，故心烦，失眠多梦，甚或狂躁谵语；火热之邪煎熬津液，故口渴喜冷饮；舌为心之苗窍，心火上炎，故口舌生疮；火热之邪迫血妄行，故吐血、衄血；面赤，便秘尿赤，舌尖红，苔黄，脉亦为心火亢盛的表现。

7. 痰火扰心证 痰火扰心证，多为痰火上扰心神。多因外感热邪或肝郁化火，煎熬津液，炼液为痰，痰火互结所致。

【临床表现】烦躁不宁，失眠心烦，面赤，发热，气粗，口苦，喉间痰鸣，咳痰色黄，或见狂躁谵语，或见神志错乱，哭笑无常，狂躁妄动，甚则打人骂人，舌红，苔黄腻，脉滑数。

【证候分析】痰火扰心证，主要表现为神志异常，痰火互结扰乱神志。痰蒙心窍，火热之邪扰动心神，心主神明功能失职，故轻则烦躁不宁，失眠心烦，重则狂躁谵语，神志错乱，哭笑无常，狂躁妄动，甚则打人骂人；喉间痰鸣，咳痰色黄，舌红，苔黄腻，脉滑数亦为痰火内盛的表现。

（二）鉴别诊断

心病证型要点鉴别如下（表2-21）。

表2-21 心病证型鉴别表

证型	相同点	不同点	辨证要点
心气虚证	心悸、怔忡、失眠、自汗	劳则加重，面色淡白无华，疲劳乏力 舌脉：舌淡苔白，脉虚	疲乏＋心气虚
心阳虚证		畏寒肢冷，面色白 舌脉：舌淡胖或紫暗，苔白滑，脉微或沉迟无力或结代	畏寒肢冷＋心阳虚

续表

证型	相同点	不同点	辨证要点
心血虚证	心悸怔忡、失眠多梦	头晕，健忘，面色淡白无华，指甲苍白 舌脉：舌色淡，苔白，脉细无力	心悸怔忡，失眠多梦 + 血虚
心阴虚证		五心烦热，颧红，口咽干燥，潮热，盗汗 舌脉：舌红少津，脉细数	心悸怔忡，失眠多梦 + 阴虚
心血瘀阻证		心胸憋闷，隐痛或刺痛，痛处固定，时作时止，痛引肩背、手臂内侧，面色唇甲青紫 舌脉：舌质紫暗或有瘀斑，脉涩或结代	心胸憋闷疼痛时作时止，痛引肩背
心火亢盛证		心烦，失眠多梦，面赤，口渴喜冷饮或口舌生疮，或见吐血、衄血，甚或狂躁谵语，便秘尿赤 舌脉：舌尖红，苔黄，脉数	口舌生疮 + 火热证
痰火扰心证		烦躁不宁，失眠心烦，面赤，发热，气粗，口苦，喉间痰鸣，咳痰色黄，或见狂躁谵语，或见神志错乱，哭笑无常，狂躁妄动，甚则打人骂人 舌脉：舌红，苔黄腻，脉滑数	发热 + 神志异常

二、肺病辨证

肺的生理功能有主呼吸，主宣发肃降，主通调水道，主治节。其中肺宣发肃降功能失职，为肺系疾病的主要病理特征，其主要表现为咳嗽、痰多、气短、喘息等症状。肺病辨证又有虚实之分，虚证主要表现为肺气虚证、肺阴虚证；实证主要表现为风寒束肺证、风热犯肺证、痰湿阻肺证、痰热壅肺证四种证型。

（一）证候分型

1. 肺气虚证　肺气虚证，多为肺气虚弱而形成肺功能减退。多因久病咳喘伤肺，或因脾病，母病及子所致。

【临床表现】咳喘无力，气短，语声低微，动则加重，痰液清稀，神疲乏力，面白无华或自汗畏风，易于感冒，舌淡苔白，脉虚弱。

【证候分析】肺气虚证，主要表现为肺功能减退，以气虚证为主。肺气不足，宣发肃降失司，故咳喘无力，气短，语声低微；肺气本虚加之劳则耗气使气虚更甚，故动则加重；肺气不足，通调水道功能失职，故痰液清稀；神疲乏力，面白无华或自汗畏风，易于感冒，舌淡苔白，脉虚弱均为肺气虚的表现。

2. 肺阴虚证　肺阴虚证，多为肺阴不足，肺失滋润，虚热内生。多因久咳伤肺、外感温邪或感染痨虫所致。

【临床表现】干咳无痰，或痰少而黏，不易咳出，或痰中带血，口咽干燥，声音嘶哑，形体消瘦，颧红，五心烦热，盗汗，舌红少津，脉细数。

【证候分析】肺阴虚，主要表现为肺阴不足，失于濡润，虚热内生之象。肺阴亏虚，肺之宣发肃降功能失职故干咳无痰，或痰少而黏；虚热内生，损伤肺络，故痰中带血，口咽干燥；虚火灼伤咽喉故声音嘶哑；形体消瘦，颧红，五心烦热，盗汗，舌红少津，脉细数均为阴虚内热的表现。

3. 风寒束肺证　风寒束肺证，多因风寒之邪侵袭肺卫，肺失宣肃所致。

【临床表现】咳嗽，咳痰清稀色白，鼻塞，流清涕，恶寒重，发热轻，无汗，头身疼痛，苔薄白，脉浮紧。

【证候分析】风寒束肺证，主要表现风寒之邪外袭于肺，肺失宣肃。风寒犯肺，肺气上逆故咳，肺通调水道功能失司故咳痰清稀色白；肺开窍于鼻，外邪侵袭，鼻窍不利故鼻塞流涕；恶寒重，发热轻，无汗，头身疼痛，苔薄白，脉浮紧均为风寒外袭的表现。

4. 风热犯肺证　风热犯肺证，多由风热之邪侵袭肺卫，肺卫受损所致。

【临床表现】咳嗽痰黄而稠，鼻塞，流浊涕，口渴，或咽喉肿痛，恶风发热，舌尖红，苔薄黄，脉浮数。

【证候分析】风热犯肺证，主要表现为热象及风热表证。风热犯肺，肺气上逆，故咳嗽；肺之通调水道功能失职，热邪煎液成痰故痰黄而稠；肺开窍于鼻，外邪侵袭，鼻窍不利故见鼻塞，流浊涕；咽喉肿痛，恶风发热，舌尖红，苔薄黄，脉浮数均为风热外束的表现。

5. 痰湿阻肺证　痰湿阻肺证，多由体内素有痰饮，因外邪诱发；或脾阳不振，寒痰内生或寒湿袭肺所致。

【临床表现】咳嗽痰多，色白易咳，胸闷气喘，喉中痰鸣，舌淡苔白腻，脉滑。

【证候分析】痰湿阻肺证，主要表现为痰饮内停于肺，肺之宣发肃降功能失司。痰湿内伏于肺，肺失宣肃，肺气上逆，故咳嗽痰多；痰邪内阻，胸中气机不畅，故胸闷气喘；喉中痰鸣，舌淡苔白腻，脉滑亦为痰湿内蕴的表现。

6. 痰热壅肺证　痰热壅肺证，多因肺热日久，炼液为痰或痰湿郁久化热内阻于肺所致。

【临床表现】咳嗽，咳痰黄稠量多，甚则痰中带血，或咳吐脓血腥臭痰，喘促息粗，鼻翼扇动，发热，口渴，烦躁，尿黄，便秘，舌红苔黄腻，脉滑数。

【证候分析】痰热壅肺证，主要表现为痰热互结，壅阻于肺。痰热内蕴，胸中气机不畅，肺气上逆故咳嗽，咳痰黄稠量多；热邪损伤肺络故痰中带血；热盛肉腐，则见咳吐脓血腥臭痰，喘促息粗；鼻翼煽动，发热，口渴，烦躁，尿黄，便秘，舌红苔黄腻，脉滑数均为实热证，痰热内蕴的表现。

（二）鉴别诊断

肺病不同证型要点鉴别如下（表2-22）。

表2-22　肺病证型鉴别表

证型	相同点	不同点	辨证要点
肺气虚证		气短，语声低微，动则加重，痰液清稀，神疲乏力，面白无华或自汗畏风，易于感冒 舌脉：舌淡苔白，脉虚弱	咳嗽无力+气虚
肺阴虚证		干咳无痰，或痰少而黏，不易咳出，或痰中带血，口咽干燥，声音嘶哑，形体消瘦，颧红，五心烦热，盗汗 舌脉：舌红少津，脉细数	干咳无痰，或痰少而黏+阴虚
风寒束肺证	咳嗽	咳痰清稀色白，鼻塞，流清涕，恶寒重，发热轻，无汗，头身疼痛 舌脉：苔薄白，脉浮紧	咳痰清稀色白，鼻塞，流清涕+风寒表证
风热犯肺证		咳嗽痰黄而稠，鼻塞，流浊涕，口渴，或咽喉肿痛，恶风发热 舌脉：舌尖红，苔薄黄，脉浮数	咳嗽痰黄而稠，鼻塞，流浊涕+风热表证
痰湿阻肺证		咳嗽痰多，色白易咯，胸闷气喘，喉中痰鸣 舌脉：舌淡苔白腻，脉滑	痰多，色白易咳+痰湿
痰热壅肺证		咳痰黄稠量多，甚则痰中带血，或咯吐脓血腥臭痰，喘促息粗，鼻翼扇动，发热，口渴，烦躁，尿黄，便秘 舌脉：舌红苔黄腻，脉滑数	发热，咳痰黄稠量多，甚则痰中带血+痰热证

三、脾病辨证

脾居中焦，被视为"后天之本"，机体生命活动维持和气血津液化生都赖于脾胃运化的水谷精微。脾的主要生理功能为主运化、主升清、主统血。故《素问·灵兰秘典论》言"脾胃者，仓廪之官，五味出焉"。

当脾主运化中运化水谷的功能出现异常，导致气血生化无源，可能见到神疲乏力、腹胀、纳呆等症状；若脾运化水液的功能失常，使水液停滞在体内，产生湿肿满等病理变化，故《素问·至真要大论》指出"诸湿肿满，皆属于脾"。若脾的主升清功能失常，则可见久泄脱肛，甚或内脏下垂等病证，正如《素问·阴阳应象大论》所述"清气在下，则生飧泄"。若脾主统血的功能失常，即脾气的固摄作用减退，可见多种出血。沈目南在《金匮要略注》中言"五脏六腑之血，全赖脾气统摄"。

（一）证候分型

1. 脾气虚证 脾气虚证，常见病机为脾气不足，运化失健。多因饮食不节，过度劳累，或患其他疾病而耗伤脾气所致。

【临床表现】食欲减退，肢体乏力，倦怠懒言，面色萎黄，腹胀，饭后尤甚，大便溏薄，或消瘦，或浮肿，舌色淡苔白，脉缓。

【证候分析】脾气虚证，以气虚证为主。主要以脾运化功能减退为主要表现，脾气不足，运化失健，故食欲减退；脾运化水液的功能失常，导致水湿困脾，形成虚性腹胀，食后不运，脾气愈困，腹胀愈甚；脾主四肢，脾气不足，肢体失养，则见肢体乏力，倦怠懒言；脾为后天之本，气血生化之源，脾虚日久而营血不足，肌肤失去濡养，可见形体逐渐消瘦，面色萎黄；水湿不化，流注肠中而见大便溏薄，水湿浸淫肌表则见浮肿；脾气不足，可见舌色淡苔白，脉缓。

2. 脾阳虚证 脾阳虚证，常见病机为脾阳虚衰，阴寒内盛。多因过食生冷、肾阳不足，一般多从脾气虚证发展而来。

【临床表现】腹胀纳少，腹痛伴喜温喜按，四肢失于温煦，大便溏薄且清稀，小便不利，或身体困重，或浮肿全身，或妇女白带量多而质地清稀。舌色淡，舌体胖，舌苔白滑，脉沉无力。

【证候分析】脾阳虚证，以寒证表现为主。脾阳虚衰，运化失健，则腹胀纳少；阴盛内生，寒气凝滞，则腹痛伴喜温喜按；四肢禀受于脾，阳虚失于温煦故四肢不温；阳虚失运，寒湿流注肠中，故大便溏薄且清稀，甚则完谷不化；阳虚而膀胱气化失司，则小便不利；湿邪困溢肌肤，可见肢体困重，甚则全身浮肿；妇女带脉不温，可见带下清稀而量多。舌色淡，舌体胖，舌苔白滑，脉沉无力皆为阳虚、阴寒内盛的舌脉表现。

3. 中气下陷证 中气下陷证，常见病机为脾气亏虚，脾气升举无力而下陷。可由劳累过度所致，一般而言多为脾气虚证的进一步发展。

【临床表现】脘腹作胀重坠，食后加重；或便意频频，肛门重坠；或久痢不止，甚则脱肛；或妇女见子宫下垂；或小便浑浊如米泔。伴见肢体倦怠乏力，气少懒言，头目晕眩。舌色淡苔白，脉弱。

【证候分析】中气下陷证，以脾气虚而升提无力为主。脾为气血生化之源，脾气不足，升举无力而见各种脏器下垂。在胃则见胃脘下垂，故脘腹重坠作胀，食入则气陷甚；在肛门则便意频频，肛门重坠，或下利不止，甚则脱肛；在妇女则见子宫下垂；脾气散精，脾气下陷，精微输布失常而下注膀胱，故见小便浑浊如米泔。中气不足，故多伴见肢体倦怠乏力，气少懒言；清阳不升而头目晕眩。舌色淡苔白，脉弱，皆为中气不足之表现。

4. 脾不统血证 脾不统血证，常见病机为脾气亏虚而血液失于统摄。多因久病耗损脾气，或过于劳倦伤脾所致。

【临床表现】齿衄，鼻衄，便血，尿血，或妇女月经过多或崩漏等。常伴见食少便溏，乏力神疲，气短懒言，面色无华，舌色淡苔白，脉细弱等表现。

【证候分析】脾不统血证，以脾气虚而失于固摄为主。脾气亏虚，统血无权，而导致血溢脉外，主要表现为各种部位的出血：若血渗孔窍如齿、鼻，则见齿衄、鼻衄；若血溢肠道，可见便血；血溢膀胱，可见尿血；妇女冲任不固，则月经过多甚或崩漏。脾运化失职，则食少便溏；脾气亏虚，则乏力神疲，气短懒言；脾虚失养，则面色无华。舌色淡苔白，脉象细弱均为脾气虚弱之表现。

5. 寒湿困脾证 寒湿困脾证，常见病机为寒湿内盛，困阻中阳。或由于过食生冷，饮食不节；或淋雨涉水，久居湿地；或体内素有湿邪等。

【临床表现】呕恶欲吐，口淡而不渴，自觉头身困重，脘腹痞满发胀而闷痛，面色发黄，食少便溏；或肌肤、头面、双睛发黄，黄色暗淡如同烟熏；或肢体浮肿，小便短少。舌淡胖，苔白腻，脉濡缓。

【证候分析】寒湿困脾证，以寒湿遏阻中焦为主。脾胃升降失和，故呕恶欲吐；寒湿为阴邪，脾阳被困，水液运化失常，故口淡不渴；湿性黏滞而重着，四肢受禀于脾气，脾气失运，则肢体沉重，清阳不升而头如裹；脾生理特性喜燥恶湿，寒湿内侵而脾阳受困，运化失司，在脘腹部，轻则痞满不舒，重则疼痛胀闷；湿下走肠道，可见大便溏薄，甚则泄泻；湿邪阻滞气机，气血外荣皮肤功能受阻，故见面色不荣；寒湿困脾，导致肝疏泄胆汁功能失常而使得胆汁外泄，故肌肤、头面、双睛发黄，寒湿为阴邪，故黄色暗淡如同烟熏。阳气被寒湿困阻，温化水湿失常，泛溢肌表，则肢体浮肿；膀胱气化功能失司，则见小便短少。寒湿内盛而脾阳不足见于舌脉为舌淡胖，苔白腻，脉濡缓。

6. 湿热蕴脾证 湿热蕴脾证，常见病机为湿热困阻中焦。或由外感受湿热邪气，或因过食厚味而湿热内生所致。

【临床表现】纳呆呕恶，脘腹痞闷，肢体困重，大便稀溏而黏滞，小便色黄，或肌肤、面目发黄，色泽鲜明如橘皮色，皮肤发痒，或出汗而身体发热，但汗出后热仍不解。舌红，苔黄腻，脉濡数。

【证候分析】湿热蕴脾证，以湿热内阻脾胃中焦为主。湿热之邪气内蕴于脾，脾纳运失职，升降失常，故见纳呆，呕恶，脘腹痞闷；脾主四肢肌肉，而湿性重着，湿邪困阻，见肢体困重；湿热下迫，大便稀溏而黏滞，小便色黄。中焦内蕴湿热，湿热熏蒸肝胆，胆汁不循常道而外溢肌肤，因此可见到面目发黄，邪为湿热故可见黄色明亮如橘皮色。热伏湿遏，湿热郁蒸，故可见身热汗出，汗出而热不解，皮肤发痒。舌红，苔黄腻，脉濡数，均为湿热之表现，热见舌黄脉数，湿见苔腻脉濡。

（二）鉴别诊断

脾病不同证型要点鉴别如下（表2-23）。

表2-23 脾病证型鉴别表

证型	相同点	不同点	辨证要点
脾气虚证	脾气虚：食少，腹胀，便溏，乏力，气短，面色少华	或消瘦，或浮肿 舌脉：舌淡苔白，脉缓弱	食少便溏＋脾气虚
脾气下陷证		脘腹重坠作胀；肛门下坠，患病日久重则脱肛；内脏或子宫下垂；小便如米泔一般浑浊 舌脉：舌淡，苔白，脉虚弱	脾失于固摄升提而出现各种器官下垂＋脾气虚
脾阳虚证		较常人怕寒，常四肢不温；自觉口淡且不喜饮水；时有腹痛伴喜温喜按；或周身浮肿，或妇女白带量多且质稀 舌脉：舌质，淡胖，苔白滑，脉沉迟无力	腹痛而喜温喜按，四肢不温＋脾气虚
脾不统血证		各种慢性出血证：鼻衄，齿衄，便血，尿血等；或妇女月经过多或崩漏 舌脉：舌淡，苔白，脉细弱	诸类虚性出血＋脾气虚

续表

证型	相同点	不同点	辨证要点
寒湿困脾证	湿邪困脾虚：脘腹痞满，食欲不振，头身困重	呕恶欲吐，自觉口淡且不喜饮水；或肢体浮肿，小便短少；妇女白带过多，或肌肤、头面、双睛发黄，黄色暗淡如同烟熏 舌脉：舌淡胖，苔白腻，脉濡	呕恶痞满＋寒湿表现
湿热蕴脾证		患者肌肤、面目发黄，色泽鲜明如橘子色，皮肤发痒；或出汗而身体发热，但汗出后热仍不解 舌脉：舌红苔，黄腻，脉滑数	脘腹痞胀＋湿热表现

四、胃肠病辨证

受纳和腐熟水谷是胃的主要生理功能，胃气以降为和。因此若胃不能正常受纳和腐熟水谷则可见食欲不振，大便不畅；若通降失和，胃气上逆可见到口臭、恶心、呕吐酸腐、呃逆等表现。正如《素问·阴阳应象大论》所言："浊气在上，则生䐜胀。"

小肠主分清别浊。若小肠功能失调，可见小便淋漓不畅，或伴涩痛等症状。

大肠主传导糟粕。若大肠功能失调，可见大便不调，或为便秘，或为腹泻。

（一）证候分型

1. 胃阴虚证　胃阴虚证，常见病机为胃阴亏虚。或因胃病日久不愈，或因处于热病后期耗伤阴液而未恢复，或平素嗜辛辣，或情志不遂，气郁化火横逆犯胃损伤胃阴。

【临床表现】口干咽燥，胃脘部隐隐作痛，饥不欲食，大便干结，甚数日一行，或呃逆、干呕，舌色红伴少津，脉细数。

【证候分析】胃阴虚证，以阴虚证为主。胃阴亏虚，阴液不能上达，则口干咽燥；胃阴不足，胃阳相对偏亢，虚热内生，热郁胃中，则胃脘部隐隐疼痛，饥不欲食；胃阴亏虚，向下不能濡润大肠，故大便干结；胃失阴液滋润，胃气枢机不利而上逆，故呃逆、干呕。舌色红伴少津，脉细数，皆是阴虚内热的表现。

2. 胃阳虚证　胃阳虚证，常见病机为阴寒气凝滞。多因为腹部受凉，或过食生冷，或劳倦伤中，又复感寒邪所致。

【临床表现】胃脘部疼痛，轻则隐痛绵绵，重则拘急疼痛，一般遇冷加剧，得温则减，口淡但不喜饮水；喜暖食，食后痛减；或伴见神色疲惫，四肢乏力不温；或伴见胃脘有漉漉水声。舌色淡、苔白滑，脉迟或弦。

【证候分析】胃阳虚证，以阳气虚寒为主。虚寒证多指寒邪侵袭人体，阳气受伤；实寒证多指阳气被遏。胃脘受寒凝滞，络脉被收引，从而气机郁滞，故见胃脘部疼痛，又因寒为阴邪，得温则化，得冷更剧，故胃脘疼痛遇冷加剧，得温则减且喜食温暖，食后痛减；寒为阴邪，阴不耗津，故口淡但不喜饮水。若病程迁延日久，疼痛反复发作而导致阳气耗伤，证则由实转虚，中气不振，肢体失于阳气温煦而可见神色疲惫，四肢乏力不温；胃气虚寒，温化失司，水饮内停于胃，故振之可以闻及胃脘部有漉漉水声。舌色淡、苔白滑，脉迟或弦皆为阳气不足，阴邪内停的表现；迟脉主寒，弦脉可见于水饮停胃。虚象为阳气不足，实象为水饮内停，本证随着病情不断发展变为虚中夹实。

3. 食滞胃脘证　食滞胃脘证，常见病机为胃脘部有饮食停滞但腐熟失常。或为饮食不节，暴饮暴食；或因素体脾胃虚弱，运化失于健运。

【临床表现】嗳气呃逆伴有吞酸或呕吐酸腐味道的食物；胃脘胀闷，甚则疼痛，吐后胀痛得减；

或矢气便溏，泻下物酸腐臭秽。舌红苔厚腻，脉滑。

【证候分析】食滞胃脘证，以饮食停滞胃脘部的症状为主。胃气以通降为顺，饮食停留胃脘，导致胃气失于和降而上逆，使得胃中的腐败食物裹挟酸腐臭浊之气上泛，故可以见到嗳气呃逆，并伴有吞酸或呕吐酸腐味道的食物；食物停于胃脘部，胃气被郁，故脘腹胀满，甚则疼痛；邪从外解，胃气得以畅通，故吐后胀痛得减。若饮食物堆积日久，气行停滞，湿邪内生，湿邪随食物下移到肠腑，轻则矢气频频，其味臭如败卵，甚则便溏，泻下酸腐臭秽。食滞内停迫使浊气上蒸熏腾，则舌红苔厚腻；饮食之物为有形之邪停滞，正邪相争，且阳明胃经气血充盛，故脉多见往来滑利。

4. 胃火炽盛证　胃火炽盛证，常见病机为火热炽盛于胃。或因平素嗜食辛辣刺激之饮食物，而化热生火；或见情志不遂，气郁化火而克犯于胃；或热邪内犯。

【临床表现】胃脘部觉灼痛，嗳腐吞酸，胃中嘈杂；或牙龈肿痛甚则有溃烂；或口渴喜冷饮；或食入即吐；或消谷善饥；或见齿衄，口臭；大便干结，小便短赤。舌色红，苔黄，脉滑数。

【证候分析】胃火炽盛证，多以热象停于胃脘部为主。热邪炽盛于胃，胃火上逆，故则嗳腐吞酸，胃中嘈杂；火热之邪，气壅滞胃，络脉不通，不通则痛，故见胃脘部灼痛；胃热煎灼津液，则口渴喜冷饮；胃火气逆，故见食入即吐；热为阳邪，胃腐熟水谷的功能亢进，则消谷善饥；胃经走行于龈，胃火循经上熏，气血壅滞，则牙龈肿胀作痛，血热妄行，可见齿衄；浊气于胃中上逆，故口臭。热盛伤津，津液不足在大肠则大便秘结，在小肠则小便量少赤色。舌色红，苔黄，脉象滑数皆为热证之表现。

5. 小肠实热证　小肠实热证，常见病机为火热炽盛于小肠。多因心经火热循经下移小肠所致。

【临床表现】口渴心烦，口舌生疮，小便色赤伴有涩痛，尿道灼热疼痛，尿血，舌色红，苔黄，脉数。

【证候分析】小肠实热证以火热在心与小肠为主。心火炽于内，热扰心神见心烦，津为热伤则口渴，心火上炎于外窍则口舌生疮；心与小肠相表里，若心火下移小肠，故可见小便颜色多赤且排尿时伴有涩痛，尿道灼热疼痛；若热过甚而灼伤阴络则尿血。舌色红，苔黄，脉数，皆为有热在里之征。

6. 大肠湿热证　大肠湿热证，常见病机为湿热之邪侵袭大肠。或因在外感受湿热邪气；或因在内而饮食失节。

【临床表现】腹部疼痛；排便后感觉里急后重，泄下秽浊；甚或下痢伴脓血，肛门感觉灼热，小便短少色赤；或兼有恶寒发热，口渴。舌色红，苔黄腻，脉滑数。

【证候分析】大肠湿热证，以湿热在大肠，大便异常表现为主。湿热下侵大肠，气机壅滞，不通则痛，故腹中疼痛；湿热熏蒸肠道，湿性黏滞，故排便后感觉里急后重，湿热挟下排出，故泄下秽浊；热灼肠道，损伤血络，血腐为脓故甚则便下脓血；热炽肛门，故时感灼热；水液随着大便外泄，阴液耗损，故小便短少色赤；若兼有未解之表邪，则可有恶寒发热之症；热盛津伤故而口渴。舌色红，苔黄腻，脉滑数皆为湿热之象。湿热致病，常有湿热轻重之分，若湿重于热，脉象多濡数，症状以湿象为主；若热重于湿，脉象多滑数，症状以热象为主。

7. 肠燥津亏证　肠燥津亏证，常见病机为津液亏虚，肠失濡润。或由素体阴亏，或因久病而暗耗伤阴，或为热病后期津液尚未恢复。

【临床表现】大便干燥秘结，排出困难，常常数几日一行，或伴口干咽燥，或伴见口臭头晕。舌色红而少津，脉涩而细。

【证候分析】大肠津亏证，以便秘为主症。多因津液亏虚，肠道濡润不足，致使粪便干结，难于排出，常三五日一行，甚至十余日一行。临床常见的习惯性便秘，大多属津液不足所致。阴伤于内，口咽失润，故口干咽燥。大便日久不解，浊气不得下泄而上逆，致口臭头晕。阴伤则阳亢，故舌红少津。津亏脉道失充，故脉来细涩。

8. 肠虚滑泻证 肠虚滑泻证，常见病机为大肠阳气虚衰而失于固摄。多因久泻、久痢迁延日久不愈所致。

【临床表现】大便失禁，利下失度，甚或脱肛；或腹中痛觉隐隐，伴喜热喜按。舌色淡，苔白滑，脉沉弱。

【证候分析】肠虚滑泻证，以大便失禁为主。久泻久痢损伤阳气，阳气虚衰，大肠固摄职能失用，故见大便失禁、因而利下失度，甚或脱肛；大肠阳气虚衰，阳虚则阴盛，寒从内生，寒凝气滞，所以腹部隐痛，喜热喜按。舌色淡，苔白滑，脉沉弱，均为阳虚阴盛之表现。

（二）鉴别诊断

胃病不同证型要点鉴别如下（表2-24）。

表2-24 胃病证型鉴别表

证型	相同点	不同点	辨证要点
胃阴虚证	胃脘部症状：胃部不适感，及胃气上逆相关表现症状	口燥咽干，饥不欲食，大便干结，形体消瘦，或呃逆、干呕 舌脉：舌色红伴少津，脉细数	胃脘部隐隐作痛，饥不欲食＋阴虚
胃阳虚证		胃脘部疼痛，轻则隐痛绵绵，重则拘急疼痛，一般遇冷加剧，得温则减，口淡但不喜饮水；喜食温暖，食后痛减；或伴见胃脘有漉漉水声 舌脉：舌色淡，苔白滑，脉迟或弦	胃部隐痛。得温则减，遇寒加重＋虚寒
食滞胃脘证		嗳气呃逆伴有吞酸或呕吐酸腐味道的食物；胃脘胀闷，甚则疼痛，吐后胀痛得减；或矢气便溏，泻下物酸腐臭秽 舌脉：舌苔厚腻，脉滑	嗳腐吞酸，胃脘胀闷，甚则疼痛，吐后胀痛得减，矢气酸臭
胃火炽盛证		胃脘部觉灼痛，嗳腐吞酸，胃中嘈杂；或牙龈肿痛甚则有溃烂；或口渴喜冷饮；或食入即吐；或消谷善饥；或见齿衄，口臭；大便干结，小便短赤 舌脉：舌色红，苔色黄，脉滑数有力	胃脘部觉灼痛，嗳腐吞酸，胃中嘈杂，消谷善饥＋实热

五、肝胆病辨证

肝的主要生理功能是主疏泄和主藏血。肝性主动、主升，肝藏血，血舍魂，在体合筋。《素问·灵兰秘典论》中言"肝者，将军之官，谋虑出焉"，《素问·六节藏象论》中言"肝者，罢极之本，魂之居也"。若肝主疏泄的功能失调，则见气的升发不足，气机不畅，肝经循经所过之处如胸胁、两乳或少腹等部位易感到胀痛不适；若肝气升发太过，上逆头面见头目胀痛、面红目赤、情绪急躁；若气郁而内结，因气为血之帅，血行的障碍，导致血瘀、肿块，在妇女多见经行不畅、痛经、闭经等。

胆，属奇恒之腑，主决断，主可疏泄胆汁。《灵枢·本输》称"胆者，中精之府"，是指胆藏清净之液——胆汁，为肝精之所化，助饮食物消化，是脾胃运化功能得以正常进行不可缺少的重要条件。肝胆因经脉相互络属，互为表里，若肝气不疏导致胆汁排泄不利，可见食欲减退，胁下满痛，腹胀便溏等；若胆汁挟气上逆，则见口苦、呕吐黄绿苦水；若熏蒸胆汁，外溢肌肤，则可出现黄疸。

（一）证候分型

1. 肝气郁结证 肝气郁结证，常见病机为肝失疏泄，气机郁滞。或因平素情志抑郁，或因突然的精神刺激。

【临床表现】素喜太息，情志多抑郁或易怒；或肝经循行所过之胸胁或少腹部的胀闷窜痛；或自觉咽部有异物感即梅核气；或颈部有瘿瘤；妇女可见乳房胀痛，痛经，月经不调，甚或闭经。舌色淡，苔薄白，脉弦。

【证候分析】肝气郁结证，以肝经循行部位不适为主。肝主疏泄，具有调节情志、舒畅心情的功能，若肝失疏泄，条达不畅，甚久郁不解，则情绪急躁易怒，或素喜太息，情志多抑郁或易怒；肝经气机郁结，故可见胸胁、乳房、少腹的胀闷疼痛或窜痛无定处；气郁生痰，循经上行，痰气相搏结于咽喉部可见梅核气，若积聚于颈项部可发为瘿瘤；在妇女，气病及血，冲任不调，故痛经，月经不调，甚或闭经。舌色淡，苔薄白，脉弦皆为肝气郁结表现。

2. 肝火上炎证　肝火上炎证，常见病机为肝经之气火上逆。或因肝郁化火、情志不遂；或因热邪内犯。

【临床表现】急躁易怒，面红目赤，头晕或胀痛，口苦口干，胁肋感觉灼痛，耳鸣如潮；或见耳内肿痛流脓；甚或衄血、吐血；便秘尿黄。舌色红，苔黄，脉弦数。

【证候分析】肝火上炎证，以肝有实火，火热炽盛表现为主。肝失于条达柔顺，故而情绪急躁易怒；火性炎上，肝火循经上攻头目，气血壅盛络脉，故而面红目赤，头晕或胀痛；肝胆互为表里，肝热熏蒸胆气而上溢，见口苦；津液被伤，故口干；肝火内炽，气血壅滞于肝络，使胁肋部灼热疼痛；足少阳胆经入耳中，肝热移胆，故见耳鸣如潮；若热毒熏蒸耳道，壅遏营气，络脉不通，则耳内红肿热痛，甚则溃烂化脓；火热灼伤络脉，血热妄行，甚可见吐血衄血；热盛耗津，故便秘尿黄。舌色红，苔黄，脉弦数，为肝经实火炽盛之表现。

3. 肝血虚证　肝血虚证，常见病机为血液亏虚于肝。或因脾肾亏虚，生化之源不足；或病久耗伤肝血；或失血过多所致。

【临床表现】面白无华，爪甲失荣，眩晕耳鸣，睡眠质量差而多梦；或视力减退；或雀盲；或见肢体麻木，关节拘紧而不利，手足肌肉震颤；妇女常见月经量少而色淡，甚或经闭。舌色淡，苔白，弦细。

【证候分析】肝血虚证，一般以血虚证失于濡养的病理表现为主。肝血不足，血虚而不能上荣于头面，故在面色见面白无华，在肢末可见爪甲失养而干枯，在头面见眩晕耳鸣；血不足而无以安定魂魄，故夜寐差而多梦；目失于血之濡养，可见视力减退，甚至发展成为雀盲；肝主筋，血虚而筋脉失养，感觉迟钝，因而肢体麻木，甚则出现拘挛急迫，关节拘急屈伸不利，手足肌肉震颤等虚风内动之表象；在妇女若肝血不足，冲任之脉不充盈，则月经量少而色淡，甚至可以闭经。舌色淡，苔白，脉细，皆为血虚的常见舌脉表现。

4. 肝阴虚证　肝阴虚证，常见病机为阴液亏虚于肝。或由情志不遂，气郁化火；或肝脏久病、温热病后期耗伤肝阴引起。

【临床表现】自觉面部烘热，头晕耳鸣，口咽干燥，两目干涩，胁肋灼痛，五心烦热，潮热盗汗，或见手足蠕动。舌红少津，脉弦细数。

【证候分析】肝阴虚证，以肝脏的阴虚表现为主。阴虚不能制阳而虚火上炎，可见面部烘热；阴液不能濡润咽喉，故见口咽干燥；阴不足，不能向上滋养头目，可见到头晕目眩，两目干涩；虚火烧灼肝络，见胁肋灼热疼痛；虚热则蒸蒸发热，五心烦热；虚火内扰营阴，则为可见夜间盗汗；肝阴亏虚，筋脉于失濡养则手足蠕动。阴虚内热可见舌红少津；弦主肝病，细为阴虚之脉，数而有热，故肝阴不足，虚热内炽，可见弦细数脉。

5. 肝阳上亢证　肝阳上亢证，常见病机为水不涵木、肝阳上亢。或因肝肾阴虚而肝阳失潜；或因心情恼怒焦虑，气火内郁而耗伤阴津，阳无阴制。

【临床表现】急躁易怒，头目胀痛，面红目赤，眩晕耳鸣，心悸、健忘，失眠或伴多梦，腰膝酸软，头重脚轻。舌色红，苔薄白，脉弦而有力或见弦细数。

【证候分析】肝阳上亢证，以肝阳亢盛于上，肾水亏于下的表现为主。肝肾之阴不足，肝阳亢逆无制，肝失柔顺，故急躁易怒；气血上冲，而耳鸣眩晕，头目胀痛，面红目赤；阴虚，心神失于所养，则见健忘、心悸，失眠或伴多梦；腰为肾之府，膝为筋之府，肝肾阴虚，则筋脉失养，腰膝酸软无力；肝阳亢而上盛，阴液亏而下虚，下虚而上盛，故见头重脚轻。舌色红，苔薄白，脉弦而有力或见弦细数，为水不涵木之表现。

6. 肝风内动证　当患者出现头目眩晕、昏昏欲仆、抽搐震颤等具有"风之动摇"特性的症状，皆称为肝风内动。临床中常见的类型有肝阳化风、热极生风、阴虚动风和血虚生风四种。

（1）肝阳化风证　肝阳化风证，常见病机为肝阳无制而生风内动。多因肝肾之阴亏虚日久，肝阳失潜。

【临床表现】眩晕欲仆，头摇而痛，语言謇涩，项强肢颤，手足麻木，步履不正；或见猝而昏倒，不省人事，口眼歪斜，甚或半身不遂，舌强难语；或见喉中有痰鸣声音。舌色红，苔白或腻，脉弦有力。

【证候分析】若患者平日肝肾之阴素亏，肝阳化风，上扰清窍，则感天地旋转，晕晕欲倒，头部动摇而不能自制；气血上逆，壅滞于络脉，故而可见头痛；足厥阴肝经受风阳窜扰则见语言謇涩，风动筋挛，项强肢颤；肝肾阴虚，筋脉失养，故手足麻木；上盛下虚，所以步履飘浮，摇摆不稳。气血逆乱，肝风挟痰而上蒙清窍，心神失清，故突然昏倒，不省人事；风痰壅塞脉络，患侧气血运行不畅，迟弛不用，导致半身不遂，口眼歪斜，不能随意运动；痰阻于络，则舌体僵硬，难于语言。若痰随风升，则喉中痰鸣。阴虚而舌色红，白苔表示内无郁火，若挟兼痰湿则为腻苔，风阳扰动见脉弦有力。

（2）热极生风证　热极生风证，常见病机为热邪亢盛而肝风内动。多因肝经热邪燔灼所致。

【临床表现】高热神昏，躁扰发狂，手足抽搐；颈项强硬，甚或身体角弓反张，两目上视，牙关紧闭。舌色红或绛，脉弦数。

【证候分析】热极生风证，以高热与肝经风动共见表现为主。热传心包，心神昏乱，躁扰不宁，甚则发狂；热燔肝经，津液灼伤，引动肝风，可见手足抽搐，颈项强直，两目上视，角弓反张，牙关紧闭等筋脉挛急的症状。舌色红或绛，脉象弦数，为肝经火热之表现。

（3）阴虚动风证　阴虚动风证，常见病机为阴液亏虚引动肝风。或因外感热病后期致阴液耗损；或因内伤久病耗伤阴液发病。

【临床表现】头晕、耳鸣，两目干涩，面部发热，胁肋部灼痛，五心烦热，潮热盗汗，手足蠕动。舌色红而少津，脉弦细数。

【证候分析】阴虚风动证，以肝阴虚证表现为主。肝阴不足，上不能滋养头目清窍，则见头晕、耳鸣、目涩、口干；虚火上炎，而面部烘热；虚火灼烧肝络，而胁肋灼热疼痛；虚热蒸于内，则五心烦热、潮热，营阴为虚热所扰，则盗汗；阴虚风动，肝风内动则手足蠕动。舌色红而少津，脉弦或细数是阴虚内热之表现。

（4）血虚生风证　血虚生风证，常见病机为血虚而肝风内动。或因急慢性出血过多，或因久病导致血虚。

【临床表现】面白无华，爪甲不荣，眩晕耳鸣，夜寐多梦，视力减退或成雀盲，肢体麻木，手足震颤。舌色淡，苔薄白，弦细。

【证候分析】血虚生风证，肝血虚不能濡养四肢、清窍、肌肤而血虚风动。肝血不足，不能上荣头面，可见眩晕耳鸣，面白无华；爪甲失荣，而干枯、薄而发脆；血虚不足，魂魄失于安定，故见夜寐差、多梦；目失所养，所以视力减退，甚至成为雀盲；肝主筋，血虚而筋脉失养，则可见肢体麻木、关节拘紧、屈伸不利；血虚生风而手足震颤。舌色淡，苔薄白，弦细为血虚生风之证的舌脉表现。

7. 寒滞肝脉证 寒滞肝脉证，常见病机为寒邪凝滞于肝脉。多因为感寒而发病。

【临床表现】少腹牵引睾丸坠胀冷痛，或阴囊收缩引痛，受寒则甚，得热则缓。舌色淡，苔白滑，脉沉弦或迟。

【证候分析】寒滞肝脉证，以肝经受寒邪凝滞表现为主。足厥阴肝脉循行绕阴器、抵少腹，若寒邪侵袭肝经，阳气被遏制，气血运行不利，故可见少腹部牵引睾丸，感觉坠胀而冷痛；寒为阴邪，寒性收引，筋脉拘急，可见阴囊部收缩而痛，若遇寒，气血凝涩加重，疼痛加剧，若遇热，则气血通畅，得热痛减。阴寒内盛，可见苔白滑；脉沉主里证，弦主肝病，迟为阴寒，是寒滞肝脉之表现。

8. 肝胆湿热证 肝胆湿热证，常见病机为湿热蕴结肝胆。多由感受湿热之邪，或偏嗜肥甘厚腻，酿湿生热，或脾胃失健，湿邪内生，郁而化热所致。

【临床表现】口苦，口中泛恶，胁肋部胀满疼痛而灼热，或自觉有痞块，食欲减退，腹部胀满；或寒热往来；或身目发黄；或男性阴囊瘙痒难忍，睾丸发热肿胀疼痛；或妇女带下发黄味臭、外阴瘙痒难忍，大便不畅，小便短而赤涩。舌色红，苔黄腻，脉弦数。

【证候分析】肝胆湿热证，以肝及肝经循行处的湿热症状为主的表现。肝胆相表里，肝热挟胆气上溢，见口苦；胃气上逆，故口中泛恶；肝木横逆而侮脾土，脾胃运化失健，则可见厌食、腹胀；湿热蕴结肝胆，疏泄失职，肝气郁滞，故右侧胁肋部出现胀痛灼热；气机不畅，气滞血瘀，可致胁下痞块；正邪相争，可见寒热往来；肝胆受湿热熏蒸，胆汁不循常道而外溢肌肤，则可以见到肌肤目睛发黄；肝脉绕阴器而行，湿热下注，阴囊浸淫发为湿疹，瘙痒难忍；湿热瘀滞故睾丸肿胀疼痛；妇女湿热熏蒸阴道，则可见带下色黄味臭，外阴瘙痒；湿热下注，若湿邪偏重则可见大便稀溏，热偏重则可见大便干结；湿热下注于膀胱，气化失司，故见小便短赤。舌色红，苔黄腻，脉弦数，为肝胆内蕴湿热之表现。

9. 胆郁痰扰证 胆郁痰扰证，常见病机为痰热内扰，胆失疏泄。或因情志不遂，肝气疏泄失司，化火生痰。

【临床表现】惊悸不寐，烦躁不宁，口苦呕恶，胸闷胁胀，头晕目眩耳鸣，舌苔黄腻，脉弦滑。

【证候分析】胆郁痰扰证，一般以失眠惊悸或眩晕耳鸣，舌苔黄腻为辨证要点，胆失疏泄，气机郁滞，生痰化火，痰热内扰，胆气不宁，故见惊悸失眠，烦躁不安；胆气上蒸则口苦；胆热犯胃，胃气上逆，所以泛恶呕吐；胆气郁滞，可见胸闷胁胀；邪热循经上扰，则为头晕目眩耳鸣。舌苔黄腻，脉象弦滑，为痰热内蕴之表现。

（二）鉴别诊断

肝病不同证型要点鉴别如下（表2-25）。

表2-25 肝病证型鉴别表

证型	相同点	不同点	辨证要点
肝火上炎证	肝热象：头晕眼花，耳鸣，舌红苔黄	急躁易怒，面红目赤，头晕或胀痛，口苦口干，胁肋感觉灼痛，耳鸣如潮；或见耳内肿痛流脓；甚或衄血、吐血；便秘尿黄。舌色红，苔色黄，脉弦数 舌脉：舌红苔黄，脉弦数	胁肋灼热疼痛，急躁易怒，面红目赤+实火
肝阴虚证		自觉面部烘热，头晕耳鸣，口咽干燥，两目干涩，胁肋灼痛，五心烦热，潮热盗汗，或见手足蠕动。舌红少津，脉弦细数 舌脉：舌红少津，脉弦细数	肝失濡养+虚热

续表

证型	相同点	不同点	辨证要点
肝阳化风证		眩晕欲仆，头摇而痛，语言謇涩，项强肢颤，手足麻木，步履不正；或见猝而昏倒，不省人事，口眼歪斜，甚或半身不遂，舌强难语；或见喉中有痰鸣声音 舌脉：舌色红，苔白或腻，脉弦有力	有肝阳上亢病史，后猝见昏仆跌倒
热极生风证	肝风内动：患者晕晕欲仆、四肢抽搐、震颤等具有"风的动摇"特性	高热神昏，躁扰发狂，手足抽搐；颈项强硬，甚或身体角弓反张，两目上视，牙关紧闭 舌脉：舌色红或绛，脉弦数	高热神昏＋动风证
阴虚动风证		头晕、耳鸣，两目干涩，面部发热，胁肋部灼痛，五心烦热，潮热盗汗，手足蠕动 舌脉：舌色红而少津，脉弦细数	阴虚证＋动风证
血虚生风证		面白无华，爪甲不荣，眩晕耳鸣，夜寐多梦，视力减退或成雀盲，肢体麻木，手足震颤 舌脉：舌色淡，苔薄白，弦细	血虚证＋动风证

六、肾与膀胱辨证

肾居于脊柱两旁，左右各一，《素问·脉要精微论》有言"腰者，肾之府"，"先天之精"藏于肾，为生命之源，是脏腑的阴阳之本，故又将肾称为"先天之本"。肾主生长发育，生殖与水液代谢，主骨生髓。足少阴肾经与足太阳膀胱经相互络属，肾与膀胱互为表里。肾主生长发育的功能失常，可以见到生长发育不良、生殖功能低下；肾主藏精功能异常，肾阴虚可见阴虚内热、腰膝酸软；肾阳虚可见乏力肢冷、腰膝冷痛；肾气化功能失司，津液输布代谢失常可见小便清长等。

膀胱主要生理功能为贮藏与排泄尿液。若膀胱失职，可以见到小便不利，或尿频尿急，甚或尿痛，或淋漓不尽，甚或尿闭；或是遗尿，甚或小便失禁。

1. 肾阳虚证　肾阳虚证，常见病机为肾阳虚衰。或因素体阳虚，或因年老肾亏，或久病伤阳，或因房劳过度等。

【临床表现】精神萎靡，面色㿠白或黧黑，腰膝酸软而痛，畏寒肢冷，尤以下肢为甚；或阳痿，妇女宫寒不孕；或大便久泄不止，完谷不化，五更泻；或浮肿，腰以下为甚，按之凹陷不起，甚则腹部胀满，全身肿胀，心悸咳喘。舌淡胖苔白，脉沉弱。

【证候分析】肾阳虚证，以全身虚弱伴寒象表现为主。阳气无力振奋心神，故精神萎靡不振；阳虚而气血无力上荣于面，故见面色㿠白；肾阳虚衰，湿泛肌肤，故可见面色黧黑而失于光泽；腰为肾之府，肾主骨，肾阳衰而不能温养腰府及骨骼，故则腰膝酸软甚或疼痛；不能温煦肌肤，故畏寒、肢冷；肾阳不足，阴寒盛于下焦，故两足发冷。肾阳不足，命门火衰，生殖功能减退，在男子则阳痿不举，在女子则宫寒不孕；命门火衰，脾失健运，故久泄不止，可见完谷不化或五更泻；肾阳不足，膀胱气化功能障碍，而水液内停，溢于肌肤发为水肿；水湿趋下，故可见腰以下肿甚；水势泛滥，阻滞气机，可见腹部胀满；水气凌心，心阳受损，则心中悸动不安；水气上逆犯肺，肺气宣降失常可见咳嗽。舌色淡苔白，舌体胖，脉沉弱，舌脉为肾阳虚衰、气血运行无力的表现。

2. 肾阴虚证　肾阴虚证，常见病机为肾阴液不足。或为久病伤肾，或禀赋不足，或房事过度，或过服温燥之药而劫阴所致。

【临床表现】眩晕耳鸣，腰膝酸痛，失眠多梦；男子阳强易举，遗精；妇女经少经闭，或见崩漏；形体消瘦，潮热盗汗，五心烦热，咽干颧红，溲黄便干。舌色红少津，脉细数。

【证候分析】肾阴虚证，多以阴虚内热症状为主。脑海失充，可见头晕耳鸣；若肾阴不足，骨髓失养，故腰膝酸痛；肾水亏虚，水火不济，故见失眠多梦；相火妄动于下，则阳强易举；君火被扰，精室妄动，而致遗精；妇女以血为用，阴亏而血虚，所以经量减少，甚至闭经；阴虚而阳亢，虚热迫血妄行可致崩漏；虚热内生，故见形体消瘦，潮热盗汗，五心烦热，咽干颧红，溲黄便干。舌色红少津，脉细数皆为阴虚内动之表现。

3. 肾精不足证 肾精不足证，常见病机为肾精亏损。或因禀赋不足，先天发育不良；或后天调养失宜；或房事过度；或久病而伤肾精。

【临床表现】 在小儿可见发育迟缓，身材矮小，智力发育不足，动作迟钝，囟门迟闭，骨骼痿软，即"五迟""五软"；成人早衰，发脱齿摇，耳鸣耳聋，健忘恍惚，动作迟缓，足痿无力，精神呆钝等。在男子可见精少不育；在女子可见经闭不孕，性功能减退。

【证候分析】 肾精不足证，以肾主生殖、生长发育功能失常症状为主。肾精不足，血气不能化生充养长骨，故小儿可见发育迟缓，身材矮小；脑髓失充，可见小儿智力发育不足，动作缓慢；髓少精亏，骨络失养，生长迟缓，可见囟门迟闭，骨骼痿软，在成人则多见早衰。肾精主生殖，肾精亏损，在男子不育，精少，在女子不孕，经闭。发为肾之华，精不足，则发不长，易脱发；齿为骨之余，精气之不充，故可见齿牙动摇，甚则早脱；耳为肾之窍，脑为髓海，精少髓亏，可见耳鸣耳聋；精充而筋骨隆盛，精损则筋骨不足，故见动作迟缓，足痿无力；肾精衰亏，脑灵机失运，记忆模糊，故老年可见精神呆钝。

4. 肾气不固证 肾气不固证，常见病机为肾气亏虚，固摄无权。或因年高肾亏，或因年幼不充；或因房事过度伤肾，或因久病伤肾。

【临床表现】 男子滑精早泄，女子带下清稀，或胎动易滑。面白神疲，听力减退，腰膝酸软，小便频数而清长，或尿后余沥不尽，或遗尿，或小便失禁，或夜尿频多。舌淡苔白，脉沉弱。

【证候分析】 肾气不固证，以肾气不能固摄症状为主。肾气不足，精关失固，故致滑精或早泄；妇女带脉失固，常见带下清稀，任脉不养，胎元不固，易造成流产。肾气亏虚，气血不足，可见则面白神疲，功能活动减退，听力逐渐减退；骨骼缺失温养，故腰膝酸软，自觉乏力；膀胱失约，以致小便清长、小便频，甚则失禁；排尿失常，尿液不能全部排出，尿后余沥不尽；若肾气未充，脑髓不足，元神不能自主，每致小便自遗。夜间阴气充盛，肾阳气衰、肾气不足者多见夜尿频多。舌淡苔白，脉沉弱，是肾气虚衰之表现。

5. 肾不纳气证 肾不纳气证，常见病机为肾气虚衰，气不归元。或因久病肺虚及肾，或因劳伤肾气。

【临床表现】 久病咳喘，呼多吸少，气短而不得续，动则喘息益甚，自汗乏力，精神疲惫；声音低怯，腰膝酸软，舌淡苔白，脉沉弱。或见喘息加剧，冷汗淋漓，肢冷，脉浮大而无根；或气促，面赤心烦，咽干口燥，舌色红，脉细数。

【证候分析】 肾不纳气证，以肾气虚久及肺的症状为主。肾气虚而摄纳无权，故呼多吸少，气短而不得续，动则喘息益甚；骨骼失养，故腰膝酸软乏力。肺气虚，卫外而不固则自汗，功能活动减退，故神疲声音低怯。舌淡苔白，脉沉弱，为气虚之表现。若阳气虚衰欲脱，则喘息加剧，冷汗淋漓，四肢发冷；虚阳外浮，可见脉见浮大无根。肾气不足日久，气阴两虚，阴虚生内热，虚火上炎，故面赤心烦，咽干口燥。舌色红，脉细数，为阴虚内热之表现。

6. 膀胱湿热证 膀胱湿热证，常见病因为湿热，或因饮食不节，湿热下注膀胱。

【临床表现】 尿频尿急，尿道灼痛，尿频黄赤短少，或尿血，或伴有发热腰痛，或尿有砂石，舌色红，苔黄腻，脉数。

【证候分析】 膀胱湿热证，多以小便不利症状为主。膀胱湿热，热迫尿道，可见小便次频，热急疼痛，湿热内蕴膀胱，气化失司，则小便黄赤、短少，灼伤阴络则尿血；如湿热郁蒸，热淫肌表，可见发热；久郁不解，小便可见砂石。舌色红，苔黄腻，脉数，为湿热内蕴之表现。

七、脏腑兼病辨证

当某一脏或腑发生病理改变时，不仅表现出本脏腑的证候，而且在一定条件下，通过生理联系影响其他脏器，而出现相应的证候。一般而言，两个以上脏器同时表现出症状，即为脏腑兼证。传变多在具有经络表里、五行生克制化关系相近的脏腑之间。所以掌握一般脏腑传变规律，对于临床分析判断病情的发展变化，具有重要意义。具体分述如下（表2-26）。

表2-26　脏腑兼病证型鉴别

证型	病机	临床表现	辨证要点
心肾不交证	心肾不交，水火失调	心烦不安，心悸失眠，咽干口燥，头晕耳鸣，健忘，腰酸，遗精，五心烦热，或伴见腰部下肢酸困发冷 舌脉：舌色红，脉细数	心烦不寐，腰酸遗精+阴虚
心脾两虚证	心脾气虚，中气下陷	心悸怔忡，失眠多梦，眩晕健忘，面色萎黄，食欲不振，腹胀便溏，神倦乏力，或皮下出血，妇女月经量少色淡，淋漓不尽等 舌脉：舌质淡嫩，脉细弱	心悸失眠，腹胀便溏+气血两虚
心肝血虚证	心、肝两脏血液亏虚	心悸健忘，失眠多梦，眩晕耳鸣，面白无华，两目干涩，视物模糊，爪甲不荣，肢体麻木，震颤、拘挛，妇女月经量少。色淡，甚则经闭 舌脉：舌色淡，苔白，脉细弱	心悸失眠，多梦眩晕，耳鸣+筋脉失养
心肾阳虚证	心、肾两脏的阳气虚衰，阴寒内盛	心悸怔忡，畏寒肢厥，或嗜睡，或小便不利；或唇甲淡暗青紫 舌脉：舌淡暗或紫，苔白滑，脉沉微细	心悸怔忡，畏寒肢厥，肢面浮肿+虚寒
心肺气虚证	心、肺两脏气虚	心悸咳喘，气短乏力，动则尤甚，胸闷，痰液清稀，面色㿠白，头晕神疲，自汗声怯 舌脉：舌淡苔白，脉沉弱或结代	心悸咳喘，气短咳喘+气虚
肺脾气虚证	内蕴湿热，脾肺失运	咳嗽久不能止，气短而喘息，痰多稀白，纳呆，腹胀便溏，声低乏力，面色㿠白，甚则面浮足肿 舌脉：舌色淡，苔白，脉细弱	腹胀便溏，懒言少气+气虚
肺肾阴虚证	肺、肾两脏阴液不足	咳嗽痰少，甚或痰中带血，口燥咽干；或声音嘶哑，日渐消瘦，腰膝酸软，骨蒸潮热，颧红盗汗，男子遗精，女子月经不调 舌脉：舌色红，少苔，脉细数	咳嗽少痰，男子遗精，女子经乱+虚热
肝肾阴虚证	肝、肾两脏阴液亏虚	头晕目眩，耳鸣健忘，失眠多梦，咽干口燥，胁肋隐隐疼痛，腰膝酸软，五心烦热，颧红盗汗，男子遗精，女子经少 舌脉：舌色红，少苔，脉细数	头晕目眩，耳鸣，胁肋隐痛+虚热
肝脾不调证	肝失疏泄，脾失健运	情志抑郁或急躁易怒，胸胁胀满窜痛，喜太息，纳呆，腹部胀满，便溏不爽，肠鸣阵阵，伴有矢气，或腹痛欲泻，随泄而痛减 舌脉：舌苔白或腻，脉弦	胸胁胀满窜痛，喜太息，纳呆，腹胀欲泻
肝胃不和证	肝失疏泄，胃失和降	烦躁易怒，脘胁胀痛，嗳气、呃逆，吞酸嘈杂；或巅顶痛，遇寒则甚，得温痛减，呕吐涎沫 舌脉：舌色淡，苔白滑，脉沉弦紧	脘胁胀闷疼痛，烦躁易怒，嗳气吞酸
肝火犯肺	肝经火热上逆犯肺	胸胁部灼痛，平素急躁易怒，头晕目赤，烦热伴口苦；或咳嗽阵阵，伴咳痰质黏少色黄，甚或咯血 舌脉：舌色红，苔薄黄，脉弦而数	胸胁灼痛，甚而咯血+肝、肺实热表现

续表

证型	病机	临床表现	辨证要点
脾肾阳虚证	脾、肾两脏阳气俱损	可见面色㿠白，自觉畏寒肢冷，或感腰膝、下腹部冷痛；大便不畅，或日久之泻痢，或五更时分泄泻，或下利清稀；小便不利，面目浮肿或伴四肢浮肿，甚则腹部胀大如鼓 舌脉：舌色淡，苔白滑，舌体胖，脉沉细	腰、膝、下腹冷痛，五更泻 + 脾、肾虚寒表现

第七节　经络辨证

经络辨证是在经络学的理论指导下，对疾病在体表经络循行处出现的病理反应和病理变化进行综合分析，以判断病属何经、何脏、何腑，从而进一步确定病因病机的一种辨证方法。

经络沟通人体全身气血，联络脏腑肢节，沟通上下内外，是人体经气运行的通道，又是疾病发生和传变的途径。故当外邪侵入人体，经气运行受阻，邪气通过经络逐渐传入脏腑；反之，如果脏腑发生病变，在体表经脉循行的部位，特别是经气聚集的腧穴之处，出现各种反应，如麻木、酸胀、疼痛，对冷热等刺激的敏感度异常，或皮肤色泽改变，或见脱屑、结节等。例如《素问·脏气法时论》"肝病者，两胁下痛，引少腹……肺病者，喘咳逆气肩背痛"。经络辨证分十二经脉证候和奇经八脉证候两部分，本节仅介绍十二经脉证候。

（一）手太阴肺经病证

手太阴肺经病证是手太阴肺经经脉循行部位及肺脏功能失调所表现的临床证候。

【临床表现】发热，恶寒，或汗出，肩背痛寒，缺盆中痛，肺胀，咳喘，胸部胀满，心烦，小便数而少，少气不足以息，手足心热。

【证候分析】卫阳被遏，卫气抗邪，则发热恶寒；风性疏泄，营不内守，则汗出；肺主气，寒邪侵袭，肺经经气不利则肩背痛寒，缺盆中痛；肌表受邪，内传于肺，肺气宣降失司，致胸部胀满，咳喘气逆；外邪入里化热，或肺经有热，则心烦；肺为肾之母，邪伤其气，故小便频数而少。

（二）手阳明大肠经病证

手阳明大肠经病证是指手阳明大肠经经脉循行部位及大肠功能失调所表现的临床证候。

【临床表现】齿痛、颈肿；咽喉肿痛，鼻衄，目黄口干；肩臂前侧疼痛；拇、食指疼痛、活动障碍。

【证候分析】手阳明大肠经的支脉，从缺盆向上贯颊入齿，故病则齿痛、颈肿、咽喉肿痛，大肠经之别络达目，邪热炽盛，则目黄口干；热盛迫血妄行，故鼻衄；大肠经受邪，经脉不利，则其循行部位肩前、上肢伸侧前缘疼痛，大指次指疼痛，活动受限。

（三）足阳明胃经病证

足阳明胃经病证是指足阳明胃经经脉循行部位及胃腑功能失调所表现的临床证候。

【临床表现】发热身前为甚，咽喉肿痛，齿痛，或口角歪斜，鼻流浊涕；或鼻衄；惊惕狂躁；或消谷善饥，脘腹胀满；或膝腹肿痛，胸乳部、腹股部、下肢外侧、足背、足中趾等多处疼痛，足中趾活动受限。

【证候分析】阳明之经行于身前，阳明气盛故发热身前为甚；火热循经上炎，则咽喉肿痛、齿痛、口唇疮疹；若风邪侵袭，可见口角歪斜，鼻流浊涕；热盛迫血妄行，则鼻衄；热扰神明，则惊惕发狂而躁动，胃火炽盛，致消谷善饥；胃病及脾，中焦气阻，则脘腹胀满；胃经受邪，气机不利，则所循行部位如胸乳部、腹股部、下肢外侧，足背、足中趾等多处疼痛，且活动受限。

（四）足太阴脾经病证

足太阴脾经病证是指足太阴脾经经脉循行部位及脾脏功能失调所表现的临床证候。

【临床表现】舌根强硬，胃脘疼痛、腹胀、嗳气，矢气或便后得舒，身体困重；舌本痛，体不能动摇；烦心，心下急痛、癥瘕、黄疸，不能卧，股膝内肿厥，足大趾不用。

【证候分析】脾经血少气旺，如果经气发生变动，因其脉连舌本，所以发生舌根强硬现象。脾病失运，所以食则呕，胃脘痛，腹胀。若阴盛而上走阳明，故气滞而为嗳气；得后与气则快然如衰者，为脾气得以输转而气通，所以矢气或大便后腹胀和嗳气就得以衰减或暂时消除。脾主肌肉，湿邪内困，故身体皆重。脾不健运，筋脉失养，则舌本痛，肢体关节不能动摇。足太阴的脉，上膈注心中，故为烦心，心下急痛；脾经有郁滞则为癥瘕。脾病不能制水则为黄疸，不能卧。足太阴脾经起于大趾。上膝股内前廉，故为肿为厥，为大趾不用等。

（五）手少阴心经病证

手少阴心经病证，是指手少阴心经经脉循行部位及心脏功能失调所表现的临床证候。

【临床表现】心胸烦闷疼痛、咽干、渴而欲饮、目黄、胁痛、手臂内侧后缘痛厥，掌中热。

【征候分析】心五行属火，故心经病变多见热证。心火内盛，则心胸烦闷疼痛；本经的支脉从心系上挟于咽部，心火上炎，心阴耗损，则咽干，渴而欲饮；出于胁下，故目黄胁痛。心脉又循手臂内侧入掌中，故而可见手臂内侧后缘痛和掌中发热之表现。

（六）手太阳小肠经病证

手太阳小肠经病证，是指手太阳小肠经经脉循行部位及小肠功能失调表现出的临床证候。

【临床表现】耳聋、目黄、咽痛；肩似拔、臑似折。颈项肩臑肘臂外后缘痛。

【证候分析】手太阳小肠经之支脉从缺盆循颈上颊，至目外眦入耳中，本经病则经气不利，故耳聋，目黄，咽喉肿痛；肩似拔，臑似折，乃由于手太阳之脉循前臂外侧后缘上行，绕肩胛，交肩上的缘故。热邪侵袭小肠经脉，则肩、肘、臂外侧后缘等处疼痛。

（七）足太阳膀胱经病证

足太阳膀胱经病证，是指足太阳膀胱经经脉循行部位及膀胱功能失调所表现的临床证候。

【临床表现】发热，恶风寒，头痛，项背强痛；目痛，腰痛，腘窝弯曲受限，小腿痛；癫痫、狂证、疟疾、痔疮。

【证候分析】膀胱经行于背部，易受外邪侵袭，卫阳郁滞，故发热，恶风寒，鼻塞流涕。本经脉上额交巅入络脑，故是头痛，项背痛；又因足太阳经起目内眦，循行路线经过腰脊、腘窝、小腿肚、足趾，其所过部位均疼痛，足小趾不能随意运动；热邪极盛则发生癫痫、狂证、疟疾；热聚肛门，气血壅滞，则酿生痔疮。

（八）足少阴肾经病证

足少阴肾经病证，是指足少阴肾经经脉循行部位及肾脏功能失调所表现的临床证候。

【临床表现】面黑如漆柴，头晕目眩；气短喘促，咳嗽咯血；饥不欲食，心胸痛，腰脊下肢无力或痿厥，足下热痛；心烦、易惊、善恐。

【证候分析】肾主水，五色属黑、肾精亏损，不能上荣于面，故见面黑如漆柴，头晕目眩；肾虚及肺，故咳嗽咯血或气促而喘；肾阴不足，虚火上犯于胃，致饥不欲食；病邪沮滞肾经，则腰脊下支无力或痿厥，足下热痛。心肾不交，故心烦，易惊、善恐。

（九）手厥阴心包经病证

手厥阴心包经病证，是指手厥阴心包经经脉循行部位及心包络功能失常所表现的临床证候。

【临床表现】手心热，臂肘挛急，腋肿，甚则胸胁支满，心烦、心悸、心痛、喜笑不休、面赤目黄等。

【证候分析】心包为心之外围，属火，其病多见热证。手厥阴之脉起于胸中，循胸出胁，入于掌中，故其所循行的部位发生病变，引起手心热，肘部挛急腋肿，胸胁支满；气血运行不畅，则心悸，心痛；心在五志与喜相应，心火旺盛则喜笑不休；心火上炎，故目赤目黄。

（十）手少阳三焦经病证

手少阳三焦经病证，是指手少阳三焦经经脉循行部位及三焦功能失调所表现的临床证候。

【临床表现】耳聋、心胁痛，目锐眦痛，颊部耳后疼痛，汗出，肩肘、前臂痛，小指、食指活动障碍。

【证候分析】三焦之脉上项系耳后，故见耳聋，耳后疼痛；水液通过三焦输布，故汗出。肩肘，前臂疼痛，小指、食指活动障碍，都是由于经脉循行之所处，经气不利所引起。

（十一）足少阳胆经病证

足少阳胆经病证，是指足少阳胆经经脉循行部位及胆腑功能失常所表现临床证候。

【临床表现】口苦、善太息，心胁痛不能转侧，甚则面微有尘，体无膏泽，足外反热。头痛颔痛，缺盆中肿痛，腋下肿，汗出振寒为疟，胸、胁、肋髀、膝外至胫，绝骨外踝前及诸节皆痛，足小趾、次趾不用。

【证候分析】邪气侵入胆经，则胆液外溢而口苦，胆郁不舒，肝胆互为表里，故善太息。足少阳之别，贯心循胁里，故心胁痛不能转侧；足少阳之别散于面，故面微有尘，体无膏泽。少阳属半表半里，阳胜则汗出，风胜则振寒而为疟。其他各证，皆为其经脉所及经气不利而成。

（十二）足厥阴肝经病证

足厥阴肝经病证，是指足厥阴肝经经脉循行部位及肝脏功能失调所表现的临床证候。

【临床表现】腰痛不可俯仰，面色晦暗，咽干，胸满、腹泻、呕吐、遗尿或癃闭，疝气或妇女少腹痛。

【证候分析】足厥阴的支脉与别络结于腰下部，故病则为腰痛不可俯仰。肝血不足，不能上养头面，致面色晦暗；肝脉循喉咙之后，上入颃颡，故病则咽干；肝经上行夹胃贯膈，下行过阴器抵少腹，故病则胸满，呕吐、腹泻，遗尿或癃闭，疝气或妇女少腹痛等。

···· 目标检测

答案解析

选择题

1. 得神的表现提示
   A. 精充气足神旺，属无病或病轻　　B. 正气不足，神气不旺
   C. 正气大伤，精气亏虚　　　　　　D. 精气衰竭，虚阳外越
   E. 阴阳离决

2. 青色可见于
   A. 血虚证　　　　　B. 气虚证　　　　　C. 气脱证
   D. 瘀血证　　　　　E. 痰饮证

3. 红舌主

    A. 寒证　　　　　　　　B. 虚证　　　　　　　　C. 实证

    D. 热证　　　　　　　　E. 里证

4. 腻苔一般主

    A. 寒证　　　　　　　　B. 热证　　　　　　　　C. 瘀血

    D. 湿证　　　　　　　　E. 痰饮

5. 下列哪项不是听声音的内容

    A. 语言　　　　　　　　B. 呼吸　　　　　　　　C. 咳嗽

    D. 呕吐　　　　　　　　E. 耳鸣

6. 患者出现巅顶痛，病变多在

    A. 少阳经　　　　　　　B. 太阳经　　　　　　　C. 阳明经

    D. 厥阴经　　　　　　　E. 太阴经

7. 患者出现月经后期的原因，多是

    A. 血热与血虚　　　　　B. 气虚与寒凝　　　　　C. 血虚与血瘀

    D. 阴虚与血瘀　　　　　E. 血热与气虚

8. 患者处于疾病初期，出现恶寒发热并见，多见于

    A. 外感表证　　　　　　B. 疟疾　　　　　　　　C. 阴虚证

    D. 半表半里　　　　　　E. 寒湿证

书网融合……

           重点小结　　　　　　　　微课　　　　　　　　习题

第三章 中医护理原则

PPT

学习目标

知识目标：通过本章的学习，掌握常见中医护理原则；熟悉中医预防、施护原则；了解中医护理原则的临床应用。

能力目标：具备运用中医护理原则指导患者预防疾病、实施护理的能力。

素质目标：通过本章的学习，树立正确的疾病预防、护理观念。

情境导入

情境：每到冬春季节，小李总会感冒，同时伴随打喷嚏、流鼻涕的症状，严重时需要到医院住院治疗半个月才能缓解。单位同事见状，劝说小李平时要注意保养身体，到冬春季节可以提前到医院开些保健养生茶包，调理身体。小李听从同事的劝说之后，果然感冒发生的频次大大降低，就算感冒了症状也不重。

思考：1. 自身体质的强弱和发病有关系吗？

2. 在本情境中，体现的是中医治未病的哪种学术思想？

第一节 预防原则 [e]微课

一、未病先防

未病先防，是指在疾病发生之前，充分调动人体的主观能动性，增强体质，养护正气，提高机体的抗病能力，同时主动地适应客观环境，避免病邪侵袭，做好各种预防工作，以防止疾病的发生。

由于疾病的发生与机体内的正气有关，亦与外邪密切相关。邪气是导致疾病发生的重要条件，而正气不足是疾病发生的内在原因和根据。因此，治未病，必须从养护正气和防止病邪侵害两方面着手。

（一）培养正气

1. 调摄情志 精神情志活动与人体生理功能、病理变化有着密切的联系。保持乐观情绪，避免不良情绪的刺激，可提高机体的抗病能力，预防疾病的发生，"恬淡虚无，真气从之，精神内守，病安从来"。

2. 加强锻炼 经常锻炼身体，可促进血脉流通，气机调畅，关节滑利，筋骨强健，进而促进健康，延年益寿。锻炼时应注意运动量要适度，循序渐进，持之以恒。

3. 起居有节，劳逸适度 合理作息能保养精气，增强脏腑功能，《素问·上古天真论》言"其知道者，法于阴阳，和于术数，食饮有节，起居有常，不妄作劳，故能形与神俱，而尽终其天年，度百岁乃去"。

4. 顺应自然 人与环境有着密切的联系，四时气候变化、地理环境变迁必然会影响人体，使之发生相应的生理和病理反应,《灵枢·邪客》有"人与天地相应也"之说,因此,顺应自然规律,使机体的内外环境协调统一,可以培护正气,防止疾病的发生。

(二)防止病邪侵害

病邪是导致疾病发生的重要原因,未病先防除了培养正气、增强体质外,还要注意避免各种病邪的侵害。

1. 慎避外邪 "虚邪贼风,避之有时",即指对四时异常气候和有害于人体的外界致病因素应慎避之。

2. 药物预防 药物预防对于某些疾病具有简便易行,且行之有效的特殊的作用,如用艾叶、苍术、雄黄等烟熏以消毒防病;贯众、板蓝根、青叶预防流感;用茵陈、贯众等预防肝炎;用马齿苋预防菌痢等。

知识链接

"未病先防"思想在国家健康战略工作中的地位

2019 年 7 月,《国务院关于实施健康中国行动的意见》《健康中国行动组织实施和考核方案》《健康中国行动(2019—2030 年)》等有关"健康中国"行动的文件,围绕疾病预防和健康促进两大核心,着力推进"以治病为中心"向"以人民健康为中心"转变,从"治已病"向注重"治未病"转变。《"健康中国 2030"规划纲要》强调,推进健康中国建设,要坚持预防为主,强化早觉悟,早意识,早行动,早预防。

二、既病防变

既病防变,是指在疾病发生以后,应早期诊断、早期治疗,以防止疾病的发展与传变。既病防变的方法主要从 3 个方面着手。

(一)早期诊断

"病之始生浅,则易治;久而深入,则难治",疾病初期,病情轻浅,正气未衰,所以比较易治。倘若不及时治疗,病邪就会由表入里,病情加重,正气受到严重耗损,以至病情危重。因此既病之后,就要争取时间及早诊治,防止疾病由小到大,由轻到重,由局部到整体,防微杜渐,这是防治疾病的重要原则。所谓"见微知著,弥患于未萌,是为上工"。如头目眩晕,拇指和次指麻木,口眼和肌肉不自主地跳动为中风预兆,必须重视防治,以免酿成大患。

(二)防止传变

传变,亦称传化,是指脏腑组织病变的转移变化。"善医者,知病势之盛而必传也,预为之防,无使结聚,无使泛滥,无使并合,此上工治未病之说也"。

中医学关于疾病传变的理论是研究疾病发展的变化、趋向和转归的一种理论,不仅关系到临床治疗,而且对于早期治疗、控制疾病的进展、推测疾病的预后,均有着重要的指导意义。

在疾病防治工作中,只有掌握疾病发生发展规律及其传变途径,做到早期诊断,有效地治疗,才能防止疾病的传变。具体的传变规律包括外感热病的六经传变、卫气营血传变、三焦传变、内伤杂病的五行生克制化规律传变,以及经络传变、表里传变等。我们能够认识和掌握疾病的传变途径及其规律,就能及时而适当地作出防治措施,从而防止疾病的发展或恶化。

如伤寒,是一类以感受风寒之邪为主的外感热病。其邪始自皮毛肌腠而入,其"循经传"的一般规律是由太阳到阳明,到少阳,到太阴,到少阴,到厥阴。此外尚有"越经传""表里传""随经入腑"等传变形式。虽形式不一，但多始于太阳，因误治而造成传变者亦以太阳病阶段为最多。因而，伤寒的早治必须把握住太阳病这一关键。"脉浮，头项强痛而恶寒"是太阳病的临床基本特征，太阳表证每以发散外邪为主要治法。太阳病阶段的正确而有效的治疗，是截断伤寒病势发展的最好措施。

（三）先安未受邪之地

既病防变，不仅要截断病邪的传变途径，而且又"务必先安未受邪之地"。

由于人体"五脏相通，移皆有次，五脏有病，则各传其所胜"。因而，主张根据其传变规律，实施预见性治疗，以控制其病理传变。如《金匮要略》中所说"见肝之病，知肝传脾，当先实脾"。因此，临床上治疗肝病时常配合健脾和胃之法，就是要先补脾胃，使脾气旺盛而不受邪，以防止肝病传脾。五脏之伤，穷必及肾。如，在温热病发展过程中，热邪伤阴，胃阴受损的患者，病情进一步发展，则易耗伤肾阴。据此清代医家叶天士提出了"务在先安未受邪之地"的防治原则。在甘寒以养胃阴的方药中，加入"咸寒"以养肾阴的药物，从而防止肾阴耗伤。

知识链接

"既病防变"的理论渊源

《素问·生气通天论》中有"病久则传化，上下不并，良医弗为"的告诫。指出疾病日久传变的必然趋势和造成"良医弗治"的严重后果。既病防变是指疾病发生的初始阶段，应力求做到早期诊断，早期治疗，以防止疾病的发展及传变。早期诊治就要求病者勿讳疾忌医，医者要掌握疾病发生发展规律及其传变途径，才能防微杜渐，有效地治疗，而临床的要点就是根据疾病传变规律，先安未受邪之地。《素问·离合真邪论》曰"邪之新客来也，未有定处，推之则前，引之则止，逢而泻之，其病立已"，强调早期治疗，病初积极采取措施，有利于促使疾病早期治愈，防止病情进一步发展。若疾病进一步发展，得不到有效控制，则预后堪忧，外邪侵入人体后，如果不早期治疗，就有可能由表入里，由轻变重，步步深入，以致侵犯内脏，造成难治及不治的后果。所以在诊治疾病时，仅对已发生病变的部位进行治疗是不够的，还必须掌握疾病发展转变的规律，准确预测病邪转变趋向。对可能被影响的部位，采取预防措施，以阻止疾病传至该处，终止其发展、转变。

第二节　施护原则

一、护病求本

护病求本，是指必须寻求疾病的根本原因，并针对根本原因进行护理。"本"和"标"是一个相对的概念，是中医学用以说明病变过程中各种矛盾的主次关系。从邪正双方来说正气是本，邪气是标；从病因与症状来说病因是本，症状是标；从疾病先后来说，旧病、原发病是本，新病、继发病是标。护病求本主要内容有正护与反护、标本缓急等。

（一）正护与反护

1. 正护　是采用逆疾病的证候性质而护理的一种护理原则，又称逆护法。适用于疾病的本质和现象相一致的病证。常用的正护法有寒者热之、热者寒之、虚则补之、实则泻之。

（1）寒者热之　是指用温热护理法护理寒性病证的方法。如脾胃虚寒证出现肠鸣腹泻、便质清稀等，用干姜、肉桂等温热药，宜温服，饮食上多用温热性质食物，注意保暖等。

（2）热者寒之 是指用寒凉护理法护理热性病证的方法。如里热证出现发热、口渴、面红等，应用连翘、栀子等寒性药物，宜冷服，饮食上多用寒凉性质食物，注意通风降温。

（3）虚则补之 是指用补益护理法护理虚性病证的方法。如气虚证出现精神萎靡、体倦乏力、懒言少动、自汗等，用药宜选择补益药，注意休息，调摄情志以保养正气。

（4）实则泻之 是指用祛邪泻实护理法护理实性病证的方法。如血瘀证出现女性月经不调、痛经、舌暗有瘀斑、脉细涩等，用药宜选择活血化瘀药，避免寒冷刺激。

2. 反护 是采用顺从疾病的假象而护理的一种护理原则，又称从护法。适用于疾病的本质与临床表现不完全相符的病证。常用的反护法有热因热用、寒因寒用、塞因塞用、通因通用。

（1）**热因热用** 是指用温热护理法护理具有假热症状和体征病证的方法。适用于真寒假热证，即阴寒内盛，格阳于外，形成内真寒外假热的证候。如"阴盛格阳"出现虚烦、口渴、面赤、脉大等假热症状，宜选择干姜、附子等温热药物，注意保暖等。

（2）**寒因寒用** 是指用寒凉护理法护理具有假寒症状和体征病证的方法。适用于真热假寒证，即里热炽盛，格阴于外，形成内真热外假寒的证候。如"阳盛格阴"出现身热、口渴、大汗、四肢逆冷等假寒症状，宜选择石膏、知母等寒凉药物，注意通风，多饮水等。

（3）**塞因塞用** 是指用补益护理法护理具有闭塞不通的虚证的方法。适用于因虚而致闭塞不通的真虚假实证。如脾气虚弱证出现脘腹胀满、便秘等症，宜选择党参、白术、茯苓等健脾益气的药物，注意休息，多食用扁豆、山药等。

（4）**通因通用** 是指用通利护理法护理具有实性通泄症状的病证的方法。适用于真实假虚证。如饮食积滞证出现腹痛、泄泻、大便夹有不消化食物等症，用药宜选山楂、麦芽、神曲等消食导滞，饮食应清淡、易于消化。

（二）标本缓急

"标"与"本"是个相对的概念，用于说明病变过程中各种矛盾的主次关系，一般而言，本是疾病的主要矛盾，如正气、病因等；标是疾病的次要矛盾，如邪气、症状等。随着疾病的病理变化，疾病的"标"与"本"的主次关系也会相应发生变化。在护理时，则应遵循"急则护标""缓则护本"以及"标本同护"的原则。

1. 急则护标 是指标病或标症急骤，可能危及生命时，采取先处理标病或标症的方法。如大失血病变，无论属于哪种出血都以出血为标，出血之因为本，故常以止血治标为首要，待血止病情缓和，再护其本。

2. 缓则护本 是指标病或标症不急或经处理后已缓解的情况下，针对疾病本质所采取的护理措施，一般适用于慢性疾病。如肺肾两虚之喘证，在夏季缓解期用温阳益气的艾灸护理，以壮阳气之本。

3. 标本同护 标本同护，是指标本错杂并重时，采用标本同时护理的方法。如脾虚气滞证，脾虚为本，气滞为标，饮食宜选择大枣、山药、茯苓等健脾益气护本外，还可用木瓜、陈皮等理气行滞以护标，标本同护可取得相辅相成之功。

> **知识链接**
>
> ### 中医"治病求本"的相关论述
>
> 先病而后逆者，治其本；先逆而后病者，治其本；先寒而后生病者，治其本；先病而后生寒者，治其本；先病而后泄者，治其本；先泄而后生他病者，治其本，必且调之，乃治其他病。
>
> 《素问·标本病传论》

治病必求于本。

《素问·阴阳应象大论》

本者，本于阴阳也。人之脏腑气血，表里上下，皆本乎阴阳。而外淫之风寒暑湿、四时五行，亦总属阴阳二气。至于治病之气味，用针之左右，诊别脉色，引越高下，皆不出乎阴阳之理。故曰治病必求于本，谓求其病之本于阳邪或本于阴邪也，求其病之在阳分、阴分、气分、血分也。审其汤药之宜，用气之升，味之降，温之补、苦之泄也。

《素问集注·卷二·阴阳应象大论第五》

二、扶正祛邪

扶正祛邪，扶正是扶助正气，增强机体抗病能力；祛邪是祛除病邪，使邪至正安。扶正与祛邪相辅相成，都是为了达到除病固本的目的。

邪正的盛衰变化，对于疾病的发生、发展及其变化和转归，都有重要的影响。疾病的发生与发展是正气与邪气斗争的过程。正气充沛，则人体有抗病能力，疾病就会减少或不发生；若正气不足，疾病就会发生和发展。因此，治疗的关键就是要改变正邪双方力量的对比，扶助正气，祛除邪气，使疾病向痊愈的方向转化。

（一）扶正

就是使用扶正的药物或其他方法，以增强体质，提高抗病能力，以达到战胜疾病、恢复健康的目的。适用于以正气虚为主的疾病。临床上根据不同的病情，有益气、养血、滋阴、壮阳等不同的方法。

（二）祛邪

就是祛除体内的邪气，达到邪去正复的目的。适用于以邪气为主的疾病，是"实则泻之"的运用。临床上根据不同的病情，而有发表、攻下、清解、消导等不同方法。

（三）临床应用

临床运用扶正祛邪这一原则，要认真细致地观察邪正消长的盛衰情况，根据正邪双方在疾病过程中所处的不同地位，分清主次、先后、灵活地运用。

（1）单纯扶正仅适用于以正虚为主者，单纯祛邪仅适用于以邪盛为主者，先祛邪后扶正则适用于邪盛而正不甚虚者，先扶正后祛邪则适用于正虚而邪不甚者，扶正与祛邪并用则适用于正虚邪实者，即所谓"攻补兼施"，当然亦需分清是虚多实少，还是实多虚少。若虚多则以扶正为主，兼以祛邪，实多则又以祛邪为主，兼以扶正。总之，要以"扶正不留邪，祛邪不伤正"为原则。

（2）中医在治疗疾病时所应用的法则有汗、吐、下、和、温、清、消、补等八法，总括为扶正与祛邪两大法则。因疾病的发生与正气的虚弱有着密切的关系，如《灵枢·百病始生》谓"风雨寒热不得虚，邪不能独伤人"。祛邪不能离开扶正，因为扶正能调动机体的积极因素，调整机体的阴阳平衡，提高机体的抗病能力；扶正不能忽视祛邪，因为祛邪能消除致病因素，故前人有"正足邪自去""邪去正自安"之说。

（3）片面地祛邪往往会因攻伐太过而损伤正气，影响患者的抗病能力；反之，单纯地扶正也会"姑息养奸"，不仅不能消除病邪，相反会使病邪更加炽盛以致助邪伤正。在辨证过程中要仔细分析，分别主次，只有辨清扶正与祛邪谁先谁后、谁主谁辅，才能做到正确的治疗。换言之就是患者以正虚为主时，治法应以扶正为主，辅以祛邪；反之，患者正气不是很虚弱时，则以祛邪为主，辅以扶正。

知识链接

中医"扶正祛邪"的方剂

桂枝汤

桂枝汤由桂枝、芍药、炙甘草、生姜、大枣组成。这个方子通过补脾胃、祛邪气的功效，来治疗外感病和内伤杂病。通过桂枝汤的配方，可以祛除体内的邪气，恢复身体的健康。

薯蓣丸

薯蓣丸可以补五脏，强壮机体，扶正祛邪，祛百病。其中，薯蓣丸中的薯蓣本身具有补益肝肾的作用，可以强壮身体。在配方中，还有四君子汤、四物汤等，分别补益五脏和补脾胃，以达到补虚劳的目的。

甘草泻心汤

甘草泻心汤的功效是扶正祛邪。炙甘草具有温补脾胃、保护胃黏膜的作用，黄芩、黄连清热燥湿，干姜、大枣温胃补中，半夏消痞散结，共奏和胃消痞之功。通过以上六味药材的煮取，能够有效缓解和治疗脾胃失调、胃痛、呕吐等症状，从而达到扶正祛邪的效果。

三、同病异护、异病同护

在同一种疾病在发展过程中，由于病邪性质不一、人体反应各异、发展阶段不同，可能出现多种证；不同疾病在发展过程中也会出现同一性质的证候，因此，在护理中要掌握同病异护与异病同护的原则。

（一）同病异护

是指同一种疾病在不同的发展阶段所表现出的不同的证候，制订相应的护理措施，即"同病异证异护"。如感冒有风寒证与风热证之不同，风寒证以辛温解表为主，护理时注意保暖，用药宜温服；风热证以辛凉解表为主，护理时注意多饮水，用药宜凉服。

（二）异病同护

是指不同的疾病在病理变化过程中，出现相同的证候，采用相同的护理措施，即"异病同证同护"。如脱肛、子宫脱垂虽属两种疾病，当辨证均属于中气下陷证时，皆可选用补中益气药物，注意休息，避免负重，适当锻炼，多食山药、莲子等益气健脾之品。

知识链接

中医同病异治与异病同治

中医认为，同一种疾病可以包括几种不同的证，不同的疾病在其发展过程中可出现相同的证，因此，在临床治疗中往往采取"同病异治"或"异病同治"的方法。"同病异治"，指同一种疾病，因发病的时间、地区及患者机体的反应不同，或处于不同的发展阶段，所表现的证不同，治法就各异。"异病同治"，指不同的疾病，在其发展过程中，出现了相同的病机，因而也可以采用同一种方法来治疗。中医治病重在"证"的区别。所谓"证同治亦同，证异治亦异"，即是"同病异治"或"异病同治"的依据。

四、三因制宜

三因制宜，是指在疾病的发生、发展及转归过程中，与气候变化、地理环境、体质差异、性别年龄等关系密切，必须根据具体情况具体分析，区别对待，因时制宜、因地制宜、因人制宜，实现个体化护理。

（一）因时制宜

四时气候的变化对人体的生理功能、病理变化均有一定的影响。因时制宜护理是指根据不同季节气候的特点，采取适宜的护理方法。

一年四季有寒热温凉的变迁，如春夏季节，气候温热，阳气升发，人体腠理疏松，汗出较多，即使外感风寒，也不可选用发汗力强的辛温发散之品，以免开泄太过，损伤津气，应给清凉饮品以补充津液；秋冬季节，气候寒凉，阴盛阳衰，人体腠理致密，汗出较少，可适当重用辛温发散之品，可食热粥以助汗，使邪从汗解。正如《素问·六元正纪大论》言"用温远温，用热远热，用凉远凉，用寒远寒"。

（二）因地制宜

不同的地理环境、生活习惯可直接影响人体的生理功能、病理变化。因地制宜护理是指根据不同地理特点，采取适宜的护理方法。

由于地理环境及生活习惯不同，人体的生理活动和病变特点也有区别，所以护理措施亦应有所差异。如我国西北地区，地势高而寒冷，气候寒冷干燥少雨，病多寒多燥，护理时要注意保持室内适宜温度和湿度，防寒保暖，多饮生津透表或温热性饮品；东南地区，地势低而温热，气候温热湿润多雨，病多热多湿，护理时要注意保持室内空气流通，避居湿地，多食祛湿利尿食物或清淡饮品。

（三）因人制宜

患者的年龄、性别、体质、生活习惯也接影响人体的生理功能、病理变化。因人制宜护理是指根据患者年龄、性别、体质、生活习惯等不同特点，采取适宜的护理方法。

1. 年龄　不同年龄阶段人体的生理功能和病变特点不尽相同。如小儿生机旺盛，生理特点是"稚阴稚阳"，生活不能自理，其病多因饥饱不匀，寒温失调，病后病情变化较快，故护理上应密切观察病情变化，注意营养均衡，适调寒温，慎用峻剂和补剂；老年阶段脏腑功能衰退，阴阳气血俱虚，患病多虚证或正虚邪实，注意选择益气养血或扶正补虚之品，不可攻伐太过。

2. 性别　男女性别不同，生理、病理特点各异。女性应注意有经、带、胎、产的护理，如月经期应注意休息，做好个人卫生，避免激烈运动等；妊娠期禁用峻下、破血、滑利或有毒药物；产后针对气血亏虚及恶露情况，选用益气活血之品。男子有遗精、滑精、阳痿、早泄等病证，护理时注意引导患者节制房事，保养肾精。

3. 体质　由于先天禀赋和后天调养不同，人的体质有强弱、寒热、阴阳之偏，即使患同一种疾病，护理用药亦当有所区别，如阳盛或阴虚之体慎用温热食物和药物，阳虚或阴盛之体慎用寒凉食物和药物。

综上所述，因时、因地、因人制宜的护理原则，充分体现了中医护理疾病的整体观念和辨证施护的特点，在临床上应用时要灵活掌握。

目标检测

答案解析

选择题

1. 培养正气的措施不包含
   A. 调摄情志　　　　　B. 加强锻炼　　　　　C. 睡前饱食
   D. 起居有节，劳逸适度　E. 顺应自然

2. 下列不属于未病先防、既病防变具体措施的是

    A. 避免虫兽   B. 药物预防   C. 避免外邪

    D. 节制房事   E. 先安未受邪之地

3. 下列各项，属未病先防的预防措施是

    A. 增强正气和慎避邪气   B. 增强正气和控制病传变

    C. 早期诊断与早期治疗   D. 早期诊治和防止传变

    E. 先安未受邪之地

4. 下列各项，属药物预防的措施是

    A. 艾叶、苍术、雄黄等烟熏以消毒防病   B. 贯众、板蓝根、青叶预防流感

    C. 茵陈、贯众等预防肝炎   D. 马齿苋预防菌痢

    E. 黄连治疗口苦口干

5. 下列选项，属于既病防变的是

    A. 调摄精神   B. 锻炼身体   C. 起居有节

    D. 药物预防   E. 早期诊治

6. 适用于脾虚腹胀的治则治法是

    A. 塞因塞用   B. 寒者热之   C. 热因热用

    D. 寒因寒用   E. 通因通用

7. 适用于真热假寒证的治则治法是

    A. 塞因塞用   B. 寒者热之   C. 热因热用

    D. 寒因寒用   E. 通因通用

8. 用寒远寒，用热远热，属于

    A. 治未病   B. 扶助正气   C. 因人制宜

    D. 因时制宜   E. 因地制宜

9. 治病时考虑年龄属于

    A. 治未病   B. 扶助正气   C. 因人制宜

    D. 因时制宜   E. 因地制宜

10. 以下选项不属于正护的是

    A. 寒者热之   B. 热者寒之   C. 虚则补之

    D. 实则泻之   E. 热因热用

11. 以下选项属于反护的是

    A. 寒者热之   B. 热者寒之   C. 通因通用

    D. 实则泻之   E. 虚则补之

12. 下列关于同病异护、异病同护的说法，错误的是

    A. 同病异护是同一种病，证候不同，护理方法不同

    B. 异病同护是不同的疾病，病机及证候相同，则护理方法相同

    C. 证同则护同，证异则护异

    D. 胃下垂、肾下垂、子宫脱垂可以采用同病异护

    E. 感冒的治疗可分别采用辛温解表或辛凉解表的方法，属于同病异护

13. 同病异护的实质是

    A. 证同护异   B. 证异护异   C. 病同护异

    D. 证异护同   E. 病同护同

14. 同病异治，异病同治体现了中医学的
    A. 治病求本原则　　　　B. 整体观念原则　　　　C. 辨证论治原则
    D. 因时制宜原则　　　　E. 因人制宜原则

15. 同病异护的理论依据是
    A. 病证相同，症状表现不同　　　　B. 相同疾病，病因不同
    C. 相同疾病，病机不同　　　　　　D. 相同疾病，患者年龄不同
    E. 相同疾病，患者的体质不同

16. 同病异护是指中医对相同疾病采取不同的护理方法，达到治病求本的治疗效果；异病同治是指不同的疾病在发展过程中出现性质相同的症状，因而可以采用同样的中医护理方法。根据上述定义，下列属于异病同护的是
    A. 久痢脱肛和胃下垂，均为中气下陷之证，可用升提中气之法治疗和护理
    B. 外感风热，内有蕴热的表里俱实之证，宜解表和攻里之药同时并用
    C. 麻疹初期疹未出透，治疗宜宣肺透疹；中期肺热明显，治疗宜清热解毒
    D. 风热感冒宜用辛凉解表法治疗，风寒感冒宜用辛温解表法治疗

书网融合……

| 重点小结 | 微课 | 习题 |

第四章 中医一般护理

学习目标

知识目标： 通过本章的学习，应能掌握起居护理、饮食调理、情志调理的基本原则、基本方法，熟悉常用食物的性味与功效、饮食调理的种类，了解七情致病的预防方法。

能力目标： 具备应用中医一般护理理论对气虚证患者进行起居护理指导，对脾虚证患者进行饮食护理指导，对肝气郁结证患者进行情志护理及体质调护的能力，能够运用情志护理方法指导患者防护疾病。

素质目标： 通过本章的学习，加强防病意识，树立预防疾病的信心。

情境导入

情境： 患者，男性，55岁。平时工作繁忙，工作压力较大，爱发脾气，喜食辛辣，有慢性胃炎病史。

思考： 请给患者提供生活起居护理方案。

第一节　生活起居护理 　微课

中医护理除了针对患者疾病的辨证施护外，还特别注重常用的一般护理方法。中医一般护理包括起居护理、饮食调理、情志护理等。一般护理实施恰当与否，直接影响疾病的转归和预后。

起居护理是指在患病期间，护理人员针对患者的病情分别给予环境的特殊安排和生活上的护理照看。起居护理的目的在于促进机体内外阴阳的平衡，恢复和保养正气，增强机体抵御外邪的能力，为疾病的治疗和康复创造良好的条件。人体的患病过程，即是正邪相争的过程，若正盛邪衰，则疾病逐渐痊愈；若邪盛正衰，则疾病继续发展。合理的起居护理能够帮助患者提升正气，抗御邪气，有利于疾病的康复。

起居护理的基本原则概括起来，主要有顺应四时、调和阴阳，起居有常、劳逸适度，环境适宜、慎避外邪，形与神俱、形神共养四个方面的内容。

知识链接

"不治已病治未病"是《黄帝内经》中提出来的防病养生谋略，治病首要在预防，必须要把"预防为主"的理念落实，治未病是中医学医学实践的重要原则，通过治未病达到防止疾病发生和发展的目的。"治未病"思想的实质是对生命的尊重，是医学的最高目标和最高境界，值得我们每一个医务工作者去传承、发扬。

（一）顺应四时、调和阴阳

"夫四时阴阳者，万物之根本也。所以圣人春夏养阳，秋冬养阴，以从其根，故与万物沉浮于生长之门，逆其根，则伐其本，坏其真矣"，说明要保持身体健康，要懂得自然发展规律，适应四时气候。中医学认为，人与自然界是一个有机的整体，人体与自然界是息息相关的。因此，在护理工作中，应根据自然界四时变化规律来指导患者的生活起居。

自然界有春、夏、秋、冬四季变化，春夏属阳，秋冬属阴，其气候规律一般为春温、夏热、长夏湿、秋燥、冬寒。人体的生理活动也会随着季节的变化而改变。所以善于养生的人，春夏两季能够注意保养阳气，秋冬两季能注意保养阴气，使人体与四季变化相适应，保持人与自然环境的协调统一，从根本上来培养身体，达到祛病延年的作用。起居护理，首先必须从顺应一年四时阴阳的变化规律入手，制订出不同的护理方法。

春季气候变化较大，老年人、小儿和身体虚弱的人，增减衣被要随气温变化，注意保暖，切忌过早地脱衣减被，衣服更不可骤减，提倡"春捂"。春季万物复苏，人体也要顺应自然，相应延长活动时间。春天的正常睡眠，应是"夜卧早起"，相对秋冬作息，晚上可稍晚一些睡觉，晨起宜早，否则不利于肝气升发，反而容易春困，引起疲倦乏力、精神萎靡等不适。

夏季气候炎热，作息安排宜晚睡早起，中午适当午休，要注意保护阳气，即所谓的"春夏养阳"。因为夏季气候炎热，可以等暑热之气消散后，人的气息也比较平和时再睡觉，夏季不贪凉夜露，避免损害阳气。古人提倡的子午觉非常符合夏季养生。子午觉是古人的睡眠养生法之一，即每天于子时、午时入睡，以达颐养天年的目的。子时是晚 11 时至次日凌晨 1 时，午时是中午 11 时至下午 1 时。中医认为，子午之时是阴阳交接、极衰极盛的时候，体内气血阴阳极不平衡，应该要静卧休息，让气血慢慢恢复正常。尤其是子时为一天中阴气最盛、阳气衰弱的时候，也是中医的经脉运行到胆的时间，在这个时间段及时休息，最能养阴，睡眠质量最好，睡眠效果也最好，可以起到事半功倍的作用。

秋季自然界的阳气逐渐收敛，早睡早起正是此时的养生之道。秋季总的气候特点是干燥，即"秋燥"，故应注意滋阴润燥，即"秋冬养阴"。同时适当进行耐寒锻炼，提倡"秋冻"。初秋时节，暑热未尽，凉风时至，天气变化无常，做到酌情增减衣服，不宜一下子着衣太多，这时阳气尚未潜入于内，人体适应外界气候变化的能力较强，不可骤增衣服，此即为人们常说的"秋冻"。调护时起居应早卧早起，以应天地内收之气，精神要保持神志安宁，培养乐观情绪，又要注意收敛神气，适应阴气生长。

冬季阴气极盛，阳气潜伏，人们应防寒保暖，使阴精藏于内，阳气不致外泄。应早睡晚起，待日出之后再进行户外活动，以防外寒伤阳。

我国唐代著名医家孙思邈在《千金要方》中说"凡人卧，春夏向东，秋冬向西"。就是说睡眠的方位以春夏二季，头向东，脚朝西为宜；秋冬二季，头向西，脚朝东为宜。从季节来看，春夏属阳，秋冬属阴；从方位上讲，东方属阳，西方属阴。春夏之际阳气升发旺盛，秋冬之际阳气收敛潜藏，而阴气盛，故春夏季节头向东卧以顺应阳气，秋冬季节头向西卧以顺应阴气，符合中医"春夏养阳，秋冬养阴"的养生原则。

因此治疗和护理疾病，要注意调理阴阳，维持机体自身及机体与自然界之间的阴阳平衡。在临床护理疾病时，应从平衡阴阳这一角度，根据患者阴阳偏盛偏衰的病理变化情况去制订护理措施，进行生活起居护理。在患者的日常起居、生活习惯、饮食调护、治疗和康复环境等各个方面贯彻平衡阴阳的思想，以达到"阴平阳秘，精神乃治"的境地。如阳虚者就要补阳，晴天的时候，到南方、到东方、到向阳的地方，让阳气充分地营养身体；而阴虚者冬寒易过，夏热难受，故在炎热的夏季应注意避暑。

（二）起居有常、劳逸适度

起居有常主要是指起卧作息和日常生活的各个方面有一定的规律并合乎自然界以及人体的生理常度。中医养生的一个基本要求是起居有常，即起居作息、日常生活要有规律。我国历代医家十分强调人们的日常生活要有规律，且积累了丰富的养生经验。只有生活规律，起居有常，才能保持良好的健康状态。如果不能遵循正常、科学的生活规律，轻则引起人体正气虚弱，重则可引发诸多疾病。正如《素问·上古天真论》所指"上古之人，其知道者，法于阴阳，和于术数，饮食有节，起居有常，不妄作劳，故能形与神俱，而尽终其天年，度百岁乃去；今时之人不然也，以酒为浆，以妄为常，醉以入房，以欲竭其精，以耗散其真，不知持满，不时御神，务快其心，逆于生乐，起居无节，故半百而衰也"。因此，对患者的作息起居，日常活动要按照客观规律进行规范，制订合理的作息制度，这是保证患者顺利康复的重要条件之一。

葛洪《抱朴子·内篇》说"不欲甚劳，不欲甚逸"。劳逸适度是指应合理地安排各种日常活动，包括体力活动、脑力活动。人的体力活动包括劳动和运动两个方面。坚持劳动和运动，可以调畅气机、流通血脉、滑利关节，从而增强机体的抗病能力。但如劳累过度，超出了自身的承受能力，也会引起机体损伤，影响健康，如所谓"久立伤骨，久行伤筋"。过度安逸则易使气血郁滞，从而诱发多种疾病，如所谓"久卧伤气，久坐伤肉"。人的情志活动也是如此。一定限度内的情志活动包括脑力劳动和娱乐是正常和必要的，但如果超出限度，出现情志活动过于激烈或持续时间过久，则同样会引发各种疾病。中医护理认为，任何活动均应坚持适中有度的原则，不宜太过或不及，否则就会造成人体阴阳失衡的状态，从而导致疾病的发生。

（三）环境适宜、慎避外邪

良好的环境有助于患者的治疗和康复。护理人员应为患者创造一个安静、整洁、舒适、安全的有利于治疗和休息的环境。

1. 病室舒适安静 病室的安排应适合病情。如寒证、阳虚患者，多有畏寒怕风，应安置在向阳温暖的房间；热证、阴虚患者，多怕热喜凉，可安排到背阳凉爽的病室，使患者感到舒适。病室应保持安静，安静的环境有助于患者休养，要避免噪音，噪音可使患者心烦意乱，对人体的身心健康十分有害，不利于病情的康复。特别是心气虚的患者更应注意，以免其因突然的声响而心悸不已。

2. 病室光线适宜 一般病室要求光线充足，以使患者感到舒适愉快。但病情的不同，对光线要求也不一样。热证、肝阳亢盛、肝风内动的患者，光线宜稍暗；寒证、风寒湿痹证患者，光线要充足。

3. 病室通风整洁 保持空气新鲜是病室应有的基本条件之一。室内应经常通风，及时排除秽浊之气。应根据季节和室内的空气状况而决定每日通风的次数和每次持续的时间。但每天至少通风1~2次。阳虚和易受风邪侵袭者，在通风时应注意不使其直接当风，避免对流风。病室的整洁有利于患者的康复。室内布置应力求简单、整齐，易于清洁消毒。地面和家具、用品等应每日清洁。

4. 病室温湿度适宜 病室应保持适宜的温度，一般以18~20℃为宜。阳虚和寒证患者多畏寒肢冷，室温宜稍高；阴虚和热证患者多燥热喜凉，室温可稍低。病室的湿度以50%~60%为宜。阴虚证和燥热患者，湿度可适当偏高；阳虚证、湿证患者，湿度宜偏低。

疾病的发生一般有正气与邪气两方面的原因。中医学虽然强调正气的主导地位，但并不排除邪气的重要作用，认为邪气的入侵是导致疾病发生的直接因素。外邪即我们所称的"六淫"。"六淫"是风、寒、暑、湿、燥、火六种外感病邪的统称。风、寒、暑、湿、燥、火原本是自然界中六种不同的气候变化，在正常情况下，称为"六气"，一般不会导致人体发病。只有当四季气候变化异常，加上人体正气不足，抵抗力下降时，"六气"才能成为致病因素。中医学将反常的"六气"称为"六淫"。"六淫"致病多与季节气候、居处环境有关。"虚邪贼风，避之有时"是中医护理的一个基本原则。在临床护理中应指导患者根据四季气候寒凉温热的变化而采取相应措施，避免外界不良气候环境等因素的影响。在反常气候或遇到传染病流行时，要注意避之有时，或及时采取其他措施提高机体防御变化的适应力，以避免外邪的侵袭。老年人、小儿、孕妇及素体虚弱之人应远离人多嘈杂之地。

（四）形与神俱、形神共养

形神合一，又称形与神俱，形神相因，是中医学的生命观。形是神的物质基础，神是形的外在表现，形神之间有着密切的关系，二者不可偏废。所谓养形，主要是指通过适当的休息和活动，为机体提供充足的营养和良好的医疗条件，对人体五脏六腑、气血津液、四肢百骸、五官九窍等形体进行摄养和护理；所谓形神共养，是指不仅要注意形体的保养，而且还要注意精神的摄生，使形体强健，精神充沛，身体和精神得到协调发展，才能保持生命的健康长寿。养神，主要是指对人的精神调养，应以各种方式来调节患者的情志活动，在精神上为其提供愉快的氛围，以达到怡情快志、心平气和的境地，从而使其能保持最佳的精神状态，有利于疾病的康复。因此，在起居护理中，不仅要注意形体的保养，还要注意精神的摄养。要做到形神共养，相辅相成，以达到形体强健，精神充沛，形神俱佳的良好状态。通过清静养神、四气调神、积精养神、修性怡神、气功练神等，保持神气的清静，使心身健康，达到调神和强身的统一。

第二节　情志护理

情志护理是指在护理工作中，以中医基础理论为指导，注意观察了解患者的情志变化，掌握其心理状态，设法防止和消除患者的不良情绪状态，使患者能在最佳心理状态下接受治疗和护理，从而达到预防和治疗疾病目的一种方法。

中医学认为人的精神情志活动，与人体的生理功能、病理变化有着紧密的联系，中医学把喜、怒、忧、思、悲、恐、惊七种情绪称为"七情"。正常情况下，"七情"是人体对外界事物的正常生理反应，不会成为致病因素，但若长期的精神刺激或刺激程度过大，超过了人体生理功能所能调节的范围，则可导致人体的阴阳失调，气血紊乱，经络脏腑功能失常而发病。"养生莫若养性""善医者先医其心，而后医其身，而后医其未病"等理论对疾病治疗与护理有着极为重要的作用。

一、情志护理的基本原则

（一）诚挚体贴

患者的心理状态和行为有异于常人，常常会产生紧张、恐惧、焦虑、悲哀、寂寞、苦闷等不良情绪。此时患者迫切需要医护人员的关怀和温暖，护理人员应"视人犹己"，以诚恳热情的态度去关心体贴患者，以仁爱之心爱护患者，以取得患者的信任；注意自身的衣着打扮、言谈举止，努力做到有亲和力；保持病房内外环境的安静、整洁、舒适、美化等。从而使护理对象产生安定和乐观的情绪，保持良好的精神状态，增强战胜疾病的信心。

（二）平等待人

患者在医护人员面前只有疾病的轻重缓急之分，没有贫富贵贱之别，医护人员应平等对待每一个患者，尊重患者，做到不利于患者康复的话不说，不利于患者康复的事情不为。只有患者积极配合医护人员的治疗和护理，建立起和谐的护患关系，才有利于患者的身心康复。

（三）因人施护

《灵枢·寿天刚柔》指出"人之生也，有刚有柔，有弱有强，有短有长，有阴有阳"。患者由于生活环境不同，所受教育、职业、性格、性别有差异，以及情感、意志、兴趣、能力等心理活动有别，对疾病会产生不同的情绪变化。所以医护人员必须因人而异，根据患者体质、性格、年龄、性别等病情资料，予以正面引导，根据不同的心理反应进行情志护理。

1. 体质差异　体质秉承先天，受后天多种因素影响而成，护理时应根据体质差异，采用针对性的护理措施。如平和体质应和畅性情，谨防七情过极；气郁体质应培养开朗乐观的性格，以达"喜胜忧"；其他体质应做到"恬淡虚无"，以调畅气机，舒畅情志，改善体质。

2. 性格差异　性格的差异与人的意志密切相关。一般而言，性格活泼开朗的人，心胸宽广，善于与人交流，遇事心平气和，不容易生病；性格内向抑郁的人，感情脆弱，遇事情绪容易波动或闷闷不乐，容易酿成疾病。因此，医护人员对患者的性格特征要有所了解，耐心细致，正确引导。

3. 年龄差异　儿童脏腑娇嫩，形气未充，神气怯弱，易为惊、恐致病；青壮年血气方刚，精力旺盛，又处于各种复杂环境的情绪体验中，多易为怒、思致病；中年人脏腑气血 由盛转弱，加之承担的社会及家庭责任较大，多易为思、忧致病；老年人脏腑气血虚衰，常有孤寂感，多易为忧、悲、思致病。因此，医护人员要认真了解患者的年龄差异，有针对性地做好情志护理。

4. 性别差异　男子属阳，以气为主，表现为感情粗犷，热情豪放，多易为大喜、大怒致病；女子属阴，以血为主，表现为感情细腻脆弱，更易受情志影响而患病，多易为忧郁、悲伤致病。正如《外台秘要》所言"女属阴，得气多郁"。因此，医护人员应针对性别差异，有的放矢，减轻患者的心理压力。

二、情志护理的基本方法

不同的情志变化可以直接影响不同的脏腑功能，从而产生不同的疾病，正如《灵枢·口问》强调"悲哀忧愁则心动，心动则五脏六腑皆摇"。因此，情志护理对疾病的康复有重要的意义。临床上应根据患者的具体情况选择合适的情志护理方法，以取得最佳疗效。

（一）说理开导法

说理开导法是指通过正面的说理，使患者认识到情志对人体健康的影响，进而使患者能自觉地调和情志，积极配合治疗，早日康复。说理开导法要在关心患者的基础上，建立起良好的护患关系，取得患者的信任，针对患者不同的症结，通过言语疏导，做到有的放矢，动之以情，晓之以理，明之以法，从而达到改变患者身心状态。《灵枢·师传》概括说理开导法为"告之以其败，语之以其善，导之以其所便，开之以其所苦"，"告之以其败"是指向患者指出疾病的危害，使患者重视疾病认真对待之，如不及时治疗，就会贻误病情；"语之以其善"是指要求患者与医者很好配合，告诉其疾病的可愈性，只要遵照医嘱服药，病是可以治愈的；"导之以其所便"则指告诉患者如何进行治疗和调护的具体措施，使其懂得自我调养的方法；"开之以其所苦"，是解除患者消极的情绪，给以一定承诺、保证，以减轻患者心理上的压力。

（二）释疑解惑法

释疑解惑法是指针对患者存在的心理疑惑，通过一定的方法，帮助患者去除思想包袱，解除疑虑，增强患者战胜疾病的信心。心存疑惑是多数患者的心理现象，性格内向、抑郁沉闷的患者更为突出，这些患者对自己的病情一知半解，导致精神紧张，疑虑重重，因此医护人员要及时解除患者对病情的各种疑惑，介绍与疾病有关的医学知识，消除其存在的误解和疑虑，以提高病愈信心，促进康复。

（三）移情易性法

移情异性法是指通过一定的方法和措施，转移患者的注意力，使其思想焦点转移到他处，从而摆脱不良情绪，有助于疾病的康复。有些患者常将注意力集中于所患之疾病，过度担心思虑，产生紧张、焦虑、忧愁、苦闷、恐惧等不良情绪，进而影响病情。因此，医护人员应分散或转移患者对疾病的过度注意力，摆脱消极情绪。移情易性的方法很多，应根据患者的自身素质、兴趣爱好、家庭条件等，采用如音乐歌舞、琴棋书画、交友揽胜、种花垂钓等方法，起到培养情趣、陶冶情操的作用。正如《理瀹骈文》所言"七情之病者，看书解闷，听曲消愁，有胜于服药者矣"。

（四）发泄解郁法

发泄解郁法是指通过发泄、哭诉等方法，使患者的忧郁、悲伤等不良情绪得以宣泄，达到释情开怀、身心舒畅的作用。

患者忧郁、悲伤等不良情绪不能宣泄，对疾病的康复极为不利，故有"郁则伤神，危害匪浅"之说，"郁则发之"即指患者只有将内心的郁闷宣泄而出，郁结之气才能舒畅。因此，医护人员应引导患者疏泄情志，化郁为畅。但哭泣不宜过久，以免伤及正气。

（五）以情胜情法

以情胜情法是指根据五行的相克规律，有意识的以一种情志抑制另一种情志，使不良情绪淡化或消除，从而使患者保持良好精神状态的方法，又称为情志相胜法、情志制约法。《素问·阴阳应象大论》有"怒伤肝""喜伤心""思伤脾""忧伤肺""恐伤肾"理论，指根据五行的相克规律，朱丹溪提出"怒伤，以忧胜之，以恐解之；喜伤，以恐胜之，以怒解之；忧伤，以喜胜之，以思解之；思伤，以怒胜之，以喜解之；恐伤，以思胜之，以忧解之；惊伤，以忧胜之，以恐解之；悲伤，以恐胜之，以怒解之"，以情胜情法是中医学独特的情志治疗护理方法，虽然在临床上仍有重要的应用价值，但绝不可生搬硬套，而应具体问题具体分析和解决。

（六）心理暗示法

心理暗示法是指护理人员运用语言、情绪、行为等给患者以暗示，从而减轻或消除患者的精神负担，增强其战胜疾病的信心。临床上某些患者对疾病治疗失去信心，存在顽固偏见，正面说理开导患者不易接受，可通过针药暗示已经解除病因，达到治疗目的，必要时还可予安慰剂治疗。

（七）顺情从欲法

顺情从欲法是顺从患者的意志、意愿、情绪，尽量满足其合理的要求，以释却患者心理病因的一种情志护理方法。医护人员对于某些患者，特别是对因情志意愿不遂所引起的心身疾病的患者，应满足其合理需求，如舒适清洁的环境、适当的营养、有效的诊治、和蔼的态度等，以顺从其意志和情绪，以利于患者保持良好的情绪，有助于身心健康。

第三节　饮食调理

《备急千金要方·食治》明确指出"食能排邪而安脏腑，悦神爽志，以资血气，若能用食平病，释情遗疾者，可谓良工"。中医饮食护理，在医疗饮食护理实践中有着独到的、不可替代的作用。中医学十分重视饮食与人体健康的关系，认为科学的食谱和良好的饮食习惯，是健康的关键。对于患病之人，饮食的调护更是疾病治疗中必不可少的辅助措施。"大毒治病十去其六……谷肉果蔬，食养尽之"，若能合理地选择饮食，将十分有利于疾病的治疗和康复。饮食调理是指在治疗疾病的过程中，或在对健康人的保健方面，进行营养和膳食方面的护理和指导。食物与中药同源，也同中药一样，具有四气五味和升降浮沉等特性，因而许多食物具有治病、补虚的作用。利用饮食调护配合治疗，是中医护理的一大特色。饮食调护得当，可以缩短疗程，提高疗效。尤其是慢性疾病和重病恢复期的饮食调护，对于疾病的康复更是具有举足轻重的作用。

一、食物的性味和功效

食物同药物一样，具有寒、凉、温、热四性，辛、甘、酸、苦、咸五味和升、降、浮、沉的作用趋向，只是其性能不如药物强烈。在饮食调理中，一般按照下列方法将常用食物分类，以便辨证选用。

（一）热性食物

热性食物具有温里祛寒、益火助阳的功用，适用于阴寒内盛的实寒证。热性食物多辛香燥烈，容易助火伤津，凡热证及阴虚者应忌用，常用热性食物性味功用如下（表4-1）。

表4-1 常用热性食物性味功用

品名	性味	功用	宜忌
辣椒	辛、热	温中散寒，健胃消食	宜：寒凝腹痛吐泻，纳少，风寒湿痹 忌：热证，阴虚火旺，目疾，疔肿，痔疮，一切血证，妊娠
大蒜	辛、热	温中消食，解毒	宜：外感疫毒，风寒，痢疾，纳呆 忌：阴虚火旺者慎用
胡椒	辛、热	温中下气，消痰，解毒	宜：虚寒胃痛，肺寒痰多，肉积不化 忌：阴虚内热，血证，痔疮，妊娠
花椒	辛、温	温中散寒，止痛，杀虫	宜：虚寒腹痛，蛔虫腹痛 忌：阴虚火旺，妊娠
桂皮	辛、甘、热	温中补阳，散寒止痛	宜：脘腹寒痛 忌：热证，阴虚内热，咽痛，妊娠
白酒	辛、甘、苦、热	舒筋通络、活血化瘀、御寒，行药势	宜：气滞，血瘀，风寒湿痹 忌：热证，阴虚内热，血证，妊娠
桂圆	甘、温	补心脾，益气血，健脾胃	宜：心悸怔忡，虚羸，病后或产后体虚 忌：热证，阴虚内热

（二）温性食物

温性食物具有温中、补气、通阳、散寒、暖胃等功用，适用于阳气虚弱的虚寒证或实寒证较轻者。这类食物比热性食物平和，但仍有一定的助火、伤津、耗液倾向，凡热证及阴虚有火者应慎用或忌用，常用温性食物性味功用如下（表4-2）。

表4-2 常用温性食物性味功用

品名	性味	功用	宜忌
糯米	甘、温	补中益气，暖脾胃	宜：脾胃气虚，胃寒疼痛，气短多汗 忌：热证及脾不健运者

续表

品名	性味	功用	宜忌
高粱	甘、温	温中健脾，涩肠止泻	宜：脾胃虚弱，便溏腹泻 忌：湿热中满腹胀
饴糖	甘、温	补中益气，缓急止痛，润肺止咳	宜：虚寒腹痛，倦怠纳少，肺虚咳喘 忌：湿热内郁，痰热咳嗽
鸡肉	甘、温	健脾补虚，益气养血	宜：体虚，气血不足，阳虚，纳呆 忌：实热证、痼疾忌公鸡肉
牛肉	甘、温	补中益气，健脾养胃	宜：脾胃虚弱，气血亏虚 忌：痼疾、疥疮等皮肤病
羊肉	甘、温	益气补虚，温肾助阳	宜：阳虚畏寒，气血不足 忌：外感时邪，阴虚火旺，疮疡疖肿
鲫鱼	甘、温	健脾益气，利尿消肿	宜：水肿，腹水，产后乳少 忌：便秘，皮肤瘙痒，痘疹
海参	甘、咸、平	养血润燥，补肾益精	宜：精血亏损，浮肿，阳痿，遗精 忌：痰湿内盛，便溏，腹泻
虾	甘、温	益肾壮阳，通乳，托毒	宜：阳虚，产后乳少，宫寒不孕 忌：热证，各种皮肤病
大枣	甘、温	补脾和胃，益气生津，调营卫	宜：胃虚食少、脾弱便溏

（三）寒性食物

寒性食物具有清热、泻火、解毒等功用，适用于发热较高、热毒深重的里实热证。寒性食物易损伤阳气，故阳气不足、脾胃虚弱患者应慎用，常用寒性食物性味功用如下（表4-3）。

表4-3　常用寒性食物性味功用

品名	性味	功用	宜忌
橙子	甘、酸、微寒	宽胸止呕，解酒，利水	宜：热病呕吐，二便不利，伤酒 忌：脾阳虚者不可多食
柚子	甘、酸、寒	健胃消食，生津，解酒	宜：口渴，食滞，消化不良，醉酒 忌：风寒感冒，脾胃虚寒
柑子	甘、微寒	生津止咳，利尿，解酒	宜：热病口渴，咳嗽多痰，便秘，酒伤
柿子	甘、涩、寒	清热润肺，止渴	宜：咯血，痔疮出血、大便秘结 忌：慢性胃炎、消化不良及外感风寒咳嗽者；体弱多病者、产妇、月经期间女性；胆结石患者忌食或少食
香蕉	甘、寒	清肺润肠，解毒	宜：热病伤津，痔疮，习惯性便秘 忌：便溏，慢性肠炎
桑椹	甘、寒	滋阴补血，生津润肠	宜：血虚眩晕，失眠，须发早白，肠燥便秘 忌：脾虚便溏
甘蔗	甘、微寒	清热和胃，生津润燥	宜：热病口渴，大便燥结，血证，醉酒，燥咳，呕吐反胃，妊娠恶阻 忌：脾虚便溏
西瓜	甘、寒	清热解暑，生津止渴	宜：中暑，高热烦渴，泌尿系感染，口舌生疮，高血压 忌：中焦虚寒，产后少吃
荸荠	甘、寒	清热化痰，消积	宜：高血压，咽喉肿痛，便秘，口舌生疮，热咳，月经过多 忌：便溏、血虚者少吃

品名	性味	功用	宜忌
黄瓜	甘、微寒	清热利水，止渴	宜：热病烦渴，水肿 忌：脾胃虚寒者
冬瓜	甘、微寒	清热解毒，利水消痰	宜：水肿胀满，小便不利，消渴，暑热 忌：脾肾阳虚，久病滑泄
苦瓜	苦、寒	清热解毒，祛暑	宜：中暑发热，热病口渴，目赤肿痛 忌：脾胃虚寒者不宜多食
竹笋	甘、寒	利膈下气，清热痰，解油腻	宜：肥胖，食滞腹胀，伤酒 忌：病后，产后，易复发疾病
莲藕	甘、寒	清热生津，凉血散瘀	宜：热病烦渴，热淋，出血证 忌：寒证忌用，脾胃虚弱者宜熟食
番茄	甘、酸、微寒	生津止渴，健胃消食	宜：热病发热，口渴，食欲不振 忌：泌尿系结石，脾胃虚寒少吃
海带	咸、寒	软坚散结，利水	宜：瘿瘤，瘰疬结核，水肿 忌：脾胃虚寒者不可多吃
紫菜	甘、咸、寒	清热利尿，化痰软坚	宜：淋巴结核，肺脓疡，甲状腺肿大 忌：皮肤病，化脓性炎症

（四）凉性食物

凉性食物具有清热、养阴等功用，适用于发热、痢疾、痈肿以及目赤肿痛、咽喉肿痛等里热证。凉性食物较寒性食物平和，但久服仍能损伤阳气，故阳虚、脾气虚弱患者应慎用，常用凉性食物性味功用如下（表4-4）。

表4-4　常用凉性食物性味功用

品名	性味	功用	宜忌
小麦	甘、凉	养心益肾，健脾和胃	宜：失眠健忘，虚热盗汗
小米	甘、凉	和中益肾，除湿热	宜：脾胃虚热，失眠，产后
柠檬	酸、凉	生津止渴，祛暑，安胎	宜：热病口渴，妊娠恶阻，高血压 忌：风寒表证，溃疡
枇杷	甘、酸、凉	润肺，止渴，下气	宜：热病口渴，干咳 忌：脾虚便溏
芒果	甘、酸、凉	止渴生津，消食，止咳	宜：热病口渴，干咳 忌：热病后期，饱食后
李子	甘、酸、凉	舒肝解郁，生津止渴	宜：消渴引饮，阴虚发热 忌：脾胃虚弱者
罗汉果	甘、凉	清肺润肠	宜：燥咳，便秘，百日咳 忌：风寒湿痰咳嗽
萝卜	甘、辛、凉	消食下气，清热化痰	宜：食积气胀，咳嗽痰多，解酒 忌：脾胃虚寒，忌与人参同服
丝瓜	甘、凉	清热解毒，凉血通络	宜：胸胁疼痛，乳痈，筋脉挛急 忌：脾胃虚寒
菠菜	甘、凉	养血止血，润燥止渴	宜：血虚头晕，两目干涩，便秘，痔疮便血 忌：脾虚泄泻，泌尿系结石
芹菜	甘、苦、凉	清热凉血，平肝息风	宜：肝阳上亢，头痛头晕，失眠 忌：消化不良
黄花菜	甘、凉	养血平肝，利水消肿	宜：头晕，水肿，各种血证，乳少 忌：不宜生食

续表

品名	性味	功用	宜忌
豆腐	甘、凉	益气和中，生津润燥，清热解毒	宜：热性体质、口臭口渴、肠胃不清、热病后调养 忌：痛风病患者要少食
茶叶	苦、甘、凉	清头目，醒精神，解烦渴，利小便，消食积，解毒	宜：风热上犯，头晕目昏；暑热烦渴，饮酒过度，小便短赤，水肿尿少；油腻食积，消化不良；湿热腹泻、痢疾 忌：脾胃虚寒、神经衰弱失眠者慎用

（五）平性食物

平性食物没有明显的寒凉或温热偏性，因而不致积热或生寒，故为人们日常所习用，也是患者饮食调养的基本食物。但因其味有辛、甘、酸、苦、咸之别，因而其功效也有不同，应根据患者的病情和体质灵活选用，常用平性食物性味功用如下（表4-5）。

表4-5　常用平性食物性味功用

品名	性味	功用	宜忌
黄豆	甘、平	健脾宽中，益气，润燥消水	宜：诸虚劳损，便秘，消渴 忌：素体痰盛者少吃
黑豆	甘、平	益气止汗，利水活血	宜：水肿，多汗，肾虚腰痛，血虚目暗 忌：炒熟性温热，不易消化，不可多食
赤小豆	甘、平	利水消肿，解毒排脓	宜：水肿，小便不利，热毒痈疮 忌：不宜过食
扁豆	甘、平	健脾和中，消暑化湿	宜：暑天吐泻水肿
豆浆	甘、平	补虚润燥，纳呆，阴虚燥热，皮肤粗糙	宜：诸虚劳损、痰热体质 忌：痛风

（六）补益类食物

补益类食物具有益气、养血、壮阳、滋阴的功效。根据其寒凉温热的不同，分为温补、清补和平补三类。

1. 清补类食物　清补类食物一般具有寒凉性质，有清热、泻火、解毒的功效，适用于阴虚证或热性病需进行补养和调护者。寒证和素体阳虚者应慎用。如鸭、鹅、甲鱼、豆腐、莲子、冰糖等。

2. 温补类食物　温补类食物一般具有温热性质，有温中、助阳、散寒的功效，适用于阳虚证、寒证或久病体弱，禀赋不足者。热证和阴虚火旺者慎用或禁用。如羊肉、核桃、桂圆。

3. 平补类食物　所谓"平"，是指此类食物没有明显的寒凉或温热偏性，适用于各类患者，尤其常用于疾病的恢复期，也适用于正常人的补益。如鸡蛋、猪肉、鸡肉、银耳等。

（七）发散类食物

发散类食物即发物，是指容易诱发某些疾病或加重已发疾病的食物。通常情况下，发物对大多数人不会产生副作用或引起不适，只是在特殊条件下，对某些特殊体质的人产生作用。一般认为的发物有以下几类。

1. 食用菌类　主要有蘑菇、香菇等，易诱发或加重皮肤病、疮疡肿毒。

2. 海腥类　主要有带鱼、黄鱼、鲳鱼、蚌肉、虾、螃蟹等水产品，这类食品易诱发哮喘、荨麻疹、湿疹、下焦湿热、疮疡肿毒等。

3. 蔬菜类　主要有竹笋、芥菜、南瓜、韭菜等，这类食物易诱发皮肤疮疡肿毒。

4. 禽畜类　主要有公鸡、鸡头、猪头肉、鹅肉、鸡翅、鸡爪等，这类食物易触发肝阳头痛、肝风眩晕等宿疾，易诱发或加重皮肤疮疡肿毒。

此外，属于发物的还有酒酿、白酒、豌豆、黄大豆、豆腐、豆腐乳、蚕蛹及葱、蒜等。有时还将荤腥膻臊之类食品一概视为发物。

二、饮食调理的基本原则

（一）饮食有节，按时定量

饮食要有节制，勿太过或不足。食量不足，则气血来源不足，机体得不到水谷精微之滋养，食量太过，运化不及，反损伤脾胃，对健康不利。进食要有规律，应养成良好的饮食习惯，三餐应定时、定量，遵循"早吃好，午吃饱，晚吃少"的原则，切忌暴饮暴食，养成良好的饮食习惯。

（二）调和四气，谨和五味

食物的四性、五味对五脏疾病均有所宜忌。正如《灵枢·师传》中言"食饮者，热无灼灼，寒温中适，故气将持，而不致邪僻也"。若食物四气偏亢，则易引发疾病。谨和五味，是指饮食五味应适当调配，合理调配。即人体的营养应来源于粮、肉、菜、果等各类食品，所需的营养成分应多样化。只有做到饮食的多样化及合理搭配，人体才能摄取到必须的各种营养，维持气血阴阳的平衡。若对饮食有所偏嗜或偏废，易使体内营养比例失调，从而影响健康，发生疾病。

（三）食宜清淡，吃忌厚味

荤素搭配是饮食的重要原则。饮食应以谷物、蔬菜、瓜果等素食为主，辅以适当的肉、蛋、鱼类，不可过食油腻厚味。由于各种性味的食物过量之后会引起体内阴阳平衡失调，所以，应注意饮食性味不要过重，尤其应避免过度嗜咸和嗜甜。

（四）卫生清洁，习惯良好

饮食不洁可导致胃肠疾病或加重原有病情。食物要新鲜、干净，禁食腐烂、变质、污染的食物及病死的家禽和牲畜；食物应软硬恰当，冷热适宜；进食时宜细嚼慢咽，不可进食过快或没有嚼烂就下咽；不要一边进食一边干其他事情；食后不可即卧，应做散步等轻微活动，以帮助脾胃的运化；晚上临睡前不要进食。

（五）辨证施食，相因相宜

饮食调护应注意患者的体质、年龄、证候的不同，以及季节、气候、地域的差异，把人与自然界有机地结合起来进行全面分析，做到因证施食、因时施食、因地施食和因人施食。

三、饮食宜忌

中医饮食宜忌，习称"食忌""食禁"。中医"食忌"内容十分丰富，认为常人与患者的饮食内容不应该是一个固定的模式，应因人、因地、因时、因病而有所不同。它实际是在强调饮食的针对性，得当则为宜，失当则为忌，在生活和临床中要做到"审因用膳"。在生活和临床中品评饮食的营养价值，不论是用于食补，还是用于食疗，都不应从珍奇、名、贵出发，而应着眼于其使用是否得当。

（一）饮食宜忌的基本原则

1. 辨证施食 即食物的性味应适用于病情的需要。食物有寒热温凉补泻之分，病情也有虚实寒热之别。辨证施食时注意虚证应补益，实证宜疏利，寒证宜温热，热证宜寒凉。

2. 辨药施食 患者所服药物均具有各自的性味、功效，为更好地发挥药效，患者饮食的性味，一般应与所服药物的性味一致，忌与所服药物的性味相反，以免降低药效。如食物与所服药物的性味相同，对病情的康复有促进作用。

3. 因人施食　人的体质有强弱不同，年龄有老少之分，故饮食宜忌也应有区别。如体胖之人多痰湿，宜食清淡、化痰之物，忌肥甘厚腻之品，以免助湿生痰；体瘦之人多阴虚，宜多食滋阴生津、养血补血之物，忌辛辣动火之品，以免伤阴；老年人脾胃虚弱，食宜清淡，忌油腻、硬固、黏腻食物，以免伤及脾胃；妇女妊娠期和哺乳期忌辛辣温燥食品，以免助阳生火，影响胎儿或乳儿；小儿气血未充，脏腑娇嫩，尤应注意饮食的调理。

4. 因时施食　四时季节的变化，对人体的生理功能产生不同的影响，因此，饮食宜忌也有所不同。春季气候由寒转暖，阳气生发，食宜清温平淡；夏季阳气亢盛，天气炎热，食宜甘寒，但应忌生冷不洁食物；秋季阳收阴长，燥气袭人，食宜滋润收敛，忌辛燥温热；冬季阳气潜藏，阴气盛极，最宜温补，忌生冷寒凉。

（二）饮食宜忌的主要方法

清代章杏云所著《调疾饮食辨》中云"患者饮食，藉以滋养胃气，宣行药力，故饮食得宜足为药饵之助，失宜则反与药饵为仇"。患者服中药时有些食物对所服之药有不良的影响，则应忌服，也有食物可以增进药物作用的发挥。《伤寒论》中指出服药时忌生冷、黏腻、肉、面、五辛、酒、酪、臭物等。服药期间对某些食物的禁忌，前人称为服药禁忌，也就是通常所说的忌口。

1. 热证　热证是机体感受热邪，或阳盛阴虚所引起的一类病证。阳热偏盛，伤阴耗液，故宜清热、生津、养阴，食寒凉性和平性食物，忌辛辣、温热之品。

2. 寒证　寒证是机体感受寒邪，或阳虚阴盛所引起的一类病证。阴寒偏盛，阳气亏虚，故宜温里、散寒，助阳，宜食温热性食物，忌寒凉、生冷之品。

3. 虚证　虚证是指阴阳气血亏虚。宜补虚益损，食补益类食物。阳虚者宜温补，忌用寒凉；阴虚者宜清补，忌用温热；气血虚者可随病证的不同辨证施食。然虚证患者多脾胃虚弱，进补时不宜食用滋腻、硬固之品，食物以清淡而富于营养为宜。

4. 实证　实证是指邪气过盛。饮食宜疏利、消导。应根据病情之表里寒热和轻重缓急辨证施食，采取急则治标、缓则治本和标本兼治的总体原则进行饮食调护，一般不宜施补。

5. 外感病证　宜饮食清淡，可食葱、姜等辛温发散之品，忌油腻厚味。

6. 其他　各类血证、阴虚阳亢证、目疾、皮肤病、痔瘘、疮疖、痈疽等病证忌辛热食物，如葱、蒜、生姜、胡椒、花椒、辣椒、白酒等；肝阳上亢肝风内动患者忌吃鹅、公鸡、鲤鱼、猪头等；患有疔、疮、痈疡及各种皮肤病及可能复发的痼疾者，忌食发散类、海腥类食物，如带鱼、黄鱼、虾、蟹、蚌、淡菜、紫菜、母猪肉、猪头，及一切病死兽肉等，以免诱发旧病，加重新病。

7. 孕期和产后饮食禁忌　孕期饮食禁忌，是指怀孕期间妊娠期妇女应忌食或尽量避免食用对胎儿不利的饮食物，又称"忌食养胎"。《时病论》说"清肠之槐花，去寒之姜、桂，利湿之米仁……皆为犯胎之品，最易误投，医者不可不敬惧乎"。根据饮食物对胎儿的不同影响，归纳起来，主要有活血类食物、滑利类食物、大辛大热类食物、酒类饮料以及其他有关食物。妊娠期妇女产后，瘀血内停，不宜进食酸涩收敛类食物，如乌梅、莲子、芡实、柿子、南瓜等，以免不利恶露排出；亦不宜进食辛辣发散和渗利小便类食物，以防加重产后气血虚弱。产妇多表现阴血亏虚，或瘀血内停等。另一方面产妇还要以乳汁喂养婴儿。因此，产后的饮食原则应以平补阴阳气血，尤以滋阴养血为主，可进食甘平、甘凉类粮食、畜肉、禽肉和蛋乳类食品，慎食或忌食辛燥伤阴、发物、寒性生冷食物。

目标检测

答案解析

选择题

1. 寒证、脾胃虚寒证患者的起居护理是
   A. 室温宜稍高　　　　B. 通风时采用对流风　　　C. 湿度可适当偏高
   D. 光线宜稍暗　　　　E. 减少户外运动

2. 西瓜是
   A. 温性食物　　　　　B. 热性食物　　　　　　　C. 寒性食物
   D. 平性食物　　　　　E. 清补类食物

3. 具有清热生津，和胃降逆功效，用于治疗反胃，朝食暮吐，暮食朝吐的食物是
   A. 甘蔗　　　　　　　B. 苹果　　　　　　　　　C. 木耳
   D. 番茄　　　　　　　E. 西瓜

4. 具有消食下气、清热化痰功效的食物
   A. 苹果　　　　　　　B. 香蕉　　　　　　　　　C. 萝卜
   D. 李子　　　　　　　E. 杏

5. 能下气回乳、健脾消食的食物是
   A. 山楂　　　　　　　B. 白萝卜　　　　　　　　C. 麦芽
   D. 南瓜　　　　　　　E. 鸡内金

6. 蜂蜜不适宜用于
   A. 高血压患者　　　　B. 一岁以下婴儿　　　　　C. 便秘者
   D. 胃炎患者　　　　　E. 神经衰弱者

7. 禽类动物中，营养价值比鸡肉好，被人称为"动物人参"，具有健脾益气的是
   A. 鸭肉　　　　　　　B. 鸡蛋　　　　　　　　　C. 鹅肉
   D. 鹌鹑　　　　　　　E. 麻雀

8. 预防七情致病的方法不包括
   A. 清静养神　　　　　B. 修身养性　　　　　　　C. 适量饮酒
   D. 保持乐观　　　　　E. 平和七情

9. 平素面色晦滞，口唇色暗，肌肤甲错，常有出血倾向，皮肤局部有瘀斑，舌质有瘀斑，脉细涩，该患者属
   A. 气郁体质　　　　　B. 血瘀体质　　　　　　　C. 血虚体质
   D. 阳虚体质　　　　　E. 气虚体质

10. 下列适用于淋巴结核食用的是
    A. 罗汉果　　　　　　B. 枇杷　　　　　　　　　C. 梨
    D. 芥菜　　　　　　　E. 紫菜

书网融合……

重点小结　　　　　　　微课　　　　　　　习题

第五章 中医方药护理

学习目标

知识目标：通过本章的学习，应能掌握中药四气五味、升降浮沉的含义和作用，中药煎煮方法和服药方法；熟悉中药的类型和代表药，常用中成药的功效和主治；了解中药的毒性、常用中药剂型。

能力目标：具备运用用药"八法"进行护理的能力，具备正确煎煮中药汤剂的能力；具备指导患者有效地服用中药汤剂的能力。

素质目标：通过本章的学习，树立治病救人、爱岗敬业的自豪感、使命感和责任感。充分意识到中医方药理论在生活实践和临床工作中的重要价值。提高对中医方药学习兴趣，增强中医护理的专业自信心。

情境导入

情境：患者，男性，50岁。受凉后咳嗽，身痛，恶寒1天。

思考：1. 患者应该选用"八法"中何法进行治疗？

　　　2. 请根据选定的治法为患者提供护理方案。

中药与方剂是历代医家在长期医疗实践中丰富经验的总结，其基本作用是通过扶正祛邪，调和阴阳，协调和恢复脏腑的功能从而促进人体健康。中药与方剂是中医治疗疾病的基本手段。护理人员应掌握中药与方剂的基础知识，以及用药的相关护理，正确做到因药施护，确保疗效，从而提供优质护理。

第一节　中药与方剂概述 🎬微课

PPT

一、中药基本知识

（一）中药的性能

"性"即药物的性质，"能"即药物的效能，中药的性能是对中药作用的基本性质和特征的高度概括，主要包括四气、五味、升降浮沉、归经及毒性等。

1. 四气　指药物的寒、热、温、凉四种不同的属性，是对药物作用于机体所发生的反应和对疾病所产生的治疗效果而作出的概括性归纳。

在四气中，温次于热，凉次于寒，故温、热属阳，寒、凉属阴。寒凉药有清热泻火、凉血解毒之功效，能减轻或消除热证、阳证。温热药有温里散寒、化瘀通脉、回阳救逆之功效，能减轻或消除寒证、阴证。

此外，还有一类药物性平和、起效慢、寒热偏向不明显，称为平性药。因平性药药性未超出寒、热、温、凉四性范围，故药物属性仍称四气，而不称五气。

2. 五味　指辛、甘、酸、苦、咸五种不同的药物滋味。药味的确定，一则根据口尝身受的结果，二则根据临床治疗中反映出来的效果。

辛：能散、能行，有发散、行气、活血、开窍、化湿的作用。常用于表证、气滞、血瘀、窍闭、湿浊内阻等证。

甘：能补、能和、能缓，有补益、和中、缓急的作用。常用于虚证、脾胃不和、拘急疼痛等证。

酸：能收、能涩，有收敛、固涩的作用。常用于虚汗、久泄、遗精、遗尿、出血等证。

苦：能泄、能燥，有燥湿、通泄下降的作用。常用于实热证、热结便秘、肺气上逆咳喘等证。

咸：能下、能软，有软坚散结、泻下通便的作用。常用于瘰疬、瘿瘤、燥热便秘等证。

除上述五味外，尚有淡、涩两味。淡能渗、能利，有渗湿、利尿的作用。常用于水肿、小便不利等证，因味道不明显，故淡附于甘。涩同"酸"，有收敛、固涩的作用，故不另立，但酸能生津开胃，涩则不能。

"辛甘发散为阳，酸苦涌泄为阴""咸味涌泄为阴，淡味渗湿为阳"，即辛、甘、淡味药物属阳，酸、苦、咸味药物属阴。

3. 升降浮沉　是针对药物作用于人体的不同趋向而言，升与降、浮与沉，均是相对的。

升即上升、升提，趋向于上；降即下降、降逆，趋向于下；浮即上行、发散，趋向于表；沉即收敛、沉降，趋向于里。

升、浮药物的特点是向上、向外，具有升阳、举陷、发表、散寒、祛风、开窍等作用，适用于病位在上、在表者，病势下陷者。降、沉药物的特点是向下、向里，具有清热、泻火、利水、收敛、平喘、通便等作用，适用于病位在下、病势上逆者。

药物的升降浮沉与四气五味、质地及炮制方法有关。气属温、热，味属辛、甘、淡的药物，多为升、浮之品；气属寒、凉，味属酸、苦、咸、涩的药物，多为沉、降之品。花、叶类药物质轻多有升、浮作用；种子、果实、矿物、介壳类药物质重均有沉、降作用。药物经酒炒则性升，姜汁炒则性散，醋炒则能收敛，盐水炒则能下行。

4. 归经　指药物对机体某部分的选择性作用，是以脏腑、经络理论为基础的药物作用的定位。归经虽指明药物治疗的范围，应用时仍须注意与药物性味、升降浮沉相结合，同时兼顾各脏腑间的用药。

5. 毒性　古时认为是药物的偏性，现代认为毒性是指药物对机体所产生的不良影响及损害。毒性与副作用不同，它对人体的危害性较大，严重时可危及生命。在应用有毒中药治疗时应准确全面掌握中药的毒性，针对病变部位、体质等正确选择药物种类及剂量，中病即止；注意观察服药后的表现，如出现中毒反应要及时采取合理、有效的抢救措施，以保证患者生命安全。

（二）中药的配伍与禁忌

知识链接

单行：指用单味药物治疗疾病，如独参汤。其具有药力专一、简便立验的优点。

1. 配伍　指两种或两种以上的药物配合应用，利用药物间的协同和拮抗作用，提高药物疗效，确保安全，降低毒副作用。古人经过长期认识与实践，把中药的配伍关系概括如下。

（1）相须　即性能相似的药物相伍为用，可起协同作用，增强疗效。

（2）相使　即性能不同的药物相伍为用，能互相促进，增强疗效。

（3）相畏　即一种药的毒副作用，能被另一种药物减轻或抑制，如生南星畏生姜。

（4）相杀　即一种药物能减轻或消除另一种药物的毒副作用，如生姜杀生南星。

（5）相恶　即两种药物合用，能互相牵制而使作用降低，甚至药效丧失。

（6）相反　即两种药物合用，能产生毒性反应或副作用。

2. 禁忌

（1）配伍禁忌　即相恶和相反药物的应用禁忌。古人将中药配伍禁忌归纳为"十八反"和"十九畏"。

十八反：甘草反甘遂、芫花、大戟、海藻，乌头反贝母、瓜蒌、半夏、白蔹、白及，藜芦反人参、沙参、玄参、丹参、细辛、芍药。

十九畏：硫黄畏朴硝，水银畏砒霜，狼毒畏密陀僧，巴豆畏牵牛，丁香畏郁金，川乌、草乌畏犀角，牙硝畏三棱，官桂畏赤石脂，人参畏五灵脂。

（2）胎产禁忌　凡能损害胎儿、母体或引起流产的药物，皆为胎产禁忌。妇人妊娠期及产后，禁用毒性或药性猛烈等药物，慎用活血化瘀、行气破滞及辛热滑利等药物。

知识链接

妊娠禁忌歌

蚖斑水蛭及虻虫，乌头附子配天雄。野葛水银并巴豆，牛膝薏苡与蜈蚣。

三棱芫花代赭麝，大戟蝉蜕黄雌雄。牙硝芒硝牡丹桂，槐花牵牛皂角同。

半夏南星与通草，瞿麦干姜桃仁通。硇砂干漆蟹爪甲，地胆茅根与蛰虫。

（3）药食禁忌　古称"忌口"，指某些中药与食物同食，会降低其药效或产生毒副作用，即药食相反。如常山忌葱，党参、茯苓忌醋，薄荷忌鳖肉，鳖甲忌苋菜，人参忌萝卜和茶叶，鲫鱼反厚朴、忌麦冬，荆芥忌鸡蛋和螃蟹等。

根据病情需要，寒性病和服发汗药忌生冷；热性病忌辛辣、油腻；调理脾胃药忌油腻；消肿、理气药忌豆类；止咳平喘药忌鱼腥；止泻药忌瓜果；疮疡及皮肤病忌腥膻发物等。

二、方剂基础知识

方剂是根据病情需要，在辨证基础和治法指导下，选药配伍而成的中药处方，是理、法、方、药的重要组成部分。

（一）用药"八法"及护理

中医用药"八法"指汗、吐、下、和、温、清、消、补八种治疗方法。

1. 汗法

（1）汗法　又称解表法，是通过解表药宣发肺气，开泄腠理，促使人体微微汗出，以疏散表邪的治法。

（2）适应证　一切外感表证，某些水肿和疮疡初起，麻疹透发不畅又兼表证者。

（3）护理方法

1）服药护理　解表药宜武火快煎，芳香药宜后下，以免药性耗散。温服，服药后饮热稀粥、热水以助药力；卧床加盖衣被以助发汗。汗出热退即停药，若汗出不彻，病邪不解，需继续服药。

2）病情观察　观察患者有否汗出、汗出时间和部位、汗量等。服药后以遍身微微汗出为佳，若汗出太过，易致亡阴、亡阳，应立即通知医生，及时采取措施。若服含麻黄的汤剂，须观察患者的血压及心率变化。

3）饮食护理　宜清淡，忌黏滑、酸性和生冷食物。

4）皮肤护理　汗出时及时用干毛巾或热毛巾擦干，忌用冷毛巾。汗止后及时更衣，注意避风寒，防止复感。大汗淋漓者，可在胸前、背后铺上干毛巾。

5）环境护理　病室宜安静，温湿度适宜，空气新鲜，避免穿堂风。

6）服药禁忌　服药期间，禁用或慎用解热镇痛药，如阿司匹林等，防止汗出太过。体虚多汗和热病津伤者忌用，久患疮痈、失血、阴虚发热、淋病者，虽有外感表证，也应慎用。

2. 吐法

（1）概念　又称涌吐法，是通过涌吐药使停留在咽喉、胸膈、胃脘等部位的痰涎、宿食或毒物经口吐出的治法。

（2）适应证　中风、痰涎壅盛、癫狂、宿食、食厥、气厥、胃中毒物残留、霍乱吐泻不得等。涌吐药系有毒之物，宜用于正气未衰而邪盛者。

（3）护理方法

1）服药护理　药量从少渐增，可采取二次分服法。一服便吐者，告之医生，决定是否二服，以防涌吐太过。涌吐药作用迅猛，易伤胃气，应中病即止。服药后多饮开水以助药力。

2）病情观察　观察患者生命体征及呕吐物的量、气味、性质、性状并记录。呕吐严重者给予补液、维持电解质平衡等对症处理。食物中毒或服毒者，须保留呕吐物，以便化验。

3）饮食护理　暂禁食，待胃肠功能恢复后，予少量流质饮食或易消化食物以养胃气。忌生冷、肥甘厚味之品。

4）呕吐护理　服药后不吐者，用压舌板刺激上腭咽喉部，助其呕吐。呕吐时协助患者坐起，轻拍其背部促使胃内容物吐出。不能坐起者，协助患者头偏向一侧，避免呕吐物吸入呼吸道。吐后给予温开水漱口，及时清除呕吐物。吐而不止者，可服少量姜汁或冷粥、冷开水。若吐后气逆不止，可予和胃降逆之剂。

5）环境护理　病室宜清洁，空气新鲜，无异味，温湿度适宜。及时撤换被污染的衣被，整理好床单位。

6）服药禁忌　年老、体弱、婴幼儿、妇女胎前产后应忌用，心脏病及高血压患者应慎用吐法。

3. 下法

（1）概念　又称泻下法，是通过泻下药通利大便、排除肠胃积滞、荡涤实热，或攻逐水饮、寒积的治法。

（2）适应证　里实证。温下药用于因寒成结之证；润下药用于胃肠积滞、大便秘结之证；寒下药用于实热内结之证；逐水药用于水饮壅盛于里之证。

（3）护理方法

1）服药护理　泻下药以攻伐为主，应中病即止。温下药于饭前温服，应连续轻泻。润下药宜早、晚空腹服用。

2）病情观察　观察患者腹痛情况及排泄物的性状、量、颜色、次数。若泻下太过致虚脱，立即告知医生，及时配合救治。服逐水药后须观察心下痞满和腹部胀痛的情况是否有所缓解。

3）饮食护理　忌油腻及辛辣食物，忌饮酒，忌同服滋补药。服寒下药期间暂禁食，待燥屎下后再食米汤、面条等养胃之品。服润下药期间应配合食疗以润肠通便。

4）环境护理　病室宜清洁，空气新鲜，无异味，温湿度适宜。

5）服药禁忌　久病体弱、脾胃虚弱者慎用，妇女胎前产后及月经期慎用或忌用泻下药。表里无实热者及孕妇忌用寒下药；体虚、有恶寒表证者、孕妇忌用逐水药。

4. 和法

（1）概念　又称和解法，是通过调和的方法，和解少阳寒热、协调脏腑功能、祛除病邪的治法。

（2）适应证　和解少阳药用于半表半里之少阳证、调和肝脾药用于肝胃或肝脾不和等证、调理胃肠药用于胃肠不和等证。

（3）护理方法

1）服药护理　调和肝脾药及调理胃肠药宜饭前温服，和解少阳药宜饭后温服。服截疟药应在疟疾发作前 2 ~ 4 小时服用。

2）病情观察　服用和解少阳药后观察患者的体温、脉象及出汗情况。服调理胃肠药后观察腹胀、呕吐情况及排便的性状和量。

3）饮食护理　宜清淡、易消化，忌生冷、油腻及辛辣之品。若服小柴胡汤忌食萝卜。

4）情志护理　服调和肝脾药应配合情志护理，适当开展文体活动，保持情志愉悦、气机调畅以提高疗效。

5）服药禁忌　病在表未入少阳，或邪已入里之实证以及虚寒证禁用和法。服含柴胡的汤剂时，忌用碳酸钙、维丁胶性钙、硫酸镁、硫酸亚铁等药，以免产生毒副反应。

5. 温法

（1）概念　又称温阳法，是通过温里药以温里祛寒，回阳救逆，温经通络，使寒气去、阳气复、经络通、血脉和的治法。

（2）适应证　里寒证。温中祛寒药用于中焦虚寒之证，温经散寒药用于寒凝经脉之证，回阳救逆药用于阳衰阴盛、亡阳欲脱之证。

使用温里药时，还应适当配伍。如有表证者，配以解表药；寒凝气滞者，配以理气药；寒湿内蕴者，配以健脾化湿药；亡阳气脱者，配以补气固脱药。

（3）护理方法

1）服药护理　温服，中病即止。如阴寒太盛，或真寒假热证，服药入口即吐者，可少佐苦寒之品，或热药冷服。服温中祛寒药后饮热粥少许，有微汗时避免揭衣被。服温经散寒药后注意保暖。服回阳救逆药时，如昏迷患者采用鼻饲法用药。

2）病情观察　严密观察患者神志、面色、生命体征、脉象及四肢回温情况。如服药后汗出不止，厥冷加重，烦躁不安，脉细散无根，及时与医生联系，配合抢救。

3）饮食护理　宜进热饮，食性温的羊肉、桂圆等，忌生冷寒凉之品。

4）服药禁忌　阴虚证、虚热证、孕妇忌用或慎用；暑天慎用。

6. 清法

（1）概念　又称清热法，是通过清热药以清热泻火，使邪热外泄的治法。

（2）适应证　因温、热、火所致之里热证。

（3）护理方法

1）服药护理　因组方不同，煎药方法各异。取汁凉服或微温服，苦寒滋阴药久服易伤胃或内伤中阳，可酌情添加温胃、和胃药。

2）病情观察　观察患者服药后的病情变化。以白虎汤为例，服药后患者体温渐降，汗止渴减，神清脉静，为病情好转；如壮热烦渴不减，出现神昏谵语，舌质红绛，提示气营两燔；如壮热不退，出现四肢抽搐或惊厥，提示热盛动风，立即告知医生，采取急救措施。

3）饮食护理　宜进食清淡、易消化的流质或半流质饮食，多食蔬菜水果，多饮水或西瓜汁、梨汁等生津止渴之品。

4）服药禁忌　脾胃虚弱、食少便溏者慎用，年老体弱者慎用或减量，孕妇忌用清热药。阴虚津伤者慎用清热燥湿药。

7. 消法

（1）概念　又称消导法，是通过消食药以消食导滞，消坚散结，逐渐消散因气、血、痰、食、湿等积聚而成的有形之邪的治法。

（2）适应证　因气、血、食、痰、湿等形成的积聚、癥瘕、痞块等实证。

（3）护理方法

1）服药护理　如药味清淡，取其气者，煎药时间宜短；如药味重厚，取其质者，煎药时间宜长。宜饭后服用，不可久服，中病即止。注意配伍禁忌，勿与补益药和收敛药同用，以免降低药效。如服山楂丸则忌同服复方氢氧化铝、碳酸氢钠等碱性药，以免降低药效。

2）病情观察　服消食导滞药应观察患者大便的性状、次数、质、量、气味及腹胀、腹痛、呕吐情况等。若泻下如注、次数频繁或出现眼窝凹陷等伤津脱液表现，立即告知医生。服消痞化积药应观察患者的局部症状，如疼痛、肿胀、包块等，详细记录癥块大小、部位、性质、活动度、有无压痛、边缘是否光滑。如患者突然腹部疼痛、恶心、吐血、便血、面色苍白、汗出厥冷、脉微而细，立即报告医生，给予吸氧、输液，做好输血、手术等准备工作。

3）饮食护理　宜清淡、易消化，勿过饱。婴幼儿注意减少乳食量，必要时暂停喂乳。

4）服药禁忌　年老、体弱者慎用；气虚、脾胃虚弱或无食积、痰滞者及孕妇禁用。

8. 补法

（1）概念　又称补益法，是通过补益药以滋养、补益人体的气血阴阳的治法。

（2）适应证　各种阴、阳、气、血虚弱的病证。因气血相生，阴血互补，故气虚者易致阳虚，血虚者易致阴虚，临床应用时须统筹兼顾。

滋阴补血药味多为甘腻，易滞胃，应配以理气药。温补肾阳药性多温燥，易伤阴，应配以滋肾阴药。

（3）护理方法

1）服药护理　宜文火久煎，空腹或饭前服下。贵重药品应另煎、烊化或冲服，丸剂、膏剂密封，干燥保存。

2）饮食护理　忌辛辣、油腻、生冷之品，以免妨碍药物吸收；忌食萝卜、浓茶及纤维素高的食物，以减缓排泄，促进吸收。应对证进补，如阳虚者选用牛、羊肉和桂圆等温补食物，忌生冷之品；阴虚者选用银耳、木耳、甲鱼等清补食物，忌烟、酒、辛辣温燥之品；气虚者选用山药、人参、黄芪等健脾益气之品，忌生冷饮食；血虚者选用动物血、猪肝、大枣、菠菜等补血养心之品。

3）情志护理　虚证病势多缠绵，久治不愈，患者易产生悲观、焦虑等情绪，应引导其正确对待疾病，坚持用药，保持乐观情绪，树立战胜疾病的信心。

4）环境护理　调整病室温湿度。病室宜空气新鲜，光线柔和，安静。根据阳虚多寒，阴虚多热的特点合理安排生活起居，保持充足睡眠，适当锻炼身体，提高防病抗病能力。

5）服药禁忌　注意有虚方补，不可以补为常。邪实而正气不虚者，不宜乱用补虚药。

若遇外感，须停服，先祛邪以防"闭门留寇"。湿盛中满者忌用补气药；阴虚火旺者不宜用补阳药；湿阻中焦及脾虚便溏者慎用补血与补阴药。

（二）方剂的组方原则

方剂的组成遵循"君、臣、佐、使"的组方原则。

1. 君药　又称"主药"，指方中针对主病、主因或主症起主要治疗作用的药物。

2. 臣药　又称"辅药"，指方中能够协助和加强君药作用的药物，或针对兼症起主要治疗作用的药物。

3. 佐药　指方中另一种性质的辅药。有三种类型：一是佐助药，即协助臣药治疗兼症；二是佐制药，即缓解或消除君药的毒副作用，或制约方中某些药物峻烈之性；三是反佐药，即配伍与君药性味相反的药物，促成君药发挥疗效。

4. 使药　指方中能发挥"使者"功效的药物。有双重功效：一为引经药，即引方中诸药至病所；二为调和药，即在方中发挥协同作用。

同一方剂中君药必不可少，臣、佐、使不一定一应俱全，各药量依辨证立法需要而决定，以精简有效为原则。

（三）方剂的组成变化

1. 药味加减变化　①随证加减，②配伍变化，③组方变化。

2. 药量加减变化　指方中药味不变，根据病情变化调整药量，使方剂的主治功效随之变化。

3. 剂型更换变化　指同一组方如剂型不同，其功效也有差异，但仅限于药力大小、起效缓急的区别。

（四）常用方剂剂型

剂型是方剂经过加工制成不同形态的制剂。

1. 传统剂型

（1）汤剂　将药物混合加水，煎煮一定时间后去渣取汁，制成的液体剂型，是中医临床使用最广泛的剂型，内服外用皆可。优点是吸收快，药效迅速，便于加减。缺点是需临时煎煮，量多味苦，不便携带。

（2）散剂　将药物研碎，和匀后制成干燥粉末剂型，供内服或外用。优点是制作简便，节省药材，剂量准确，吸收较快，服用方便（适合婴幼儿），便于携带。缺点是吸湿性大，易受潮。

（3）丸剂　将药物提取物或药物研成细末，加适量黏合剂（蜜、水、米糊、酒、醋、药汁等）制成的丸状固体剂型。优点是节省药材，易于贮藏，方便携带，服用方便。缺点是吸收较缓慢。

（4）膏剂　将药物煎熬去渣取汁，浓缩成半固体的剂型，供内服或外用。优点是剂量小，含量高，便于服用和携带。

（5）糖浆剂　将药物煎煮去渣取汁浓缩后，加入适量蔗糖溶解而制成的溶液。优点是吸收较快，服用方便，味甜量小，适合儿童。缺点是易被微生物污染使其混浊或变质。

（6）酒剂　又称药酒，以酒为溶媒，将药物纳入酒中浸制，或加温同煎，去渣取液后形成的酒制剂，供内服或外用，其功效与药物的性味有关。

（7）茶剂　将药物研成粗末状，加入适量黏合剂制成的方块状制剂，用时以开水浸泡，不定时服用。

（8）丹剂　又称丹药，用含汞或硫黄等矿物质经过高温升华精炼而成，或用名贵药材研成细末制成，没有固定剂型，有内服和外用两种。

（9）条剂　又称纸捻，为中医外科常用制剂，用桑皮纸粘着药物细末后捻成细条而成，用时插入疮口或瘘道内，有拔毒化腐功效。

2. 新型剂型

（1）片剂　将药物提取物或药物研成细粉，与辅料混合，压制成片状剂型。优点是用量准确、含量均匀、易于携带、服用方便。

（2）滴丸　将固体或液体药物与基质加热熔化混匀后，滴入不相混溶的冷凝液中，收缩冷凝而成的小丸状制剂，供内服用，以舌下含服为主。优点是速效、便于携带和服用。

（3）胶囊剂　将药物填装于空心硬质胶囊中或密封于弹性软质胶囊中制成的固体制剂。优点是能掩盖药物的不良气味，方便计量和服用。

（4）冲剂　将药物提炼成稠膏，加入部分药粉或糖粉制成干燥颗粒状制剂，用时以开水冲服。优点是作用迅速、服用方便、含糖多、适合小儿。

（5）针剂　又称注射剂，将中药经过提取，精制而成的灭菌溶液，供临床注射用。优点是剂量准确，作用迅速，疗效确切，不受消化液或食物影响。

（6）气雾剂　将药物、附加剂与适宜的抛射剂共同封装于具有特制阀门系统的耐压容器中，使用时借助抛射剂的压力将内容物以雾状喷出。优点是稳定性高、速效、剂量准确、不良反应小、无局部用药刺激。

（五）汤剂煎煮方法

1. 煎药器皿　砂锅具有化学性质稳定，不易与中药发生化学反应且导热均匀，保暖性能好等优势，故煎药首选有盖大砂锅。也可选用瓦罐、搪瓷或不锈钢器皿，忌用铁、铜、铝等金属器具。

2. 煎药用水　一般以水质清净，含矿物质及杂质少为佳。也可根据药物的特点和疾病的性质，选用酒或酒水合煎。

3. 煎药用火　火候有文火、武火之分。武火即指大火急煎；文火即指小火慢煎。一般煎煮药物宜先武火煮沸，后文火保持，防止因水分迅速蒸发而影响有效成分的溶出。

4. 煎药方法

（1）煎煮水量　由药物性质、煎煮时间、所需药量等因素决定。一般一剂药煎煮两次，第一煎加水量应没过药面 3~5cm，第二煎加水量没过药面 1~2cm。一次加足水量，不可中途添加，更不可把药煎干后重新加水煎煮。

（2）煎前泡药　有利于药物有效成分充分溶出，缩短煎煮时间。宜用凉水泡药，以根、茎、果实、种子类为主的方药需浸泡 60 分钟；以花、叶、草类为主的方药需浸泡 20~30 分钟。夏天气温高，可适当缩短时间。

（3）煎煮时间　先武火煮沸，改文火慢煎后开始计时，一般头煎 20~30 分钟，二煎 10~15 分钟。煎药时不宜频揭锅盖，以免有效成分挥发。此外，还须根据不同方剂的要求，酌定火候。

解表药、清热药、芳香药需武火快煎，以防药性挥发，头煎 10~15 分钟，二煎 10 分钟；矿物类、骨角类、贝壳类、补益类药则煮沸后，文火缓煎，头煎 40~60 分钟，二煎 30 分钟，以利有效成分煎出；有毒药须文火久煎 60~90 分钟。

（4）去渣取汁　用纱布将头煎及二煎的汤药去渣取汁，混合均匀，再分次服用。一次取汁量为 250ml 左右，儿童酌减。

5. 特殊药物煎煮方法

（1）先煎　指某些药物先煎 30~60 分钟，再加入其他药同煎。

1）矿物类及介壳类药物　如生石膏、石决明等药物，介壳类如牡蛎、鳖甲、龟甲、龙骨等，质地坚硬，药味难出，应打碎先煎 30 分钟。

2）毒性较强的药物　如附子、乌头等，为降低毒性，应先煎 60 分钟。

3）泥沙多、质轻量大的药物　如灶心土、玉米须等，应先煎取汁，以药汁代水与其他药同煎。

（2）后下　指某些药物宜在其他药物即将煎好前 5 分钟放入同煎，以防其有效成分挥发。

1）芳香类药物　如砂仁、藿香等。

2）解表类药物　如薄荷等。

3）泻下类药物　如番泻叶等。

（3）包煎　指某些药物先用纱布包好，再与其他药同煎。

1）质地较轻，易漂浮在液面上的药物　如蒲黄、海金沙等。

2）药材较细，含淀粉和黏液质较多，煎煮易成糊状的药物　如车前子、葶苈子等。

3）粉末类药物　如滑石等，防止煎药后药液浑浊。

4）有绒毛，对咽喉有刺激的药物　如旋覆花、辛夷等。

（4）另煎　指为保存某些药物的有效成分，尽量减少被同煎药物吸收，应单味煎煮，煎好后，单独服用或兑入汤药中同服。常用于贵重药物，如人参、西洋参、羚羊角等。

（5）烊化　指某些胶质、黏性大且易溶的药物，为防止同煎黏锅煮糊，或黏附于其他药上而影响药效，应单独加温熔化，趁热与煎好的药液兑服。常见药物有阿胶、鹿角胶等。

（6）冲服　指某些不宜或不需加热煎煮的药物，用开水或预先煎好的药液冲服即可。

1）芳香类药物　如麝香、沉香等。

2）贵重药物　如牛黄、三七粉等。

3）细料药和汁液性药物　如芒硝、竹沥等。

（7）泡服　指某些挥发性强、易出味的药物，不宜煎煮，可用开水泡服，如番泻叶、胖大海等。

（六）汤剂服药方法

1. 服药时间　根据病变部位、病证特点、病情缓急而决定。

（1）病变部位　病位在胸膈下，宜饭前服；病位在胸膈上，宜饭后服。

（2）病证特点　健胃药、制酸药宜饭前 1 小时服用；消食药、对胃肠有刺激性的药物宜饭后 1 小时服用；安神药宜睡前半小时服用；滋补药、润肠通便药宜空腹服用；驱虫、攻下和逐水药宜清晨空腹或晚上睡前服用；调经药宜在行经前数日服用，月经来后停服。

（3）病情缓急　慢性病一般遵医嘱服用；急性病、热性病应随煎随服或频服，使药力持久。

2. 服用药量　一般每日一剂，早、晚 2 次或早、中、晚 3 次分服，每次约 250ml，小儿根据要求和年龄酌减。急症、高热和危重患者，可遵医嘱或每隔 4 小时服药 1 次；发汗药、泻下药应中病即止，以免损正气；呕吐者汤剂宜浓煎，小量频服。

3. 服药温度　一般汤剂宜温服。特殊情况下，也可冷服、热服，如寒证用热药宜热服，热证用寒药宜凉服，真热假寒时应寒药温服，真寒假热时应热药冷服，凉血止血药宜冷服，回阳补益药、发汗解表药、活血化瘀药、透疹药等宜热服。

4. 服用方法　内服汤剂宜口服，一次服完。对峻烈或毒性药品，宜少量进服，观察药后反应，逐渐加量，避免中毒。呕吐患者先服少量姜汁止呕后再服药。病在口腔或咽喉者宜缓慢少量频服。婴幼儿宜喂服，神昏或不能进食者采用鼻饲法给药。

（七）其他剂型服药护理

其他剂型如丸剂、散剂、膏剂、片剂、冲剂、糖浆剂、胶囊剂、气雾剂等服药方法各有不同，如小丸温水送服，大丸需嚼碎或分成小粒后再服用。质硬水丸可用开水溶化后服用。部分丸剂为增强疗效，可按说明书或遵医嘱用药汁或黄酒送服；散剂加水或蜂蜜调匀后服用，或用药汁送服，也可装入胶囊中吞服，避免直接吞服，以免刺激咽喉；膏剂用开水冲服，不可直接倒入口中吞咽，以免刺激咽喉引起呕吐；片剂体积较小时，直接用温水送服。体积较大的片剂则分成小量再服用。咀嚼片应嚼服，4 岁以下儿童不宜服用。含片则含服，婴幼儿禁用。肠溶片、缓释片应整片吞服；可溶性冲剂用温水冲服，混悬型冲剂如有部分药物不溶解，应一并服用，以免影响药效。泡腾型冲剂用开水，泡腾溶解后服用；糖浆剂直接服用，服止咳类糖浆后 15～20 分钟内不宜饮水；胶囊剂用温水送服，不宜掰开或嚼碎服用；气雾剂主要用于止咳平喘，将药物喷雾直接吸入，切忌口服。

第二节　常用中药及中成药

PPT

一、常用中药

（一）解表药

以发散表邪为主要功效，以治疗表证为主的药物，称为解表药。根据解表药的性能特点，分为发散风寒药和发散风热药两类。

1. 发散风寒药 主治风寒表证,症见恶寒、发热、无汗、头身痛、口不渴、苔薄白、脉浮紧等,常用药如麻黄、桂枝、荆芥、生姜、紫苏、防风、细辛、苍耳子等。

2. 发散风热药 主治风热表证,症见发热、恶寒、汗出、咽喉肿痛、口渴、苔薄黄、脉浮数等,常用药如薄荷、菊花、桑叶、升麻、柴胡等。

部分药物兼能宣肺、利水、透疹、祛风湿等,用于咳喘、水肿、疹发不畅及风湿痹痛(表5-1)。

表5-1 常用解表药简表

药名	性味归经	功效	效用特点
麻黄	辛、微苦,温 归肺、膀胱经	发汗散寒,利水消肿,宣肺平喘	发汗力强;解表宜生用,平喘宜蜜炙
桂枝	辛、甘,温 归心、肺、膀胱经	发汗解肌,温通经脉,助阳化气,平冲降气	走表又走里;长于助阳、温中散寒
荆芥	辛,微温 归肺、肝经	解表祛风,透疹,消疮	解表祛风通用药
生姜	辛,微温 归肺、脾、胃经	解表散寒,温中止呕,化痰止咳,解鱼蟹毒	呕家圣药;解生南星、生半夏毒;解鱼蟹毒
紫苏	辛,温 归肺、脾经	解表散寒,行气和胃	叶重在发表散寒;梗重在理气宽中,安胎
防风	辛、甘,微温 归膀胱、肝、脾经	祛风解表,胜湿止痛,止痉	治风通用药
细辛	辛,温 归心、肺、肾经	祛风散寒,祛风止痛,通窍,温肺化饮	治风寒、风湿所致诸痛及鼻渊鼻塞头痛之良药;寒饮伏肺之要药
苍耳子	辛、苦,温,有毒 归肺经	散风寒,通鼻窍,祛风湿	治外感鼻塞头痛之佳品;鼻渊头痛之要药
薄荷	辛,凉 归肺、肝经	疏散风热,清利头目,利咽,透疹,疏肝行气	善散上焦风热;入煎剂后下
菊花	甘、苦,微寒 归肺、肝经	散风清热,平肝明目,清热解毒	疏散风热用黄菊花;平肝明目用白菊花
桑叶	甘、苦,寒 归肺、肝经	疏散风热,清肺润燥,清肝明目	清肺止咳宜蜜炙
升麻	辛、微甘,微寒 归肺、脾、胃、大肠经	发表透疹,清热解毒,升举阳气	善治阳明头痛;蜜炙升阳,生用透疹清热
柴胡	辛、苦,微寒 归肝、胆、肺经	退热,疏肝解郁,升举阳气	为和解少阳、疏肝解郁调经、升阳举陷之要药

(二)清热药

以清泄里热为主要功效,以治疗里热证为主的药物,称为清热药。根据清热药的性能特点,分为清热泻火药、清热燥湿药、清热凉血药、清热解毒药、清虚热药五类(表5-2)。

表5-2 常用清热药简表

药名	性味归经	功效	效用特点
石膏	甘、辛,大寒 归肺、胃经	生用:清热泻火,除烦止渴 煅用:收湿敛疮,生肌止血	治气分高热、肺胃实热之要药;入煎剂宜打碎先煎
知母	苦、甘,寒 归肺、胃、肾经	清热泻火,滋阴润燥	善清上中下三焦之热;上能清肺润燥,中能清胃生津,下能滋阴降火
决明子	甘、苦、咸,微寒 归肝、大肠经	清肝明目,润肠通便	治目赤肿痛及目暗不明之要药;治热结肠燥便秘之佳品

药名	性味归经	功效	效用特点
夏枯草	辛、苦，寒 归肝、胆经	清肝泻火，明目，散结消肿	治肝阳眩晕、目珠夜痛及瘰疬肿结之要药
密蒙花	甘，微寒 归肝经	清热泻火，养肝明目，退翳	目疾专用药
黄芩	苦，寒 归肺、胆、脾、大肠、小肠经	清热燥湿，泻火解毒，止血，安胎	善除中上焦之湿热；清肺与大肠之火
黄连	苦，寒 归心、脾、胃、肝、胆、大肠经	清热燥湿，泻火解毒	善清心胃之火；除中焦湿热；治湿热泻痢要药
黄柏	苦，寒 归肾、膀胱经	清热燥湿，泻火除蒸，解毒疗疮	善除下焦湿热
龙胆	苦，寒 归肝、胆经	清热燥湿，泻肝胆火	善泻肝胆实火；除下焦湿热；治肝胆湿热之要药
生地黄	甘，寒 归心、肝、肾经	清热凉血，养阴生津	善清解营血分之热；鲜品长于清热，干品长于滋阴
玄参	甘、苦、咸，微寒 归肺、胃、肾经	清热凉血，滋阴降火，解毒散结	为清凉滋润解散之品；反藜芦
牡丹皮	苦、辛，微寒 归心、肝、肾经	清热凉血，活血化瘀	凉血不留瘀，活血不动血
水牛角	苦，寒 归心、肝经	清热凉血，解毒，定惊	治高热神昏、血热斑疹及出血常用药；锉碎先煎或冲服
连翘	苦，微寒 归肺、心、小肠经	清热解毒，消肿散结，疏散风热	疮家圣药
板蓝根	苦，寒 归心、胃经	清热解毒，凉血消斑	善凉血利咽
金银花	甘，寒 归肺、心、胃经	清热解毒，疏散风热	凡热毒或风热所致病症皆可
鱼腥草	辛，微寒 归肺经	清热解毒，消痈排脓，利尿通淋	治肺痈要药；治热淋涩痛常用药；不宜久煎
土茯苓	甘、淡，平 归肝、胃经	解毒，除湿，通利关节	治梅毒要药；治湿浊下注及湿疮湿疹之佳品
白头翁	苦，寒 归胃、大肠经	清热解毒，凉血止痢	热毒血痢之良药；阿米巴痢疾之要药
青蒿	苦、辛，寒 归肝、胆经	清虚热，除骨蒸，解暑热，截疟，退黄	为截疟要药；不宜久煎
地骨皮	甘，寒 归肺、肝、肾经	凉血除蒸，清肺降火	善治有汗骨蒸；治肺热咳嗽常用药

1. 清热泻火药 主治温病气分实热证和脏腑火热证，症见高热、汗出、烦渴、舌苔黄燥、脉洪数有力等，常用药如石膏、知母、决明子、夏枯草、密蒙花等。

2. 清热燥湿药 主治里湿热证，症见热痢、热泻、阳黄、湿疹等，常用药如黄芩、黄连、黄柏、龙胆等。

3. 清热凉血药 主治温病气分、营分、血分等实热证及血热出血证，症见斑疹隐现、出血、躁狂、神昏谵语、舌质红绛等，常用药如生地黄、玄参、牡丹皮、水牛角等。

4. 清热解毒药 主治实热火毒诸症，症见咽喉肿痛、热毒发斑、痈肿疮疡、热毒泻痢等，常用药如连翘、板蓝根、金银花、鱼腥草、土茯苓、白头翁等。

5. 清虚热药　主治阴虚内热证，症见骨蒸潮热、五心烦热、虚烦不寐、盗汗、舌红、少苔、脉细数等，常用药如青蒿、地骨皮等。

（三）泻下药

以通利大便、排除肠内积滞和体内积水为主要功效的药物，称为泻下药。根据泻下药的性能特点，分为攻下药、润下药和峻下逐水药三类（表5-3）。

表5-3　常用泻下药简表

药名	性味归经	功效	效用特点
大黄	苦，寒 归脾、胃、大肠、肝、心包经	泻下攻积，清热泻火，凉血解毒，逐瘀通经，利湿退黄	生用泻下作用强烈，有将军之称；入汤剂宜后下
芒硝	咸、苦，寒 归胃、大肠经	泻下通便，润燥软坚，清火消肿	内服为治实热内结、燥屎坚硬难下之要药；外用为治疮肿、痔疮肿痛常用药
火麻仁	甘，平 归脾、胃、大肠经	润肠通便	治肠燥便秘之要药
郁李仁	辛、苦、甘，平 归脾、大肠、小肠经	润肠通便，下气利水	尤善治肠燥便秘兼气滞者；宜治水肿胀满、脚气浮肿兼二便不利者
甘遂	苦，寒；有毒 归肺、肾、大肠经	泻下逐饮，消肿散结	治水肿、风痰癫痫及疮毒之猛药
牵牛子	苦，寒；有毒 归肺、肾、大肠经	泻下通便，消痰涤饮，杀虫攻积	治水肿、痰饮、便秘之猛药；治食积、虫积之良药；畏巴豆
巴豆	辛，热；大毒 归肺、胃、大肠经	峻下冷积，逐水退肿，祛痰利咽，外用蚀疮去腐	制成巴豆霜以减毒

1. 攻下药　主治里实积滞证，如燥热便秘、宿食停积等，常用药如大黄、芒硝等。

2. 润下药　主治因年老体弱、产后血虚、病后津伤等引起的肠燥便秘，常用药如火麻仁、郁李仁等。

3. 峻下逐水药　主治里实积滞重证，如胸腹积水、水肿、痰饮积聚、喘满壅实等，常用药如甘遂、牵牛子、巴豆等。

（四）祛风湿药

以祛风湿、解除痹痛为主要功效，治疗风湿痹证的药物，称为祛风湿药。风湿痹证见肢体疼痛，关节不利，筋脉拘挛等。常用药如独活、威灵仙、秦艽、五加皮、桑寄生等。部分药物兼可散寒、清热、舒筋、活络、止痛、解表、强筋骨、补肝肾等，治疗痹证兼肝肾不足、外感表证夹湿、头风头痛等（表5-4）。

表5-4　常用祛风湿药简表

药名	性味归经	功效	效用特点
独活	辛、苦、微温，归肾、膀胱经	祛风除湿，通痹止痛	善治少阴伏风头痛、下半身风寒湿痹
威灵仙	辛、咸，温，归膀胱经	祛风湿，通经络	治痹痛拘挛麻木之要药
秦艽	咸、辛，温；归膀胱经	祛风湿，止痹痛，退虚热，清湿热	治痹证通用药，以风湿热痹最佳
五加皮	辛、苦、微甘，归肝、肾经	祛风除湿，补益肝肾，强筋壮骨，利水消肿	治风寒湿痹、筋骨软弱或四肢拘挛之要药
桑寄生	苦、甘，平，归肝、肾经	祛风湿，补肝肾，强筋骨，安胎	治风湿痹痛兼肝肾不足之要药；治肝肾亏虚之腰膝酸软、胎漏、胎动不安之佳品

（五）芳香化湿药

以化湿辟浊、醒脾和胃为主要功效，治疗湿阻中焦证的药物，称为芳香化湿药。湿阻中焦证见脘腹痞满、厌食体倦、呕吐泛酸、大便溏薄、舌苔白腻等。常用药如藿香、苍术、厚朴、佩兰等（表5-5）。

表5-5　常用芳香化湿药简表

药名	性味归经	功效	效用特点
藿香	辛，微温 归脾、胃、肺经	芳香化浊，和中止呕，发表解暑	善治湿阻中焦及阴寒闭暑
苍术	辛、苦，温 归脾、胃、肝经	燥湿健脾，祛风散寒，明目	治湿阻中焦之要药
厚朴	辛、苦，温 归脾、胃、肺、大肠经	燥湿消痰，下气除满	治湿阻、食积、气滞所致脘腹胀满之要药
佩兰	辛，平 归脾、胃、肺经	芳香化湿，醒脾开胃，发表解暑	善治湿阻中焦、脾经湿热、暑湿及湿温初期

（六）利水渗湿药

以通利水道、利尿渗湿为主要功效，治疗水湿病证为主的药物，称为利水渗湿药。水湿病证见小便不利、水肿、黄疸、腹泻、痰饮等。常用药如茯苓、泽泻、薏苡仁、车前子、滑石、茵陈、金钱草、海金沙、木通等（表5-6）。

表5-6　常用利水渗湿药简表

药名	性味归经	功效	效用特点
茯苓	甘、淡，平 归心、肺、脾、肾经	利水渗湿，健脾，宁心	利水渗湿之要药
泽泻	甘、淡，寒 归膀胱、肾经	利水渗湿，泄热，化浊降脂	善泄肾与膀胱之热
薏苡仁	甘、淡，微寒 归肺、脾、胃经	利水渗湿，健脾止泻，除痹，清热排脓，解毒散结	利水而不伤正，健脾而不滋腻
车前子	甘，寒 归肝、肾、肺、小肠经	利尿通淋，渗湿止泻，明目，清热，化痰	利小便，实大便
滑石	甘、淡，寒 归肺、膀胱、胃经	利尿通淋，清解暑热，外用收湿敛疮	治湿热淋痛之良药；善治暑湿、湿温
茵陈	辛、苦，微寒 归脾、胃、肝、胆经	清利湿热，退黄	治湿热黄疸之要药
金钱草	甘、淡，微寒 归肾、膀胱、肝、胆经	利湿退黄，解毒消肿，利尿通淋	治石淋要药；治湿热黄疸、肝胆结石之佳品
海金沙	甘、咸，寒 归小肠、膀胱经	清利湿热，通淋止痛	治淋证涩痛与水肿；尤善治尿道涩痛
木通	苦，寒 归心、小肠、膀胱经	利尿通淋，通经下乳，清心除烦	治湿热淋痛与水肿之要药；治心火上炎、下移小肠之良药；治乳汁不下及湿热痹痛之佳品

（七）温里药

以温里祛寒、温补阳气要功效，治疗里寒证的药物，称为温里药。里寒证见脘腹冷痛、吐逆泻痢等；亡阳证见面色白、汗出肢冷、下利清谷、小便清长、四肢厥冷，脉微欲绝等。常用药如附子、肉桂、干姜、吴茱萸等（表5-7）。

表5-7　常用温里药简表

药名	性味归经	功效	效用特点
附子	辛、甘，大热；有毒 归心、肾、脾经	回阳救逆，补火助阳，散寒止痛	回阳救逆之要药；散阴寒、除风湿、止疼痛之猛药；先煎、久煎
肉桂	辛、甘，大热 归心、肝、肾、脾经	补火助阳，温通经脉，引火归元，散寒止痛	治下阳虚冷、虚阳上浮之要药；治阳虚中寒之佳品；后下；畏赤石脂
干姜	辛，热 归脾、胃、肾、心、肺经	温中散寒，回阳通脉，温肺化饮	为温中散寒之要药
吴茱萸	辛、苦，热；小毒 归脾、胃、肾、肝经	散寒止痛，降逆止呕，助阳止泄	治中寒肝逆或寒郁肝脉诸痛之佳品；经寒痛经、寒湿脚气、虚寒泄泻之要药

（八）理气药

以疏理气机、消除气滞为主要功效，治疗气滞证或气逆证的药物，称为理气药。气滞证或气逆证见脘腹胀痛、嗳气吞酸、恶心呕吐、胁肋胀痛、胸闷不舒、疝气疼痛、乳房胀痛、月经不调、胸闷胸痛、咳嗽气喘等。常用药如陈皮、木香、沉香、香附、薤白、枳实等（表5-8）。

表5-8　常用理气药简表

药名	性味归经	功效	效用特点
陈皮	辛、苦，温 归脾、肺经	理气健脾，燥湿化痰	治气滞、湿阻、痰壅之证，兼寒者最宜
木香	辛、苦，温 归脾、胃、大肠、三焦、胆经	行气止痛，健脾消食	行气调中止痛之要药；肠胃气滞有寒兼食积者最宜
沉香	辛、苦，温 归脾、胃、肾经	行气止痛，温中止呕，纳气平喘	集理气、降气、纳气为一体，温而不燥，行而不泄，无破气之害
香附	辛、微苦、甘，平 归肝、脾、三焦经	疏肝解郁，调经止痛，理气宽中	气病之总司，妇科之主帅；调经止痛之要药
薤白	辛、苦，温 归心、肺、胃、大肠经	通阳散结，行气导滞	治胸痹之要药；治胃肠气滞、泻痢后重之佳品
枳实	辛、苦、酸，微寒 归脾、胃经	破气消积，化痰除痞	治胃肠积滞及痰滞胸痹之要药

（九）消食药

以消食导滞、增进食欲为主要功效，治疗饮食积滞证的药物，称为消食药。饮食积滞证见脘腹胀痛、嗳腐吞酸、恶心呕吐、大便不爽等。常用药如山楂、麦芽、鸡内金等（表5-9）。

表5-9　常用消食药简表

药名	性味归经	功效	效用特点
山楂	酸、甘，微温 归脾、胃、肝经	消食健脾，行气化瘀，化浊降脂	善消肉食积滞
麦芽	甘，平 归脾、胃经	行气消食，回乳消胀，健脾开胃	善消淀粉性食物积滞
鸡内金	甘，平 归脾、胃、小肠、膀胱经	健脾消食，涩精止遗，通淋化石	消食运脾之要药

（十）止血药

以制止体内外出血为主要功效，治疗各种出血病证的药物，称止血药。出血病证见咯血、吐血、便血、尿血、衄血、崩漏及创伤出血等。常用药如三七、白茅根、大蓟、小蓟、棕榈炭、艾叶、藕节、槐花等（表5-10）。

表 5 – 10 常用止血药简表

药名	性味归经	功效	效用特点
三七	甘、微苦，温 归肝、胃经	化瘀止血，消肿定痛	止血不留瘀，化瘀不伤正；治出血、瘀血诸证之良药
白茅根	甘，寒 归肺、胃、膀胱经	凉血止血，清热利尿	甘寒不伤胃，利尿不伤津；治血热妄行之要药；湿热蕴结之佳品
大蓟	甘、苦，凉 归肝、心经	凉血止血、散瘀消痈解毒	治血热出血之要药，疮痈肿毒常用药
小蓟	甘、苦，凉 归肝、心经	凉血止血、散瘀消痈解毒	善治尿血、血淋，力弱于大蓟
棕榈炭	苦、涩，平 归肝、肺、大肠经	收敛止血	专攻收敛止血；治出血无瘀者最佳
艾叶	辛、苦，温；小毒 归肝、脾、肾经	温经止血，散寒止痛，外用祛湿止痒	治虚寒性出血之要药；不宜过服、久服；阴虚火旺者慎用
藕节	甘、涩，平 归肝、肺、胃经	收敛止血，化瘀	鲜品治血热出血；炒炭治出血，寒热皆可
槐花	苦，微寒 归肝、大肠经	凉血止血，清肝泻火	治便血与痔疮出血之要药；肝热目赤头痛之良药

（十一）活血化瘀药

以疏通血脉、促进血行、消散瘀血为主要功效的药物，称为活血化瘀药。根据活血化瘀药的性能特点，分为活血止痛药、活血调经药、活血疗伤药和破血消癥药四类（表 5 – 11）。

1. 活血止痛药　主治气血瘀滞所致的各种痛证，常用药如川芎、郁金、乳香、没药等。

2. 活血调经药　主治血行不畅所致的月经不调、痛经、经闭、产后瘀滞腹痛，常用药如丹参、红花、桃仁、益母草、牛膝等。

3. 活血疗伤药　有消肿止痛、续筋接骨、止血生肌之功，主治骨折筋损、跌打损伤等伤科疾患，常用药如土鳖虫、水蛭等。

4. 破血消癥药　能破血逐瘀、消癥散积，主治癥瘕积聚，常用药如三棱、莪术等。

表 5 – 11 常用活血化瘀药简表

药名	性味归经	功效	效用特点
川芎	辛，温 归肝、胆、心包经	行气活血，祛风止痛	血中之气药；治风寒或血瘀头痛之要药
郁金	辛、苦，寒 归肝、心、肺经	活血止痛，行气解郁，清心凉血，利胆退黄	活血行气凉血之要药
乳香	辛、苦，温 归心、肝、脾经	活血止痛，消肿生肌	外伤科要药
没药	辛、苦，平 归心、肝、脾经	散瘀定痛，消肿生肌	功同乳香，性平无寒热之偏
红花	辛，温 归心、肝经	活血通经，散瘀止痛	小量活血通经，大量则破血催产；为活血祛瘀、通经止痛之要药
桃仁	苦、甘，平 归心、肝、大肠经	活血祛瘀，润肠通便，止咳平喘	治血瘀诸证之要药；常用治燥秘、肠痈、肺痈、咳喘
丹参	苦，微寒 归心、肝经	活血祛瘀，通经止痛，清心除烦，凉血消痈	一味丹参散，功同四物汤，为祛瘀生新、凉血清心之品；妇科调经常用药；反藜芦
益母草	苦、辛，微寒 归肝、心包、膀胱经	活血调经，利尿消肿，清热解毒	善治瘀血经产诸病

续表

药名	性味归经	功效	效用特点
牛膝	苦、甘、酸，平 归肝、肾经	逐瘀通经，补肝肾，强筋骨，利尿通淋，引血下行	治腰膝酸软、筋骨无力之要药
土鳖虫	咸，寒；小毒 归肝经	破血逐瘀，续筋接骨	伤科常用药
水蛭	咸、苦，平；小毒 归肝经	破血通经，逐瘀消癥	破血逐瘀消癥之良药
三棱	辛、苦，平 归肝、脾经	破血行气，消积止痛	长于破血；与莪术配伍增强破血行气之功
莪术	辛、苦，温 归肝、脾经	行气破血，消积止痛	偏于破气

（十二）化痰止咳平喘药

以祛除痰涎、止咳平喘为主要功效的药物，称为化痰止咳平喘药。根据化痰止咳平喘的性能特点，分为化痰药和止咳平喘药两类（表5–12）。

1. 化痰药　主治各种痰证，症见咳嗽痰多、痰饮喘逆等。还可治疗因痰邪所致癫痫、惊厥、痰核、瘰疬、阴疽流注、半身不遂等证，常用药如半夏、桔梗、川贝母、旋覆花、竹沥、竹茹、天竺黄等。

2. 止咳平喘药　主治咳嗽、气喘等证，常用药如杏仁、款冬花、百部、枇杷叶、胖大海等。

表5–12　常用化痰止咳平喘药简表

药名	性味归经	功效	效用特点
半夏	辛、温，有毒 归脾、胃、肺经	燥湿化痰，降逆止呕，消痞散结	治湿痰、寒痰、呕吐之要药
桔梗	苦、辛，平 归肺经	宣肺，利咽，祛痰，排脓	治咳嗽痰多、咽痛音哑、肺痈吐脓
川贝母	苦、甘，微寒 归肺、心经	清热润肺，化痰止咳，散结消痈	清润之品，治肺热燥咳，虚劳咳嗽之要药；反乌头类
旋覆花	苦、辛、咸，微温 归肺、脾、胃、大肠经	降气，消痰，行水，止呕	治肺胃气逆之要药
竹沥	甘，寒 归心、肺、肝经	清热豁痰，清心定惊	治痰热咳喘、胶结难出之要药；痰热蒙蔽清窍之佳品
竹茹	甘，微寒 归肺、胃、心、胆经	清热化痰，除烦，止呕	治胃热呕吐之要药
天竺黄	甘，寒 归心、肝经	清热豁痰，凉心定惊	治痰热惊痫与中风痰壅之要药
杏仁	苦，微温；小毒 归肺、大肠经	降气止咳平喘，润肠通便	用于咳喘兼便秘
款冬花	辛、微苦，温 归肺经	润肺下气，止咳化痰	治寒嗽最宜
百部	甘、苦，微温 归肺经	润肺下气止咳，外用杀虫灭虱	善治痨嗽及百日咳；治新久咳嗽之要药；头虱、体虱及蛲虫病之佳品

知识链接

从"杏林"的典故了解杏仁

"杏林"的典故源于三国时期的名医董奉。董奉在庐山行医，他为人治病不收取钱物，但要求凡是重病被治好了，要在他的园子里栽种5棵杏树；轻病被治好了，则栽种1棵。由于他医术高明，医德高尚，远近患者纷纷前来求治，数年之间所种植的杏树，成为一片杏林。

后来"杏林"成为了中医学界的代称。董奉的故事诠释了"大医精诚"和"医为仁术"的精神，作为医生除了要有高明的医术，还应该有高尚的医德和仁心才能更好地治病救人。作为当代医学生，也应该以仁德为重，以救死扶伤为己任，为祖国医疗卫生事业的发展贡献力量。

（十三）平肝息风药

以平肝潜阳、平抑肝阳、息风止痉为主要功效的药物，称为平肝息风药。根据平肝息风药的性能特点，分为平肝潜阳药和息风止痉药两类（表5-13）。

1. 平肝阳药 主治肝阳上亢证，常用药如石决明、珍珠母、牡蛎、赭石等。

2. 息肝风药 主治温热病热极生风、肝阳化风、血虚生风等证，常用药如天麻、钩藤、全蝎、蜈蚣等。

表5-13 常用平肝息风药简表

药名	性味归经	功效	效用特点
石决明	咸，寒 归肝经	平肝潜阳，清肝明目	治肝阳上亢及肝热目疾之要药
珍珠母	咸，寒 归心、肝经	平肝潜阳，安神定惊，明目退翳	生品治阳亢头痛眩晕、目赤肿痛；煅品治湿疹
牡蛎	咸，微寒 归肾、肝、胆经	潜阳补阴，重镇安神，软坚散结	生品质重；煅品性涩收敛
赭石	苦，寒 归心、肝、肺、胃经	平肝潜阳，重镇降逆，凉血止血	生品平肝降逆；煅品止血
天麻	甘，平 归肝经	息风止痉，平抑肝阳，祛风通络	对肝阳、肝风诸证，无论寒热虚实皆宜
钩藤	甘，微寒 归肝、心包经	息风定惊，清热平肝	兼治外感风热、头痛目赤、麻疹不透
全蝎	辛，平；有毒 归肝经	息风止痉，攻毒散结，通络止痛	善治头痛及风湿顽痹
蜈蚣	辛，温；有毒 归肝经	息风止痉，攻毒散结，通络止痛	药力强于全蝎；研末吞服

（十四）开窍药

以通闭开窍、苏醒神志为主要功效的药物，称为开窍药。主治因热陷心包或痰浊闭阻神窍所致闭证，症见神昏、惊痫卒中、昏厥、口噤等。寒闭者见面青、身冷、苔白、脉迟；热闭者见面赤身热、苔黄、脉数。常用药如麝香、冰片、石菖蒲、苏合香等（表5-14）。

表5-14 常用开窍药简表

药名	性味归经	功效	效用特点
麝香	辛，温 归心、脾经	开窍醒神，活血通经，消肿止痛	开窍醒神之良药；活血通经、止痛之佳品；不入煎剂
冰片	辛，苦，微寒 归心、脾、肺经	开窍醒神，清热止痛	治神昏窍闭之要药；热毒肿痛之良药；不入煎剂
石菖蒲	辛、苦，温 归心、胃经	开窍豁痰，醒神益智，化湿开胃	善化痰湿、开窍
苏合香	辛，温 归心、脾经	开窍，止痛，辟秽	阴虚火旺者慎用；不入煎剂

（十五）补虚药

以补益正气，改善脏腑功能，增强体质，提高抗病能力为主要功效，治疗虚证的药物，称为补虚药。根据补虚药的性能特点，分为补气药、补血药、补阴药和补阳药四类（表5-15）。

表5-15　常用补虚药简表

药名	性味归经	功效	效用特点
人参	甘，微苦，微温 归脾、肺、心、肾经	大补元气，复脉固脱，补脾益肺，生津养血，安神益智	补气强身之要药，补气力强，范围广；反藜芦，畏五灵脂，恶莱菔子、皂荚
黄芪	甘，微温 归肺、脾经	补气升阳，固表止汗，利水消肿，生津养血，行滞通痹，托毒排脓，敛疮生肌	善治脾虚中气下陷和气虚自汗
党参	甘，平 归脾、肺经	健脾益肺，养血生津	补气之力逊于人参
西洋参	甘、微苦，微寒 归心、肺、肾经	补气养阴，清热生津	善治心气阴两虚或阴虚津伤证，兼热者
甘草	甘，平 归心、肺、脾、胃经	补脾益气，清热解毒，祛痰止咳，缓急止痛，调和诸药	反甘遂、芫花、海藻、大戟；不宜大量久服
山药	甘，平 归脾、肺、肾经	补脾养胃，生津益肺，补肾涩精	治气虚、气阴两虚之佳品；肾虚不固之要药
白芍	苦、酸，微寒 归肝、脾经	养血调经，敛阴止汗，柔肝止痛，平抑肝阳	反藜芦
当归	甘、辛，温 归肝、心、脾经	补血活血，调经止痛，润肠通便	内科补血之佳品；妇科调经之要药；外、伤科消肿疗伤常用
阿胶	甘，平 归肺、肝、肾经	补血滋阴，润燥，止血	血肉有情之品；治血虚、阴虚诸证之要药
熟地黄	甘，微温 归肝、肾经	补血滋阴，益精填髓	治血虚精亏或阴液不足之要药
龙眼肉	甘，温 归心、脾经	补益心脾，养血安神	治心脾两虚或气血不足之良药
何首乌	甘、苦、涩，微温 归心、肝、肾经	消痈，润肠通便，解毒，截疟	不腻不燥，滋补良药；长于治疗精血不足之须发早白
麦冬	甘、微苦，微寒 归心、肺、胃经	养阴生津，润肺清心	滋养清润之品
南沙参	甘，微寒 归肺、胃经	养阴清肺，益胃生津，化痰，益气	北沙参善治肺胃阴虚有热；南沙参能益气，祛痰
玉竹	甘，微寒 归肺、胃经	养阴润燥，生津止渴	滋阴不恋邪，治阴虚外感
枸杞子	甘，平 归肝、肾经	滋补肝肾，益精明目	善补肝肾而明目
石斛	甘，微寒 归肾、胃经	益胃生津，滋阴清热	鲜用药力强；干品入煎剂需先下
女贞子	甘、苦，微寒 归肾、肝经	滋补肝肾，明目乌发	善治肝肾亏虚所致须发早白，视物不清
鹿茸	甘、咸，温 归肾、肝经	强筋骨，益精血，调冲任，托疮毒，壮肾阳	血肉有情之品；药力峻猛，小量开始，逐渐加量
杜仲	甘，温 归肾、肝经	补肝肾，强筋骨，安胎	治肾虚腰膝酸痛或筋骨无力之要药；肝肾亏虚胎漏或胎动之佳品
续断	甘、辛，微温 归肾、肝经	补肝肾，强筋骨，续折伤，止崩漏	内科补肝肾、妇科止崩漏、伤科疗折伤之要药
冬虫夏草	甘，平 归肾、肺经	补肾益肺，止血化痰	治肺肾亏虚之要药

续表

药名	性味归经	功效	效用特点
巴戟天	甘、辛，微温 归肝、肾经	补肝肾，强筋骨，祛风湿	治肾阳虚衰或兼风湿之要药

1. 补气药　主治气虚证，如脾气虚之神倦乏力、纳差、便溏、浮肿、脱肛；肺气虚之少气、汗出、动则喘促等，常用药如人参、黄芪、党参、西洋参、甘草、山药等。

2. 补血药　主治血虚证，症见面色萎黄、唇甲色淡、头晕眼花、心悸不寐，妇女经少、经闭、经淡或月经不调等，常用药如白芍、当归、阿胶、熟地黄、龙眼肉、何首乌等。

3. 补阴药　主治阴虚证，如肺阴虚之口干咽燥、干咳少痰；胃阴虚之口渴、干呕；肝阴虚之目干目涩、筋脉挛急；肾阴虚之腰膝酸软、潮热盗汗等，常用药如麦冬、南沙参、玉竹、枸杞子、石斛、女贞子等。

4. 补阳药　主治阳虚证，如肾阳虚之畏寒肢冷、尿频便稀、阳痿遗精；脾阳虚之脘腹冷痛、食少、便溏；心阳虚之胸闷心痛、喘满、汗冷、脉结代等，常用药如鹿茸、杜仲、续断、冬虫夏草、巴戟天等。

（十六）安神药

以镇惊养心、安定神志为主要功效，治疗神志失常病证的药物，称为安神药。神志失常病证见心神不宁、心悸怔忡、失眠多梦及惊风、癫痫等。根据安神药的性能特点，分为重镇安神药和养心安神药两类（表5-16）。

表5-16　常用安神药简表

药名	性味归经	功效	效用特点
远志	苦、辛，温 归心、肾、肺经	安神益智，交通心肾，祛痰，消肿	善治心神不安或痰阻心窍诸证
合欢皮	甘，平 归心、肝、肺经	解郁安神，活血消肿	善解郁而定神志

1. 重镇安神药　以矿物、化石、介壳类质重药物为主，重在镇定神志，主治因阳热内盛所致躁动不安、心神不宁等，常用药如磁石、朱砂等。

2. 养心安神药　以质润性补的植物种子类药物为主，重在养心滋阴，主治因心血不足所致心悸、多梦、失眠、健忘等，常用药如酸枣仁、远志、合欢皮等。

（十七）收涩药

以收敛固涩为主要功效的药物，治疗各种滑脱证的药物称为收涩药。各种滑脱证如自汗、久泻、脱肛、遗精、遗尿、带下、崩漏等。常用药如乌梅、五味子、莲子、芡实、罂粟壳、山茱萸、海螵蛸、桑螵蛸等（表5-17）。

表5-17　常用收涩药简表

药名	性味归经	功效	效用特点
乌梅	酸、涩，平 归脾、肺、肝、大肠经	敛肺，涩肠，生津，安蛔	善治虚热消渴；治蛔厥腹痛之要药
五味子	酸、甘，温 归肺、心、肾经	收敛固涩，益气生津，补肾宁心	上能敛肺止咳平喘，下能滋肾涩精止泄，内能生津宁心安神，外能固表收敛止汗
莲子	甘、涩，平 归脾、肾、心经	补脾止泄，止带，益肾涩精，养心安神	药食两用，补虚与固涩兼具

续表

药名	性味归经	功效	效用特点
芡实	甘、涩，平 归脾、肾经	补脾止泄，益肾固精，祛湿止带	药食两用，补而不腻，涩而不留湿
罂粟壳	酸、涩，平；有毒 归肺、大肠、肾经	敛肺，涩肠，止痛	治痛证之要药；易成瘾
山茱萸	酸、涩，微温 归肝、肾经	补益肝肾，收涩固脱	温补固涩之品，阴阳并补
海螵蛸	咸、涩，温 归脾、肾经	收敛止血，涩精止带，制酸止痛，收湿敛疮	善治崩漏带下，为妇科之良药
桑螵蛸	甘、咸，平 归肝、肾经	固精缩尿，补肾助阳	治肾阳亏虚，精滑不固之要药

（十八）涌吐药

以涌吐毒物、宿食、痰涎为主要功效的药物，称为涌吐药。主治误食毒物存留胃中，宿食停滞胃脘不化，顽痰留滞胸膈，痰涎阻塞气道等。常用药如常山、瓜蒂、藜芦等（表5-18）。

表5-18　常用涌吐药简表

药名	性味归经	功效	效用特点
常山	苦、辛，寒；有毒 归肺、心、肝经	涌吐痰涎，截疟	善治胸中痰饮；治疟疾寒热之要药
瓜蒂	苦，寒；有毒 归胃经	涌吐痰食，外用祛湿热	善涌吐痰热、宿食
藜芦	辛，苦，寒；有毒 归肺、胃、肝经	涌吐风痰，杀虫疗癣	善治风痰所致的癫痫、中风、喉痹

（十九）驱虫药

以驱除或杀灭寄生虫为主要功效，治疗肠道寄生虫病的药物，称为驱虫药。常用药如槟榔、使君子、雷丸等（表5-19）。

表5-19　常用驱虫药简表

药名	性味归经	功效	效用特点
槟榔	苦、辛，温 归胃、大肠经	杀虫，行气，消积，利水，截疟	善杀绦虫、姜片虫；兼缓泻而促排虫体
使君子	甘，温 归脾、胃经	杀虫，消积	治蛔虫、蛲虫病之佳品；小儿疳积之要药
雷丸	苦，寒 归大肠、胃经	杀虫，消积	治绦虫病之佳品；不入煎剂

（二十）外用药

以在体表施用为主的药物，称为外用药。适用于外科、皮肤科及五官科等病证。外用药多有不同程度的毒性，剂量不宜过大，不宜长期使用，亦不可大面积使用，以防中毒。根据外用药的性能特点，分为攻毒杀虫燥湿止痒药和拔毒消肿敛疮生肌药两类（表5-20）。

表5-20　常用外用药简表

药名	性味归经	功效	效用特点
雄黄	辛，温；有毒 归肝、大肠经	解毒杀虫，燥湿祛痰，截疟	为治疮杀毒要药；孕妇忌用

续表

药名	性味归经	功效	效用特点
硫黄	酸，温；有毒 归肾、大肠经	解毒杀虫疗疮	内服补火助阳通便；不宜与芒硝、玄明粉同服；孕妇忌用
白矾	酸、涩，寒 归肺、脾、肝、大肠经	解毒杀虫，燥湿止痒	内服止血止泻，祛除风痰
土荆皮	辛，温；有毒 归肺、脾经	杀虫，止痒，疗癣	治癣痒之要药
蟾酥	辛，温；有毒 归心经	解毒，止痛，开窍醒神	外用不可入目；孕妇忌用
炉甘石	甘，平 归肝、脾经	收湿止痒，敛疮，解毒，明目退翳	治外科疮疹湿痒要药；眼科外用药中退翳除障通用药

1. 攻毒杀虫燥湿止痒药 有解毒疗疮、攻毒杀虫、燥湿止痒功效，用于虫蛇咬伤、湿疹、疮痈、顽癣、梅毒等，常用药如雄黄、硫黄、白矾、土荆皮等。

2. 拔毒消肿敛疮生肌药 有拔毒化腐、生肌敛疮、消肿止痛功效，用于皮肤湿疹瘙痒、痈疽疮疡溃后难以生肌愈合、口疮、目赤翳障等，常用药如蟾酥、炉甘石等。

二、常用中成药

（一）解表剂

1. 辛温解表

常用辛温解表中成药如下（表5-21）。

表5-21　常用辛温解表中成药简表

药名	组成	功效	主治
小青龙合剂	麻黄、桂枝、白芍、干姜、细辛、炙甘草、法半夏、五味子	解表化饮，止咳平喘	风寒水饮，恶寒发热，无汗，喘咳痰稀
荆防颗粒	荆芥、防风、羌活、独活、柴胡、前胡、川芎、枳壳、茯苓、桔梗、甘草	发汗解表，散风祛湿	风寒感冒，头痛身痛，恶寒无汗，鼻塞清涕，咳嗽白痰
九味羌活丸	羌活、防风、苍术、细辛、川芎、白芷、黄芩、甘草、地黄	疏风解表，散寒除湿	外感风寒挟湿导致的恶寒发热无汗，头痛且重，肢体酸痛
正柴胡饮颗粒	柴胡、陈皮、防风、赤芍、甘草、生姜	发散风寒，解热止痛	外感风寒初起：发热恶寒，无汗，头痛，鼻塞，喷嚏，咽痒咳嗽，四肢酸痛

2. 辛凉解表

常用辛凉解表中成药如下（表5-22）。

表5-22　常用辛凉解表中成药简表

药名	组成	功效	主治
银翘解毒丸	金银花，连翘，薄荷，荆芥，淡豆豉，牛蒡子（炒），桔梗，淡竹叶，甘草	辛凉解表，清热解毒	风热感冒，症见发热头痛，咳嗽口干，咽喉疼痛
桑菊感冒片	桑叶，菊花，连翘，薄荷脑素油，苦杏仁，桔梗，甘草，芦根	疏散风热，宣肺止咳	用于风热感冒初起，头痛，咳嗽，口干，咽痛
风热感冒颗粒	板蓝根、连翘、薄荷、牛蒡子、菊花、苦杏仁、桑枝、芦根、桑叶、六神曲、荆芥穗	疏风清热，利咽解毒	风热感冒，发热，有汗，鼻塞，头痛，咽痛，咳嗽，多痰

3. 扶正解表

常用扶正解表中成药如下（表5-23）。

表5-23　常用扶正解表中成药简表

药名	组成	功效	主治
参苏丸	党参、紫苏叶、葛根、前胡、茯苓、半夏（制）、陈皮、枳壳（炒）、桔梗、木香、甘草、生姜、大枣	益气解表，疏风散寒，祛痰止咳	用于身体虚弱、感受风寒所致感冒，症见恶寒发热、头痛鼻塞、咳嗽痰多、胸闷呕逆、乏力气短
人参败毒散	柴胡、前胡、川芎、枳壳、羌活、独活、茯苓、桔梗、人参、甘草	发汗解表，散风祛湿	伤寒温病，憎寒壮热，项强头痛，四肢酸痛，噤口痢疾，无汗鼻塞，咳嗽有痰

（二）泻下剂

常用泻下中成药如下（表5-24）。

表5-24　常用泻下中成药简表

药名	组成	功效	主治
当归龙荟丸	当归、龙胆草、大栀子、黄连、黄柏、黄芩、大黄、芦荟、青黛、木香、麝香	泻火通便	肝胆实火，头痛面赤，目赤晕眩，胸胁疼痛，惊悸抽搐，甚则躁扰狂越，便秘尿赤，或肝火犯肺之咳嗽
麻仁丸	火麻仁，苦杏仁，大黄，枳实（炒），厚朴（姜制），白芍（炒）	润肠通便	肠燥便秘

（三）和解剂

常用和解中成药如下（表5-25）。

表5-25　常用和解中成药简表

药名	组成	功效	主治
小柴胡颗粒	柴胡、姜半夏、黄芩、党参、甘草、生姜、大枣	解表散热，疏肝和胃	外感病，邪犯少阳证，症见寒热往来、胸胁苦满、食欲不振、心烦喜呕、口苦咽干
逍遥丸	柴胡、当归、白芍、炒白术、茯苓、炙甘草、薄荷、生姜	疏肝健脾，养血调经	用于肝郁脾虚所致的郁闷不舒、胸胁胀痛、头晕目眩、食欲减退、月经不调
柴胡疏肝丸	柴胡、青皮、陈皮、防风、木香、枳壳、乌药、香附、姜半夏、茯苓、桔梗、厚朴、紫苏梗、豆蔻、甘草、山楂、当归、黄芩、薄荷、槟榔、六神曲、大黄、白芍、三棱、莪术	疏肝理气，消胀止痛	肝气不舒，胸胁痞闷，食滞不消，呕吐酸水

（四）清热剂

常用清热中成药如下（表5-26）。

表5-26　常用清热中成药简表

药名	组成	功效	主治
黄连上清丸	黄连，栀子（姜制），连翘，蔓荆子（炒），防风，荆芥穗，白芷，黄芩，菊花，薄荷，酒大黄，黄柏（酒炒），桔梗，川芎，石膏，旋覆花，甘草	清热通便，散风止痛	上焦内热，症见头晕、头胀、牙龈肿痛，口舌生疮，咽喉红肿，耳痛耳鸣，暴发火眼，大便干燥，小便黄赤

续表

药名	组成	功效	主治
板蓝根颗粒	板蓝根	清热解毒，凉血利咽	用于肺胃热盛所致的咽喉肿痛、口咽干燥；急性扁桃体炎、腮腺炎见上述证候者
茵栀黄口服液	茵陈，栀子，黄芩	清热解毒，利湿退黄	肝胆湿热所致的黄疸，症见面目悉黄，胸胁胀痛，恶心呕吐，小便黄赤；急、慢性肝炎见上述证候者
香连丸	萸黄连，木香	清热化湿，行气止痛	用于大肠湿热所致的痢疾，症见大便脓血、里急后重、发热腹痛；肠炎、细菌性痢疾上述证候

（五）祛暑剂

常用祛暑中成药如下（表5-27）。

表5-27　常用祛暑中成药简表

药名	组成	功效	主治
暑热感冒颗粒	连翘、竹叶、北沙参、竹茹、荷叶、生石膏、知母、佩兰、丝瓜络、香薷、菊花	祛暑解表，清热，生津	用于感冒病暑热证候，证见发热重，恶寒轻，汗出热不退，心烦口渴，溲赤
清暑解毒颗粒	芦根、薄荷、金银花、甘草、淡竹叶、滑石粉、夏枯草	清暑解毒，生津止渴，并能防治痱热疖	用于夏季暑热，高温作业
清暑益气丸	人参、黄芪（蜜炙）、炒白术、苍术（米泔炙）、麦冬、泽泻、醋五味子、当归、黄柏、葛根、醋青皮、陈皮、六神曲（麸炒）、升麻、甘草	祛暑利湿，补气生津	用于中暑受热，气津两伤，症见头晕身热，四肢倦怠，自汗心烦，咽干口渴

（六）温里剂

常用温里中成药如下（表5-28）。

表5-28　常用温里中成药简表

药名	组成	功效	主治
附子理中丸	附子（制）、党参、白术（炒）、干姜、甘草	温中健脾	用于脾胃虚寒，脘腹冷痛，呕吐泄泻，手足不温
良附丸	高良姜、醋香附	温胃理气	用于寒凝气滞，脘痛吐酸，胸腹胀满
小建中颗粒	白芍、大枣、桂枝、炙甘草、生姜	温中补虚，缓急止痛	用于脾胃虚寒，脘腹疼痛，喜温喜按，嘈杂吞酸，食少心悸及腹泻与便秘交替症状的慢性结肠炎，胃及十二指肠溃疡

（七）补益剂

1. 补气

常用补气中成药如下（表5-29）。

表5-29　常用补气中成药简表

药名	组成	功效	主治
补中益气丸	黄芪（蜜炙）、党参、甘草（蜜炙）、白术（炒）、当归、升麻、柴胡、陈皮	补中益气，升阳举陷	用于脾胃虚弱、中气下陷所致的泄泻、脱肛、阴挺，症见体倦乏力、食少腹胀、便溏久泄、肛门下坠或脱肛、子宫脱垂

续表

药名	组成	功效	主治
参苓白术散	人参、茯苓、白术（炒）、山药、白扁豆（炒）、莲子、薏苡仁（炒）、砂仁、桔梗、甘草	补脾胃，益肺气	用于脾胃虚弱，食少便溏，气短咳嗽，肢倦乏力
香砂六君丸	木香、砂仁、党参、炒白术、茯苓、炙甘草、陈皮、姜半夏、生姜、大枣	益气健脾，和胃	用于脾虚气滞，消化不良，嗳气食少，脘腹胀满，大便溏泄
玉屏风散	防风，黄芪，白术	益气固表止汗	表虚自汗。汗出恶风，面色㿠白，舌淡苔薄白，脉浮虚。亦治虚人腠理不固，易感风邪
生脉糖浆	党参、麦冬、五味子	益气，养阴生津	本品用于气阴两亏，心悸气短，自汗

2. 补血

常用补血中成药如下（表5-30）。

表5-30　常用补血中成药简表

药名	组成	功效	主治
归脾丸	党参、炒白术、炙黄芪、炙甘草、茯苓、制远志、炒酸枣仁、龙眼肉、当归、木香、大枣（去核）	益气健脾，养血安神	心脾两虚，气短心悸，失眠多梦，头昏头晕、肢倦乏力，食欲不振
当归补血颗粒	当归、熟地黄、川芎、党参、白芍、甘草、黄芪	补血助气，调经	用于贫血衰弱，病后、产后血虚以及月经不调，痛经

3. 气血双补

常用气血双补中成药如下（表5-31）。

表5-31　常用气血双补中成药简表

药名	组成	功效	主治
八珍丸	党参、茯苓、白术（炒）、熟地黄、白芍、当归、川芎、甘草	补气益血	气血两虚，面色萎黄，食欲不振，四肢乏力，月经过多
十全大补丸	党参、炒白术、茯苓、炙甘草、当归、川芎、酒白芍、熟地黄、炙黄芪、肉桂	温补气血	气血两虚，面色苍白，气短心悸，头晕自汗，体倦乏力，四肢不温，月经量多
人参养荣丸	人参、白术（土炒）、茯苓、炙黄芪、当归、熟地黄、白芍（麸炒）、陈皮、远志（制）、肉桂、五味子（酒蒸）、炙甘草	温补气血	心脾不足，气血两亏，形瘦神疲，食少便溏，病后虚弱

4. 补阴

常用补阴中成药如下（表5-32）。

表5-32　常用补阴中成药简表

药名	组成	功效	主治
六味地黄丸	熟地黄、酒萸肉、山药、牡丹皮、茯苓、泽泻	滋阴补肾	肾阴亏损，头晕耳鸣，腰膝酸软，骨蒸潮热，盗汗遗精
杞菊地黄丸	枸杞子、菊花、熟地黄、酒萸肉、牡丹皮、山药、茯苓、泽泻	滋肾养肝	肝肾阴亏，眩晕耳鸣，羞明畏光，迎风流泪，视物昏花
左归丸	熟地黄、菟丝子、牛膝、龟甲胶、鹿角胶、山药、山茱萸、枸杞子	滋肾补阴	真阴不足，腰酸膝软，盗汗，神疲口燥
大补阴丸	熟地黄，盐知母、盐黄柏、醋龟甲、猪脊髓	滋阴降火	阴虚火旺，潮热盗汗，咳嗽，耳鸣遗精

5. 补阳

常用补阳中成药如下（表5-33）。

表5-33 常用补阳中成药简表

药名	组成	功效	主治
金匮肾气丸	地黄、山药、山茱萸（酒炙）、茯苓、牡丹皮、泽泻、桂枝、附子（炙）、牛膝（去头）、车前子（盐炙）	温补肾阳，化气行水	肾虚水肿，腰膝酸软，小便不利，畏寒肢冷
右归丸	熟地黄、炮附片、肉桂、山药、酒茱萸、菟丝子、鹿角胶、枸杞子、当归、盐杜仲	温补肾阳，填精止遗	肾阳不足，命门火衰，腰膝酸冷，精神不振，怯寒畏冷，阳痿遗精，大便溏薄，尿频而清

（八）固涩剂

常用固涩中成药如下（表5-34）。

表5-34 常用固涩中成药简表

药名	组成	功效	主治
四神丸	肉豆蔻（煨）、补骨脂（盐炒）、五味子（醋制）、吴茱萸（制）、大枣（去核）	温肾散寒，涩肠止泄	肾阳不足所致的泄泻，症见肠鸣腹胀、五更泻、食少不化、久泻不止、面黄肢冷
缩泉丸	山药、益智仁（盐炒）、乌药	补肾缩尿	肾虚之小便频数，夜卧遗尿
固经丸	黄柏（盐炒）、黄芩（酒炒）、椿皮（炒）、香附（醋制）、白芍（炒）、龟甲（制）	滋阴清热，固经止带	阴虚血热，月经先期，经血量多、色紫黑，白带量多

（九）安神剂

常用安神中成药如下（表5-35）。

表5-35 常用安神中成药简表

药名	组成	功效	主治
朱砂安神丸	朱砂、黄连、地黄、当归、甘草	清心养血，镇惊安神	胸中烦闷，心悸不宁，失眠多梦
天王补心丹	丹参、当归、石菖蒲、党参、茯苓、五味子、麦冬、天冬、地黄、玄参、远志（制）、酸枣仁（炒）、柏子仁、桔梗、甘草、朱砂	滋阴养血，补心安神	心阴不足，心悸健忘，失眠多梦，大便干燥
柏子养心片	柏子仁、党参、炙黄芪、川芎、当归、茯苓、远志（制）、酸枣仁、五味子（蒸）、朱砂、肉桂、半夏曲、甘草	补气，养血，安神	心气虚寒，心悸易惊，失眠多梦，健忘

（十）开窍剂

常用开窍中成药如下（表5-36）。

表5-36 常用开窍中成药简表

药名	组成	功效	主治
安宫牛黄丸	牛黄、水牛角浓缩粉、人工麝香、珍珠、朱砂、雄黄、黄连、黄芩、栀子、郁金、冰片	清热解毒、镇惊开窍	热病、邪入心包、高热惊厥、神昏谵语；中风昏迷及脑炎、脑膜炎、中毒性脑病、脑出血、败血症见上述证候者

续表

药名	组成	功效	主治
紫雪胶囊	石膏、北寒水石、滑石、磁石、玄参、木香、沉香、升麻、水牛角浓缩粉、羚羊角、麝香、朱砂、甘草、丁香、芒硝（制）、硝石（精制）	清热解毒，止痉开窍	热病，高热烦躁，神昏谵语，惊风抽搐，斑疹吐衄，尿赤便秘
苏合香丸	苏合香、安息香、冰片、水牛角浓缩粉、人工麝香、檀香、沉香、丁香、香附、木香、乳香（制）、荜茇、白术、诃子肉、朱砂	芳香开窍，行气止痛	痰迷心窍所致的痰厥昏迷、中风偏瘫、肢体不利，以及中暑、心胃气痛

（十一）理气剂

常用理气中成药如下（表5-37）。

表5-37　常用理气中成药简表

药名	组成	功效	主治
越鞠丸	醋香附、川芎、炒栀子、苍术（炒）、六神曲（炒）	理气解郁，宽中除满	胸脘痞闷，腹中胀满，饮食停滞，嗳气吞酸
良附丸	高良姜、醋香附	温胃理气	寒凝气滞，脘痛吐酸，胸腹胀满

（十二）理血剂

常用理血中成药如下（表5-38）。

表5-38　常用理血中成药简表

药名	组成	功效	主治
血府逐瘀泡腾片	柴胡、当归、地黄、赤芍、红花、桃仁、枳壳、甘草、川芎、牛膝、桔梗	活血祛瘀，行气止痛	瘀血内阻，头痛或胸痛，内热瞀闷，失眠多梦，心悸怔忡，急躁善怒
温经颗粒	党参、黄芪、茯苓、白术（炒）、肉桂、附子（制）、吴茱萸（制）、沉香、郁金、厚朴（制）等	益气健脾，温经散寒	寒湿凝滞所致的痛经，症见少腹冷痛，得热痛减，经色暗淡，带下量多
桂枝茯苓丸	桂枝、茯苓、牡丹皮、赤芍、桃仁	活血，化瘀，消癥	妇人宿有癥块，或血瘀经闭，行经腹痛，产后恶露不尽
鳖甲煎丸	鳖甲胶、阿胶、蜂房（炒）、鼠妇虫、土鳖虫（炒）、蜣螂、硝石（精制）、柴胡、黄芩、半夏（制）、党参、干姜、厚朴（姜制）、桂枝、白芍（炒）、射干、桃仁、牡丹皮、大黄、凌霄花、葶苈子、石韦、瞿麦	活血化瘀，软坚散结	胁下癥块

（十三）治风剂

1. 疏散外风　常用疏散外风中成药如下（表5-39）。

表5-39　常用疏散外风中成药简表

药名	组成	功效	主治
川芎茶调口服液	川芎、荆芥、薄荷、白芷、羌活、细辛、防风、甘草	疏风止痛	风邪头痛，或有恶寒，发热，鼻塞

2. 平肝息风　常用平肝息风中成药如下（表5-40）。

表5-40　常用平肝息风中成药简表

药名	组成	功效	主治
天麻钩藤饮	天麻、钩藤、石决明、栀子、黄芩、牛膝、盐杜仲、益母草、桑寄生、首乌藤、茯苓	平肝熄风，清热安神	肝阳上亢所引起的头痛、眩晕、耳鸣、眼花、震颤、失眠；高血压见上述证候者

（十四）治燥剂

1. 轻宣外燥　常用轻宣外燥中成药如下（表5-41）。

表5-41　常用轻宣外燥中成药简表

药名	组成	功效	主治
杏苏合剂	苦杏仁、紫苏叶、前胡、桔梗、枳壳（去瓤）、半夏（姜制）、陈皮、茯苓、生姜、大枣、炙甘草	疏风散寒，宣肺止咳	外感风寒，鼻塞声重，恶寒无汗，咳嗽痰稀

2. 滋阴润燥　常用滋阴润燥中成药如下（表5-42）。

表5-42　常用滋阴润燥中成药简表

药名	组成	功效	主治
增液颗粒	玄参、地黄、麦冬	养阴生津，清热润燥	热邪伤阴、津液不足所引起的阴虚内热，口干咽燥，大便燥结；亦可用于感染性疾病高热所致体液耗损的辅助用药

（十五）祛湿剂

1. 燥湿和胃　常用燥湿和胃中成药如下（表5-43）。

表5-43　常用燥湿和胃中成药简表

药名	组成	功效	主治
藿香正气丸	广藿香、苍术（炒）、白芷、陈皮、茯苓、厚朴（姜制）、紫苏叶、大腹皮、半夏（姜制）、甘草	解表化湿，理气和中	暑湿感冒，头痛身重胸闷，或恶寒发热，脘腹胀痛，呕吐泄泻
平胃片	苍术（炒）、厚朴（制）、陈皮、甘草（炙）	燥湿运脾，行气和胃	脘腹胀满，不思饮食，呕吐恶心，嗳气吞酸，肢体沉重，怠惰嗜卧等

2. 清热祛湿　常用清热祛湿中成药如下（表5-44）。

表5-44　常用清热祛湿中成药简表

药名	组成	功效	主治
三仁合剂	苦杏仁、豆蔻、薏苡仁、滑石、淡竹叶、姜半夏、通草、厚朴	宣化畅中，清热利湿	湿温初起，邪留气分，尚未化燥，暑温夹湿，头痛身重，胸闷不饥，午后身热，舌白不渴

3. 利水渗湿　常用利水渗湿中成药如下（表5-45）。

表5-45　常用利水渗湿中成药简表

药名	组成	功效	主治
五苓散	茯苓、泽泻、猪苓、肉桂、炒白术	温阳化气，利湿行水	阳不化气、水湿内停所致的水肿，症见小便不利、水肿腹胀、呕逆泄泻、渴不思饮

4. 温化寒湿　常用温化寒湿中成药如下（表5-46）。

表5-46　常用温化寒湿中成药简表

药名	组成	功效	主治
萆薢分清丸	粉萆薢、石菖蒲、甘草、乌药、盐益智仁	分清化浊，温肾利湿	肾不化气，清浊不分所致的白浊、小便频数

（十六）祛痰剂

1. 燥湿化痰　常用燥湿化痰中成药如下（表5-47）。

表5-47　常用燥湿化痰中成药简表

药名	组成	功效	主治
二陈丸	陈皮、半夏（制）、茯苓、甘草	燥湿化痰，理气和胃	痰湿停滞导致的咳嗽痰多，胸脘胀闷，恶心呕吐

2. 清热化痰　常用清热化痰中成药如下（表5-48）。

表5-48　常用清热化痰中成药简表

药名	组成	功效	主治
清气化痰丸	黄芩（酒炒）、瓜蒌仁霜、半夏（制）、陈皮、胆南星、生姜、苦杏仁、枳实、茯苓	清肺化痰	肺热咳嗽，痰多黄稠，胸脘满闷

3. 润燥化痰　常用润燥化痰中成药如下（表5-49）。

表5-49　常用润燥化痰中成药简表

药名	组成	功效	主治
二母宁嗽丸	川贝母、知母、石膏、炒栀子、黄芩、蜜桑白皮、茯苓、炒瓜蒌子、陈皮、麸炒枳实、炙甘草、五味子（蒸）	清肺润燥，化痰止咳	燥热蕴肺所致的咳嗽、痰黄而黏不易咳出、胸闷气促、久咳不止、声哑喉痛

4. 温化寒痰　常用温化寒痰中成药如下（表5-50）。

表5-50　常用温化寒痰中成药简表

药名	组成	功效	主治
三子止咳膏	紫苏子（炒）、白芥子（炒）、莱菔子（炒）	化痰止咳	痰湿咳嗽，咳痰

（十七）消食剂

常用消食中成药如下（表5-51）。

表5-51　常用消食中成药简表

药名	组成	功效	主治
保和丸	山楂（焦）、六神曲（炒）、半夏（制）、茯苓、陈皮、连翘、莱菔子（炒）、麦芽（炒）	消食，导滞，和胃	食积停滞，脘腹胀满，嗳腐吞酸，不欲饮食
枳实导滞丸	枳实（炒）、大黄、黄连（姜汁炙）、黄芩、白术（炒）、茯苓、泽泻、六神曲（炒）	消积导滞，清利湿热	饮食积滞、湿热内阻所致的脘腹胀痛、不思饮食、大便秘结、痢疾里急后重

••••目标检测

答案解析

选择题

1. 根据脏腑经络病变部位而选药的药性理论是
   A. 毒性 　　　　　　B. 升降浮沉 　　　　　　C. 五味
   D. 四气 　　　　　　E. 归经

2. 能补、能和、能缓的药物是
   A. 酸味 　　　　　　B. 苦味 　　　　　　　　C. 咸味
   D. 辛味 　　　　　　E. 甘味

3. 两种药物合用，能互相牵制而使作用降低，甚至药效丧失的配伍是
   A. 相恶 　　　　　　B. 相杀 　　　　　　　　C. 相须
   D. 相反 　　　　　　E. 相使

4. 在方中发挥协同作用的药是
   A. 引经药 　　　　　B. 君药 　　　　　　　　C. 调和药
   D. 臣药 　　　　　　E. 佐助药

5. 煎煮中药的最佳用具是
   A. 玻璃器皿 　　　　B. 陶瓷砂锅 　　　　　　C. 铁器皿
   D. 铜器皿 　　　　　E. 铝器皿

6. 下列属于包煎的药物是
   A. 麻黄 　　　　　　B. 桂枝 　　　　　　　　C. 辛夷
   D. 人参 　　　　　　E. 紫苏

7. 药的四气是指
   A. 指中药的四种特殊气味法 　　　B. 指中药的寒、热、温、凉四种药性
   C. 药的辛、咸、甘、苦四种味道 　　D. 药具有散寒、助阳的作用
   E. 热药具有清热、解毒的作用

8. 服用解表发汗中药后，护士应告知患者的注意事项是
   A. 凉服 　　　　　　　　　　　　B. 少饮水
   C. 温服，服用后加衣盖被，使汗微出　D. 出汗后立刻洗澡
   E. 服药后汗出可适当进食一些水果

9. 患者，男，35 岁，每日午后发热，手足心热，盗汗，舌红少苔，脉细数，用药宜首选
   A. 清热凉血药 　　　B. 清热燥湿药 　　　　　C. 清热泻火药
   D. 清热解毒药 　　　E. 清虚热药

10. "回阳救逆第一药"是
    A. 肉桂 　　　　　　B. 附子 　　　　　　　　C. 藿香
    D. 桑叶 　　　　　　E. 朱砂

书网融合……

重点小结　　　　　　微课　　　　　　习题

第六章 常用中医护理技术

学习目标

知识目标：通过本章的学习，应能掌握十二经脉的走向交接规律和流注次序；熟悉常用腧穴的定位、主治；了解针刺法及灸法的作用。

能力目标：具备运用常用经脉、腧穴知识进行针刺、艾灸、拔罐、刮痧及推拿等护理措施的能力。

素质目标：通过本章的学习，树立正确的中医健康理念；培养学习中医外治护理技术的兴趣；树立尊重、关心患者的医德医风。

情境导入

情境：患者，男，32岁，昨日突然出现牙痛，疼痛剧烈难忍，兼有口臭，口渴，大便秘结，舌红苔黄，脉弦。患者平素喜食辛辣之品，诊断为胃火牙痛。

思考：1. 本病治疗应主要选择何经腧穴？

2. 请选择适宜的外治法帮助患者进行调理。

第一节 经络腧穴概述

一、经络概论

经络是运行气血、联系脏腑肢节、沟通表里内外、调节人体各部功能活动的通道。腧穴是疾病的反应点和针灸、推拿治病的刺激部位。

（一）经络的基本概念

经络即经脉和络脉的总称，是人体运行气血的通路。经，"径也"，指经络系统中纵行的主干，多循行于人体的深部；络，"絡也"，是经络中横行的分枝，循行于较浅的部位，网络全身，无处不至。经脉和络脉组成的经络系统，是运行气血、联络脏腑形体官窍、沟通上下内外、感应传导信息的通路系统。

（二）经络系统的组成

经络系统由经脉、络脉及其连属部分组成（图6-1）。

（三）十二经脉

十二经脉是指手三阴经、手三阳经、足三阳经、足三阴经的总称，它们是经络系统的主体，故又称"正经"。

1. 十二经脉的命名 十二经脉的名称根据脏腑、手足、阴阳而定。它们分别隶属于十二脏腑，各经根据其所属脏腑的名称，结合循行于手足及阴阳学说理论给予各经不同的名称。

2. 十二经脉在体表分布的规律 十二经脉左右对称分布于头面、躯干和四肢；纵贯全身。手经起于或止于手部，分布于上肢；足经起于或止于足部，分布于下肢；阴经属脏分布于四肢内侧，阳经属腑分布于四肢外侧；根据脏腑阴阳之气的盛衰多少，阴经从前至后分布着太阴经、厥阴经、少阴经，阳经从前至后分布着阳明经、少阳经、太阳经。

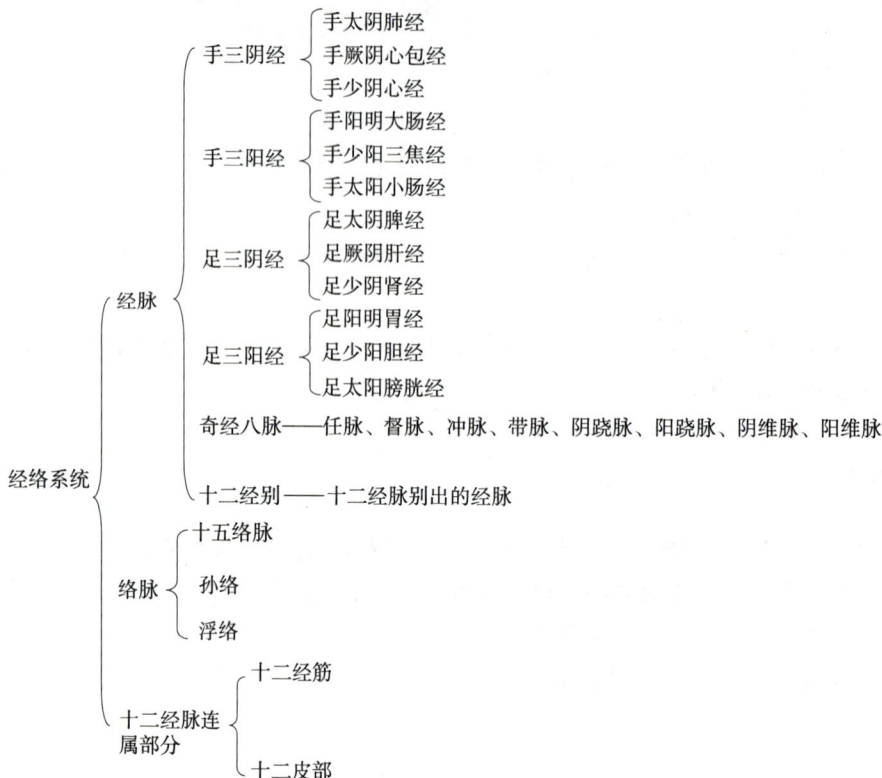

```
                                ┌ 手太阴肺经
                      ┌ 手三阴经 ┤ 手厥阴心包经
                      │         └ 手少阴心经
                      │         ┌ 手阳明大肠经
                      │  手三阳经 ┤ 手少阳三焦经
                      │         └ 手太阳小肠经
                      │         ┌ 足太阴脾经
                ┌ 经脉 ┤  足三阴经 ┤ 足厥阴肝经
                │     │         └ 足少阴肾经
                │     │         ┌ 足阳明胃经
                │     │  足三阳经 ┤ 足少阳胆经
                │     │         └ 足太阳膀胱经
                │     │
                │     │ 奇经八脉——任脉、督脉、冲脉、带脉、阴跷脉、阳跷脉、阴维脉、阳维脉
                │     │
                │     └ 十二经别——十二经脉别出的经脉
     经络系统 ┤     ┌ 十五络脉
                │ 络脉 ┤ 孙络
                │     └ 浮络
                │           ┌ 十二经筋
                └ 十二经脉连 ┤
                  属部分    └ 十二皮部
```

图 6-1 经络系统组成

3. 十二经脉的走向和交接规律 手三阴经从胸走手，交手三阳经，手三阳经从手走头，交足三阳经，足三阳经从头走足，交足三阴经，足三阴经从足走腹（胸），交手三阴经。

十二经脉的流注次序：十二经脉的气血流注是始于肺经，逐经传注，直到肝经，依次衔接、首尾相贯、如环无端。见于下表（图6-2）。

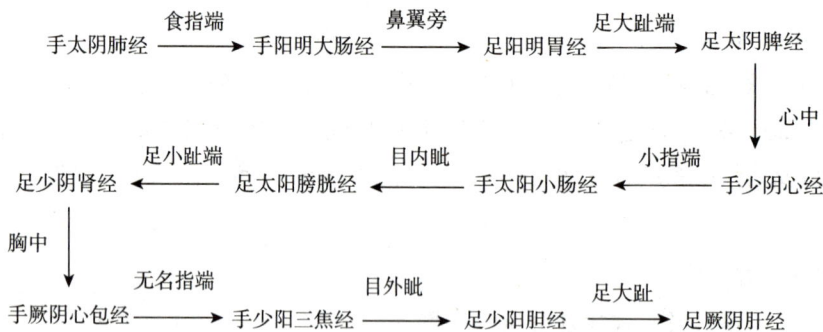

```
        食指端            鼻翼旁            足大趾端
手太阴肺经 ——→ 手阳明大肠经 ——→ 足阳明胃经 ——→ 足太阴脾经
                                                  │ 心中
        足小趾端          目内眦           小指端    ↓
足少阴肾经 ←—— 足太阳膀胱经 ←—— 手太阳小肠经 ←—— 手少阴心经
    │ 胸中
    ↓   无名指端          目外眦           足大趾
手厥阴心包经 ——→ 手少阳三焦经 ——→ 足少阳胆经 ——→ 足厥阴肝经
```

图 6-2 十二经脉流注次序图

（四）奇经八脉

奇经八脉是与十二正经"别道奇行"的八条经脉，即督脉、任脉、冲脉、带脉、阴维脉、阳维脉、阴跷脉、阳跷脉。它们与十二正经不同，既不直属脏腑，又无表里配合关系，但与奇恒之腑有密切联系。奇经八脉在经络系统中的发挥着统率、联系、调节的作用。

（五）经络的生理作用

1. 沟通联络功能　经络是人体的一个重要系统，是脏腑与组织器官联系的桥梁和枢纽，通过经络联络脏与腑、脏腑与肢体、脏腑与五官九窍，将人体各部的组织器官联结成为一个有机的整体。

2. 濡养、协调功能　经络具有运行气血、濡养全身，调节脏腑功能，维持阴阳平衡的作用，"经脉者，所以行气血而营阴阳，濡筋骨，利关节也"。

3. 感应、传达功能　经络循行分布于人体各脏腑形体官窍，通上达下，出表入里，不仅能感受信息，且能将信息传达至相应的脏腑器官，故经络系统对针刺或其他刺激有感觉反应和传递通导的作用。

二、腧穴概论

腧穴是人体脏腑经络之气输注于体表的部位，是疾病在体表的反应点，是针灸治疗的部位。

（一）腧穴的分类

人体的腧穴包括经穴、奇穴和阿是穴三类。

1. 十四经穴　是指具有固定的名称和位置、归属于十二经和任脉、督脉的腧穴，具有主治本经和所属脏腑病证的共同作用，简称"经穴"。十四经穴共有 362 个，是腧穴的主要部分。

2. 奇穴　是指有特定的名称和明确的位置，但尚未归入十四经系统的腧穴，对某些病证有特殊疗效，故又称"经外奇穴"。

3. 阿是穴　是指无固定名称和固定位置，而是以压痛点或其他反应点作为针灸施术部位的腧穴。又称"天应穴""不定穴""压痛点"等。

（二）腧穴的作用

1. 近治作用　所有腧穴均能治疗该穴所在部位及邻近脏腑组织器官病证的作用。这是所有腧穴主治作用的共同特点，即"腧穴所在，主治所及"。

2. 远治作用　在十四经穴中，尤其是十二经脉在四肢肘膝关节以下的腧穴，不仅能治疗局部病证，而且能治疗本经循行涉及远隔部位的脏腑、组织、器官的病证。这是十四经穴主治作用的基本规律，即"经脉所过，主治所及"。

3. 特殊作用　刺激某些腧穴，对机体的不同状态可起着双向的良性调整作用。例如泄泻时针刺天枢能止泻；便秘时针刺天枢又能通便。此外，腧穴的治疗作用还具有相对的特异性，如大椎退热，至阴矫正胎位等，均是其特殊的治疗作用。

（三）腧穴的定位方法

临床常用的腧穴定位方法有体表解剖标志定位法、骨度分寸定位法、手指同身寸定位法和简便取穴法。

1. 体表解剖标志定位法　是指以人体体表标志为依据来确定腧穴位置的方法，也称自然标志定位法，分为固定标志和活动标志两种。

（1）固定标志　指不受人体活动的影响而固定不移的标志，即人体各部位骨和关节所形成的突起、凹陷、五官、发际、指（趾）甲、乳头、肚脐等。如两眉中间取印堂穴，两乳头中间取膻中穴。

（2）活动标志　是指必须采取相应的姿势或者动作，才能出现的标志。如张口于耳屏前方凹陷处取听宫穴，屈肘于横纹头处取曲池穴等。

2. 骨度分寸定位法　又称骨度折量定位法，是以体表骨节为主要标志折量全身各部的长度和宽度，定出分寸，作为腧穴定位的方法。现今采用的骨度分寸是以《灵枢·骨度》所规定的人体各部的分寸为基础，结合历代医家创用的折量分寸而确定的，常用骨度分寸折量如下（表6-1）。

表6-1 常用骨度分寸折量表

部位	起止点	骨度	分寸	度量法
头部	前发际至后发际	12寸	直量	眉心至前发际作3寸，大椎穴至后发际作3寸。如果前后发际不明，从眉心至大椎作18寸
	耳后两完骨（乳突）之间	9寸	横量	用于量头部的横寸
胸腹部	两乳头之间	8寸	横量	胸腹部取穴的横寸，可根据两乳头之间的长度折量。女性可用左右缺盆穴之间的宽度来代替两乳头之间的横寸
	歧骨（胸剑联合）至脐中	8寸	直量	胸部与胁肋部取穴直寸，一般根据肋骨计算，每一根肋骨折作1寸6分
	脐中至耻骨联合上缘	5寸		
腰背部	肩胛骨内侧缘至后正中线	3寸	横量	背部腧穴根据棘突定穴。肩胛骨下角相当于第七胸椎，髂嵴相当于第4腰椎棘突
上肢部	腋前横纹（腋前皱襞）至肘横纹	9寸	直量	用于手三阴经、手三阳经的骨度分寸
	肘横纹至腕横纹	12寸		
下肢部	耻骨联合上缘至股骨内上髁上缘	18寸	直量	用于足三阴经的骨度分寸
	胫骨内侧髁下缘至内踝尖	13寸		
	髀枢（股骨大转子）至膝中	19寸	直量	①用于足三阳经的骨度分寸②臀横纹至膝中作14寸折量③膝中的水平线：前面相当于犊鼻穴、后面相当于委中穴
	膝中至外踝尖	16寸		
	外踝尖至足底	3寸		

3. 手指同身寸定位法 是指以患者本人手指折量为一定分寸为标准，用以比量来取腧穴的定位方法，也称"指寸定位法"。常用的手指同身寸定位法有三种，如下图（图6-3）。

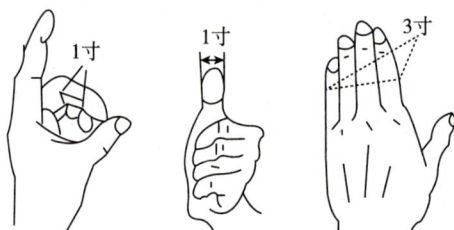

图6-3 手指同身寸示意图

（1）中指同身寸 是以患者中指屈曲的中节桡侧两端横纹头之间的距离作为1寸，量取穴位的方法，适用于四肢部的直寸和背部的横寸取穴。

（2）拇指同身寸 是以患者拇指的指间关节的宽度作为1寸，量取穴位的方法，适用于四肢部位的直寸取穴。

（3）横指同身寸 是以患者食指、中指、环指及小指四指相并，以中指中节近端横纹为标准，四指横度为3寸，量取穴位的方法，又称"一夫法"，适用于下肢部直寸和背部横寸取穴。

4. 简便取穴法 是指应用一种简便易行的取穴方法，如两耳尖直上取百会，两手虎口交叉取列缺，垂手中指端取风市等。

（四）十四经脉及常用腧穴

1. 手太阴肺经及常用腧穴　起于中焦，下络大肠，回绕还循胃口，过横膈，属于肺，至喉，横行至胸外上方，从腋下出，沿上肢内侧前缘，过肘，至腕入寸口，上鱼际出拇指端；其分支从腕后走向食指桡侧，出指端，接手阳明大肠经（图6-4，表6-2）。

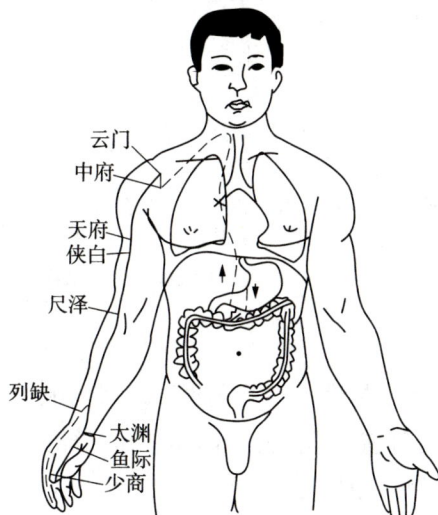

图6-4　手太阴肺经循行示意图

表6-2　手太阴肺经常用腧穴

穴位名	定位	主治	刺灸法
尺泽	肘横纹中，肱二头肌腱桡侧凹陷处	咳嗽、气喘、咯血、潮热、胸部胀满、咽喉肿痛、小儿惊风、吐泻、肘臂挛痛	直刺0.8~1.2寸；或点刺出血
列缺	桡骨茎突上方，腕横纹上1.5寸，当肱桡肌与拇长展肌腱之间	头痛、项强、咳嗽、气喘、咽喉肿痛、口眼歪斜、齿痛	向上斜刺0.3~0.5寸
少商	手拇指末节桡侧，距指甲角0.1寸	咽喉肿痛、咳嗽、鼻衄、发热、昏迷、癫狂	浅刺0.1寸，或点刺出血

2. 手阳明大肠经及常用腧穴　起于食指桡侧末端，走第一、二掌骨间，沿前臂桡侧前缘，过肘部外侧，上臂外侧前缘，上肩，至第七颈椎棘突下，入行锁骨上窝，络肺属大肠；其分支从锁骨上窝，上行经颈，至面颊，入下齿龈，上唇，交人中，左右交叉，上至鼻孔两侧，接足阳明胃经（图6-5，表6-3）。

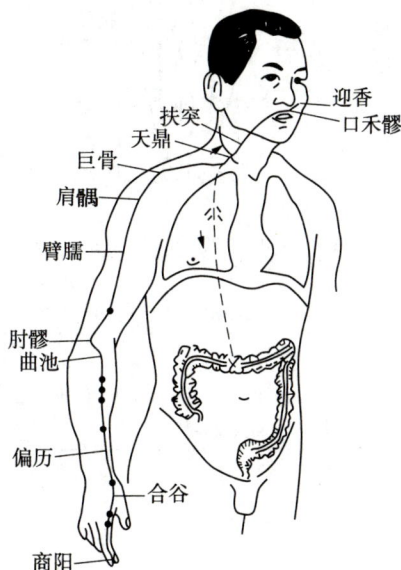

图6-5　手阳明大肠经循行示意图

表6-3 手阳明大肠经及常用腧穴

穴位名	定位	主治	刺灸法
商阳	手食指桡侧，距指甲角旁0.1寸	齿痛、咽喉肿痛、热病、昏迷	浅刺0.1寸，或点刺出血
合谷	手背第一、二掌骨间，第二掌骨桡侧面的中点处 简便取穴法：以一手的拇指指骨关节横纹，放在另一手拇、食指之间的指蹼缘上，拇指尖下	感冒、头痛、目赤肿痛、颈、项、肩、臂部病证、发热、中暑、腹痛、闭经、中风后遗症	直刺0.5~1寸；妊娠期妇女忌针
手三里	侧腕屈肘，在肱桡肌凹陷处，即肘腕连线上，曲池穴下2寸处	上肢麻痹、齿痛、腹痛、腹泻、消化不良	直刺0.8~1.2寸
曲池	屈肘成直角，在肘横纹外端与肱骨外上髁连线的中点	发热、咽喉疼痛、上肢疼痛、偏瘫、高血压、皮肤瘙痒	直刺1~1.5寸
迎香	鼻翼孔中点旁开0.5寸，当鼻唇沟中	鼻塞、鼻衄、胆道蛔虫症、面部神经麻痹	直刺或向上斜刺0.3~0.5寸，禁灸

3. 足阳明胃经及常用腧穴 起于鼻旁，上行鼻根，入目内眦，沿鼻柱外侧，上齿龈，绕唇，交承浆，下大迎穴，沿下颌角，上行耳前，沿发际达前额。其下行支脉从大迎，下人迎，沿喉咙，入锁骨上窝；内行支脉从锁骨上窝，过膈，属胃，络脾，至气冲；外行支脉从锁骨上窝，下沿乳中线，夹脐旁，至气冲，内外支会合，经大腿前，髌骨，沿胫骨外侧前缘，下足背，止于第二趾外侧；胫部支脉从膝下3寸分出，入中趾外侧；足背支脉从足背，至大趾接足太阴脾经（图6-6，表6-4）。

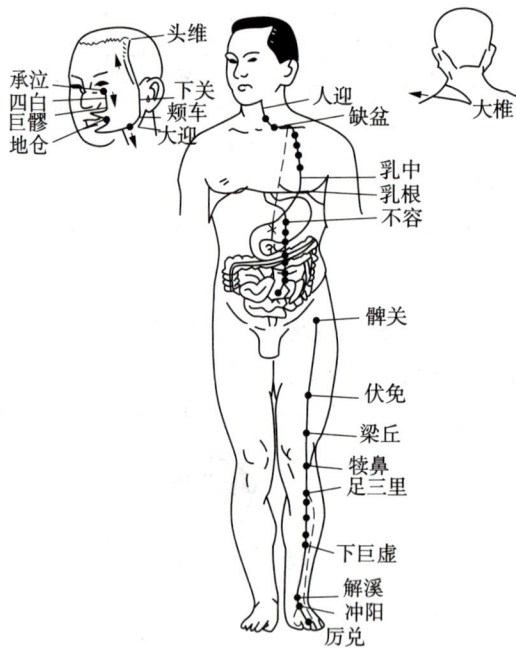

图6-6 足阳明胃经循行示意图

表6-4 足阳明胃经常用腧穴

穴位名	定位	主治	刺灸法
四白	目正视，瞳孔直下，当眶下孔凹陷处	目赤痛痒、目翳、眼睑润动、口眼歪斜、头痛、眩晕	直刺或斜刺0.3~0.5寸不可深刺，禁灸

续表

穴位名	定位	主治	刺灸法
地仓	目正视，口角旁0.4寸，上直对瞳孔	口歪、流涎、眼睑润动	斜刺或平刺0.5～0.8寸
颊车	下颌角前上方一横指凹陷中，咀嚼时咬肌隆起最高点起	口歪、齿痛、颊肿、口噤不语	直刺0.3～0.5寸，平刺0.5～1寸
头维	头侧部，当额角发际上0.5寸，头正中线旁4.5寸	头痛、目眩、口痛、流泪、眼睑润动	平刺0.5～1寸
天枢	脐旁2寸	腹胀肠鸣、绕脐腹痛、便秘、泄泻、痢疾、月经不调	直刺1～1.5寸，孕妇不宜灸
足三里	小腿前外侧，当犊鼻下3寸，距胫骨前嵴外一横指（中指）	胃痛、呕吐、噎膈、腹胀、泄泻、痢疾、便秘、乳痈、肠痈、下肢痹痛、水肿、癫狂、脚气、虚劳羸瘦	直刺1～2寸
丰隆	小腿前外侧，当外踝尖上8寸，距胫骨前嵴外二横指（中指）	头痛、眩晕、痰多咳嗽、呕吐、便秘、水肿、癫狂、下肢痿痹	直刺1～1.5寸

4. 足太阴脾经及常用腧穴 起于大趾内侧末端，上内踝，过核骨，胫骨后缘，膝关节，股骨内前缘，入腹部，属脾络胃，过膈，食道旁，连舌本，散舌下；其胃部支脉从胃，上过膈，注心中，接手少阴心经（图6-7，表6-5）。

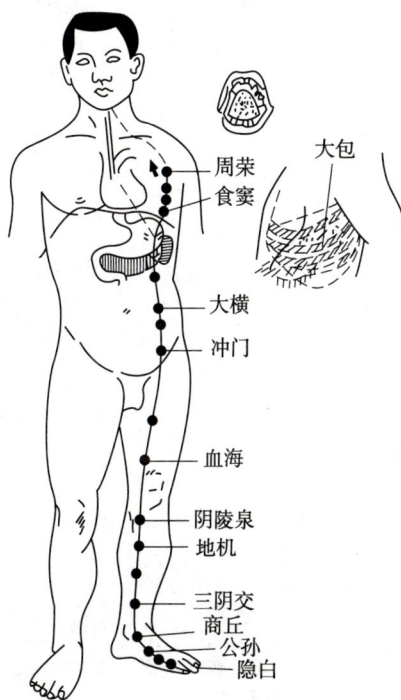

图6-7 足太阴脾经循行

表6-5 足太阴脾经常用腧穴

穴位名	定位	主治	刺灸法
隐白	足大趾内侧趾甲角旁0.1寸	月经不调、崩漏、便血、尿血、吐血、癫狂、多梦、惊风、腹满、腹胀、暴泄、善呕、心痛、胸满、咳逆、喘息	浅刺0.1寸

穴位名	定位	主治	刺灸法
三阴交	内踝尖上3寸,胫骨内侧面后缘	月经不调、崩漏、经闭、带下、阴挺、不孕、遗精、阳痿、疝气、腹胀、腹泻、心悸、失眠、高血压、湿疹、水肿、下肢痿痹、阴虚诸证	直刺1~1.5寸,孕妇禁针
阴陵泉	胫骨内侧髁下方凹陷处	腹胀、腹泻、水肿、黄疸、喘逆、小便不利或失禁、膝痛	直刺1~2寸
血海	屈膝,在髌骨内上缘上2寸,当股四头内侧头的隆起处 简便取穴法:患者屈膝,术者面对患者,用左(右)手掌心按在患者右(左)膝髌骨上,1~5指向上伸直,拇指约呈45°斜置,拇指尖下	月经不调、痛经、经闭、崩漏、股内侧痛、瘾疹、皮肤湿疹、丹毒	直刺1~1.5寸

5. 手少阴心经及常用腧穴 起于心中,属心,下膈,络小肠;其分支从心出,挟食道咽喉上行,至目系;其直行从心出,上布于肺,出腋下,沿上臂内侧后缘,下行过肘,沿前臂内侧后缘,入手掌,止于小指桡侧末端,接手太阳小肠经(图6-8,表6-6)。

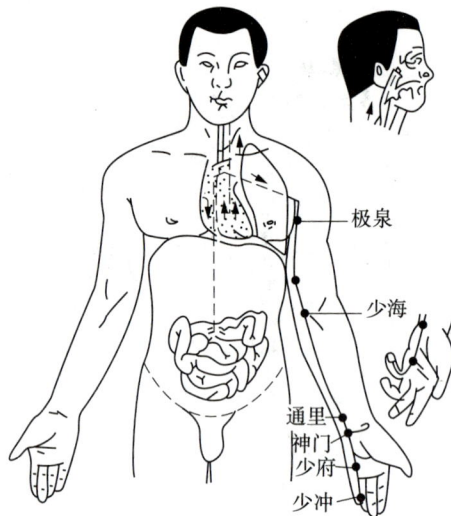

图6-8 手少阴心经循行

表6-6 手太阴心经常用腧穴

穴位名	定位	主治	刺灸法
极泉	上臂外展,腋窝正中,腋动脉搏动处	心痛、咽干烦渴、胁肋疼痛、瘰疬、肩臂疼痛	避开腋动脉,直刺或斜刺0.3~0.5寸
少海	屈肘,当肘横纹内侧端与肱骨内上髁连线的中点处	心痛、肘臂挛痛、瘰疬、头项痛、腋胁痛	直刺0.5~1寸
神门	在腕部,腕掌侧横纹尺侧端,尺侧腕屈肌腱的桡侧凹陷处	心病、心烦、惊悸、怔忡、健忘、失眠、癫痫、胸胁痛	直刺0.3~0.5寸
少冲	在小指末节桡侧,距指甲角0.1寸	心悸、心痛、胸胁痛、癫狂、热病、昏迷	浅刺0.1寸或点刺出血

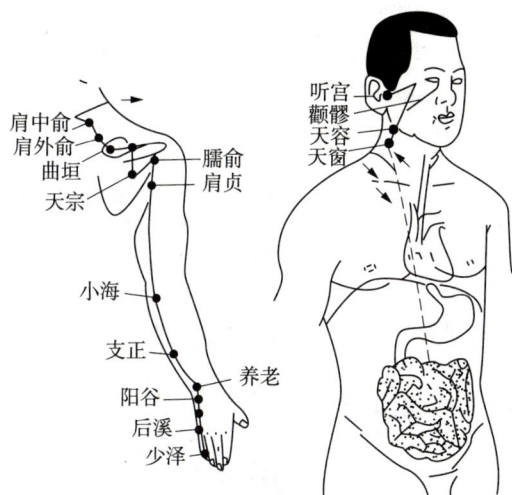

图 6 - 9 手太阳小肠经循行

6. 手太阳小肠经及常用腧穴 起于小指端，沿手掌外侧上腕，循前臂骨外侧后缘，出肘内侧两骨间，沿上臂外后缘，上行绕肩胛，交肩上，入缺盆，络心，循咽喉下膈，抵胃，属小肠；其支脉从缺盆，循颈，上颊，至目锐眦，入耳中；另支脉别颊，上颧骨抵鼻，至目内眦，接足太阳膀胱经（图 6-9，表 6-7）。

表 6 - 7 手太阳小肠经常用腧穴

穴位名	定位	主治	刺灸法
少泽	在手小指末节尺侧，距指甲角 0.1 寸	头痛、热病、昏厥、乳汁少、咽喉肿痛、目赤、目翳	浅刺 0.1 寸，或点刺出血
后溪	在手掌尺侧，微握拳，当第 5 掌骨关节后方，侧掌横纹头赤白肉际处	头项强痛、咽喉肿痛、癫狂、疟疾、肩臂疼痛、落枕、急性腰扭伤、瘾病	直刺 0.5~1 寸
养老	在前臂背面尺侧，当尺骨小头近端桡侧凹陷中	目视不明、臂疼痛、急性腰扭伤、落枕、半身不遂等	直刺 0.3~0.5 寸
听宫	在面部，耳屏前，下颌骨髁状突的后方，张口时呈凹陷处	耳聋、耳鸣、齿痛、声音嘶哑	张口，直刺 0.5~1.0 寸

7. 足太阳膀胱经及常用腧穴 起于目内眦，上额，交巅，从巅入络脑，复出项部，分两支下行；其内行支脉循肩胛内侧，夹脊旁，抵腰中，入循脊旁筋肉，络肾，属膀胱；支脉从腰中，下夹脊，贯臀，入腘中；外行支脉从肩胛内，夹脊下行，过髋关节，循大腿后，下合腘中，以下贯小腿，出外踝后方，循京骨至小趾外侧，接足少阴肾经（图 6-10，表 6-8）。

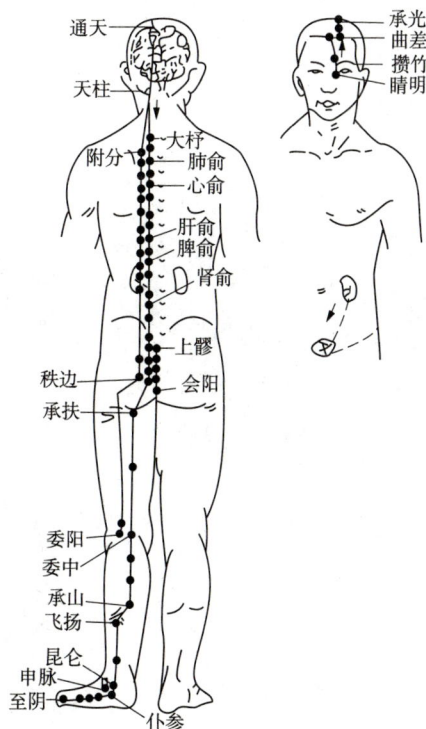

图 6 - 10 足太阳膀胱经循行

表 6 – 8 足太阳膀胱经及常用腧穴

穴位名	定位	主治	刺灸法
睛明	在面部，目内眦角上方约 0.1 寸的凹陷处	目赤肿痛、迎风流泪、胬肉攀睛、内外翳障、雀目、青盲、夜盲、色盲、近视	用手指向外侧轻压眼球，以加大进针间隙，使眼球固定，避免刺中，针尖应接近眶内侧壁，但勿紧贴，略朝后缓缓刺入 0.5~1 寸，不宜提插或大幅度捻转，禁灸
攒竹	面部，当眉头凹陷中，眶上切迹处	头痛、口眼歪斜、目视不明、流泪、目赤肿痛、眼睑𥆧动、眉棱骨痛	平刺 0.5~0.8 寸，禁灸
脾俞	第 11 胸椎棘突下旁开 1.5 寸	呕吐、泄泻、痢疾、腹胀、水肿、贫血、神经衰弱	斜刺 0.5~0.8 寸
肾俞	第 2 腰椎棘突下旁开 1.5 寸	腰痛、耳鸣、耳聋、遗精、阳痿、遗尿、白带	直刺 0.5~1 寸，可灸
承扶	大腿后侧，臀下横纹的中点	腰骶臀股部疼痛、痔疾	直刺 1~2 寸
委中	腘窝横纹中点	腰痛、坐骨神经痛、下肢痿痹、高热抽搐、小便不利、遗尿、丹毒	直刺 1~1.5 寸，或点刺出血。针刺不宜过快、过强、过深，以免损伤血管和神经，不宜灸
承山	在委中与昆仑之间，当伸直小腿或足跟上提时腓肠肌肌腹下出现尖角凹陷处	腰腿拘急疼痛、便秘、痔疾、脚气	直刺 1~2 寸
昆仑	在外踝后方，当外踝尖与跟腱之间的凹陷处	枕后头痛、项强、腰骶疼痛、足踝肿痛、癫痫	直刺 0.5~0.8 寸，孕妇禁用，经期慎用
至阴	足小趾外侧趾甲角旁 0.1 寸	胎位不正、滞产、头痛、目痛、鼻塞、鼻衄	浅刺 0.1 寸；胎位不正用灸法

8. 足少阴肾经及常用腧穴 起于小趾之下，斜走足心，出然骨之下，循内踝之后，入跟中，上行小腿，出腘窝内侧，上股骨内侧后缘，属肾络膀胱；其直行经脉从肾上贯肝、膈，入肺中，循喉咙，挟舌本；支脉从肺出，络心，注胸中，接手厥阴心包经（图 6 – 11，表 6 – 9）。

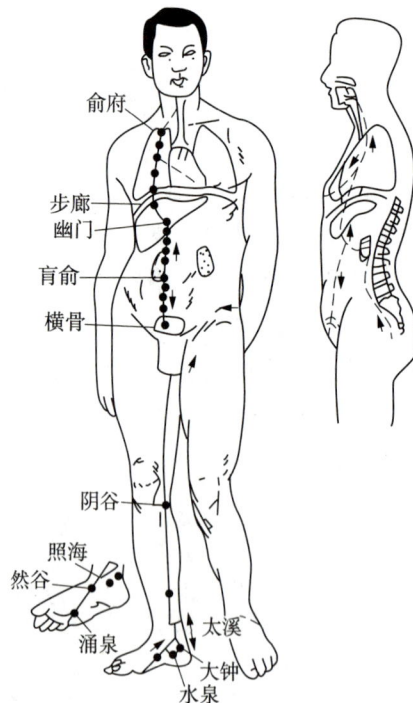

图 6 – 11 足少阴肾经循行

表 6 – 9　足少阴肾经及常用腧穴

穴位名	定位	主治	刺灸法
涌泉	在足底部，卷足时足前部凹陷处，约当第 2、3 趾趾缝纹头端与足跟连线的前 1/3 与后 2/3 交点上	头顶痛、头晕、眼花、咽喉痛、舌干、失音、小便不利、大便难、小儿惊风、足心热、癫疾、霍乱转筋、昏厥	直刺 0.5 ~ 0.8 寸
太溪	在足内侧，内踝后方，当内踝尖与跟腱之间的凹陷处	头痛目眩、咽喉肿痛、齿痛、耳聋耳鸣、咳嗽、气喘、胸痛咯血、消渴、月经不调、失眠、健忘，遗精、阳痿、小便频数	直刺 0.5 ~ 0.8 寸
照海	在足内侧，内踝尖下方凹陷处	咽喉干燥、痫证、失眠、目赤肿痛、月经不调、痛经、赤白带下，阴挺、阴痒、疝气、小便频数、脚气	直刺 0.5 ~ 0.8 寸

9. 手厥阴心包经及常用腧穴　起于胸中，出属心包，下膈，络三焦。其支脉循胸出胁部，抵腋下，循上臂内，行太阴、少阴之间，入肘中，下前臂，行两筋之间，入掌中，循出中指端；支脉从掌中，循出无名指端，接手少阳三焦经（图 6 – 12，表 6 – 10）。

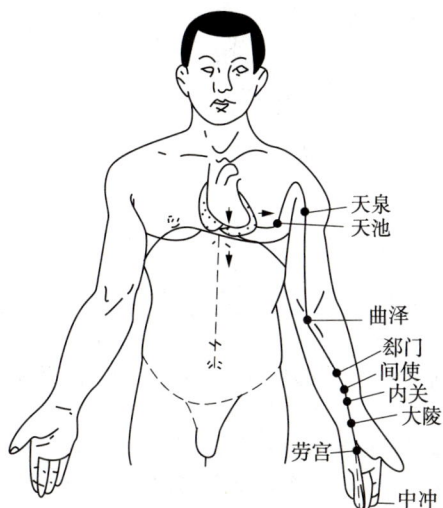

图 6 – 12　手厥阴心包经循行

表 6 – 10　手厥阴心包经常用腧穴

穴位名	定位	主治	刺灸法
曲泽	在肘横纹中，当肱二头肌腱的尺侧缘	心痛、善惊、心悸、胃疼、呕吐、转筋、热病、烦躁、肘臂痛、上肢颤动	直刺 0.8 ~ 1 寸，或点刺出血
间使	腕横纹上 3 寸，掌长肌腱与桡侧腕屈肌腱之间	心痛、心悸、胃痛、呕吐、热病、烦躁、疟疾、癫狂、痫证、肘挛、臂痛	直刺 0.5 ~ 1 寸
内关	腕横纹上 2 寸，掌长肌腱与桡侧腕屈肌腱之间	心痛、心悸、胸痛、胃痛、呕吐、呃逆、失眠、癫狂、痫证、郁证、眩晕、中风偏瘫、哮喘、偏头痛、热病	直刺 0.5 ~ 1 寸
劳宫	在手掌心，当第 2、3 掌骨之间偏于第 3 掌骨 简便取穴法：握拳屈指时中指尖处	心痛、心悸、癫狂、痫证、中风、发热无汗、两便带血、胸胁支满、黄疸	直刺 0.3 ~ 0.5 寸

穴位名	定位	主治	刺灸法
中冲	在手中指末节尖端中央	中风昏迷、舌强不语、中暑、昏厥、小儿惊风、热病、舌下肿痛	浅刺0.1寸或用点刺出血

10. 手少阳三焦经及常用腧穴 起于无名指端，上行小指与无名指之间，循手腕，沿前臂外侧两骨之间，上贯肘，循上臂外侧，上肩，入锁骨上窝，布膻中，络心包，下膈，属三焦；其支脉从膻中，出锁骨上窝，上项，系耳后，直上出耳上角，下颊；支脉从耳后入耳中，出走耳前，交颊，至外眼角，接足少阳胆经（图6-13，表6-11）。

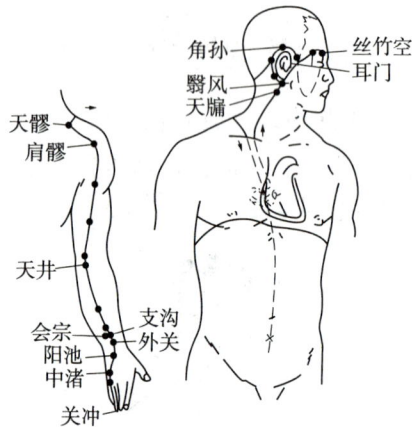

图6-13 手少阳三焦经循行

表6-11 手少阳三焦经常用腧穴

穴位名	定位	主治	刺灸法
关冲	在手环指末节尺侧，距指甲角0.1寸	头痛、目赤、耳聋、耳鸣、喉痹、舌强、热病、心烦	浅刺0.1寸或点刺出血，可灸
中渚	在手背部，当环指本节（掌指关节）的后方，第4、5掌骨间凹陷处	头痛、目眩、目赤、目痛、耳聋、耳鸣、喉痹、肩背肘臂疼痛、热病	直刺0.3～0.5寸
外关	在腕背横纹上2寸，尺骨与桡骨之间	热病、头痛、颊痛、耳聋、耳鸣、目赤肿痛、胁痛、肩背痛，肘臂屈伸不利、手指疼痛	直刺0.5～1寸
支沟	在腕背横纹上3寸，尺骨与桡骨之间	暴喑、耳聋、耳鸣、肩背痛、胁肋痛、呕吐、便秘、热病	直刺0.5～1寸
丝竹空	面部眉梢后凹陷处	面瘫、眼睑瞤动、头痛、齿痛、癫狂、痫证	向后沿皮刺0.5～1寸，禁灸

11. 足少阳胆经及常用腧穴 起于目外眦，上抵额角，下耳后，循颈，行手少阳之前，至肩上，交出手少阳之后，入锁骨上窝；其支脉从耳后入耳中，出走耳前，至目外眦后；支脉从目外眦，下大迎，合手少阳经至目下，下颊车，下颈，合锁骨上窝，以下胸中，贯膈，络肝，属胆，循胁里，出气街，绕毛际，横入髋关节中；直行经脉从锁骨上窝，循胸，过季胁，下合髋关节中，以下循大腿外侧，出膝外侧，下腓骨之前，直下出外踝之前，循足背上，入第四趾外侧；支脉从足背，沿第一二跖骨间，出大趾端，回贯爪甲，止于大趾丛毛，接足厥阴肝经（图6-14，表6-12）。

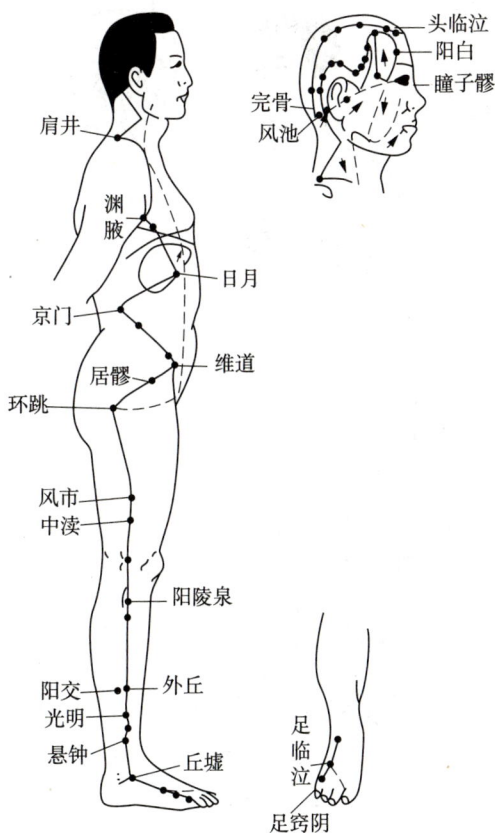

图 6 - 14　足少阳胆经循行

表 6 - 12　足少阳胆经常用腧穴

穴位名	定位	主治	刺灸法
听会	当耳屏间切迹的前方,下颌骨髁突的后缘,张口有凹陷处	耳鸣、耳聋、流脓、齿痛、下颌脱臼、口眼㖞斜、面痛、头痛	直刺 0.5 寸
风池	当枕骨之下,胸锁乳突肌与斜方肌上端之间的凹陷处	头痛、眩晕、颈项强痛、目赤痛、目泪出、鼻渊、鼻衄、耳聋、口眼歪斜、疟疾、热病、感冒、瘿气	针尖微下,向鼻尖方向斜刺 0.5 ~ 0.8 寸,或平刺透风府穴
环跳	侧卧屈股,当股骨大转子最凸点与骶管裂孔连线的外 1/3 与内 2/3 交点处	坐骨神经痛、半身不遂、下肢痿痹、挫闪腰疼	直刺 2 ~ 2.5 寸
风市	在大腿外侧部的中线上,当腘横纹上 7 寸 简便取穴法:直立垂手时,中指尖下	中风半身不遂、下肢痿痹、麻木、遍身瘙痒、脚气	直刺 1 ~ 1.5 寸
阳陵泉	小腿外侧,腓骨小头前下方凹陷处	口苦、呕吐、黄疸、小儿惊风、高热抽搐、破伤风、半身不遂、下肢痿痹、麻木	直刺或斜向下刺 1 ~ 1.5 寸

12. 足厥阴肝经及常用腧穴　起于大趾丛毛,上循足背内侧,内踝前,至内踝上 8 寸,交足太阴之后,上行腘内侧,环绕阴部,抵小腹,挟胃,属肝,络胆,上膈,布胁肋,循喉咙之后,上咽喉,连目系,上出额,与督脉会于巅;其支脉从目系下颊里,环唇内;支脉从肝,贯膈,上注肺,接手太阴肺经(图 6 - 15,表 6 - 13)。

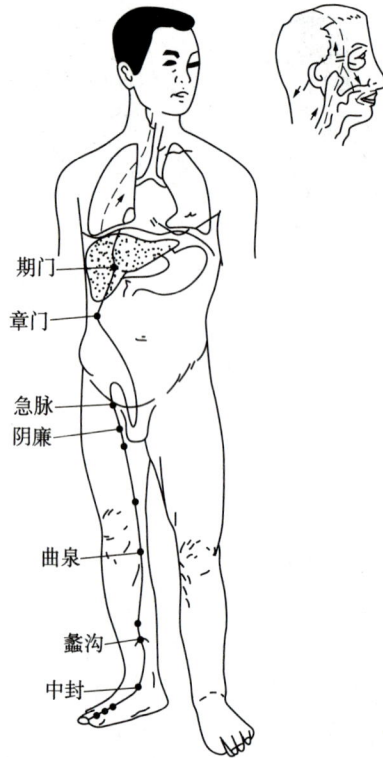

图 6 – 15　足厥阴肝经循行

表 6 – 13　足厥阴肝经常用腧穴

穴位名	定位	主治	刺灸法
太冲	足背，当第 1、2 跖骨结合部前方凹陷处	头痛、眩晕、目赤肿痛、口眼歪斜、月经不调、崩漏、疝气、遗尿、胁痛、下肢痿痹、癫痫、小儿惊风	直刺 0.5～0.8 寸
曲泉	屈膝，膝内侧横纹头上方凹陷中	月经不调、阴挺、阴痒、遗精、阳痿、小便不利、膝痛、下肢痿痹	直刺 1～1.5 寸

第二节　毫针刺法护理技术 📱微课

针刺法是以中医理论为指导，应用经络学说理论，刺激人体穴位，进行预防和治疗疾病的一种中医传统疗法，具有疏通经络、行气活血、扶正祛邪、调整阴阳的作用。常用的针刺法有毫针、三棱针、皮内针、皮肤针、电针等。

（一）毫针刺法

毫针（图 6 – 16）是针灸临床常用的工具，多是用金属制作而成的，其中不锈钢毫针具有较高的强度和韧性，针体挺直滑利，能耐高热、防锈，不易被化学物品腐蚀，故目前被临床广泛采用。

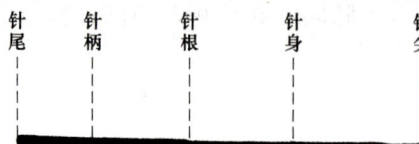

图 6 – 16　毫针

（二）针刺前准备

1. 用具准备 治疗盘、酒精棉球、无菌针具、干棉球、镊子等。

2. 选择针具

（1）确定针具的规格 根据针刺部位来确定针具粗细长短。如针刺部位皮肉丰厚，需深刺时，应选较粗且长的毫针；若针刺部位皮肉较薄，须浅刺者，则选择较细而稍短的针具。还应考虑患者的性别、年龄、形体胖瘦以及体质的强弱。一般而言，女性、小孩、瘦而体弱者所用的针具应比男性、成人、胖而体壮者用的要相对细而短。

（2）检查针具的质量 标准的针具应是针柄与针身相称，缠丝牢紧，无松动，针根坚固，针体挺直光滑，针尖为松叶尖端者，即圆而不锐为佳，过钝、尖锐、钩曲者不宜使用。

3. 选择体位 根据病情和针刺穴位的不同，选择舒适持久的体位，同时便于医者操作。临床常用的体位有以下几种。

（1）仰卧位 适用于头、面、胸、腹部和上、下肢部分腧穴。

（2）侧卧位 适用于身侧腧穴，上、下肢部分腧穴。

（3）俯卧位 适用于头、项、脊背、腰、臀、下肢背侧和上肢部分腧穴。

（4）养靠坐位 适用于前头、面、颈前部和胸、腹部腧穴。

（5）俯伏坐位 适用于后头和项、肩胛和背部腧穴。

（6）侧伏坐位 适用于侧头、颊、耳部腧穴。

4. 消毒 消毒包括针具、腧穴部位及术者手指的消毒。针具消毒可以采用高压消毒、煮沸消毒或酒精消毒；腧穴部位可用酒精棉球消毒，操作时从穴位中心向四周进行；术者手指消毒。

（三）进针方法

毫针的进针方法可单手操作，亦可双手配合操作，使针尖快速透过皮肤，再将针刺达所需治疗深度。针刺过皮时速度要快，以减少患者的疼痛感。

1. 单手进针法 用右手拇、食二指捏住针身，露出针尖 0.5 ~ 1 寸即可，对准穴位，快速将针尖迅速刺入腧穴。此法一般用于 1.5 寸以内的短针。

2. 双手进针法 左手拇、食二指捏住针体下端，右手拇、食二指挟持针柄，中指和无名指抵住针身，速将针尖刺入腧穴。此法用于 3 寸以上的长针。

（1）指切进针法 即左手拇指或食指端切按在腧穴位置旁，右手持针，紧靠左手指甲面刺入腧穴。

（2）夹持进针法 即左手拇、食二指持捏消毒干棉球，夹住针身下端，针尖固定在所刺腧穴的皮肤表面，右手捻动针柄刺入腧穴。

（3）舒张进针法 即左手拇、食二指或食、中二指将所刺腧穴部位的皮肤向两侧撑开，皮肤紧绷，右手持针，使针从左手拇、食二指的中间刺入。

（4）提捏进针法 即左手拇、食二指将针刺腧穴部位的皮肤捏起，右手持针，从捏起的上端刺入。

（四）进针角度和深度

1. 角度 是指进针时针与皮肤表面所形成的夹角，其角度的大小，主要根据腧穴所在部位的特点和医者针刺时所要达到的目的结合而定。针刺角度可分为直刺（90°左右垂直刺入）、斜刺（45°左右倾斜刺入）、平刺（即横刺、沿皮刺，15°左右沿皮刺入）三种。肌肉丰厚的部位，如四肢、下腹部可以直刺；肌肉较浅薄处、骨隙中的穴位或内有重要脏器的胸背部可以斜刺；皮薄肉少部位的腧穴，如头面部可以平刺。

2. 深度 针刺深度一般以既有针感而又不伤及重要脏器为原则。深刺多用直刺，浅刺多用斜刺或平刺。根据人体有肥瘦强弱之分，针刺部位、针刺深浅以及针刺的角度不尽相同，一般形盛体强者针刺宜深，形瘦体弱者针刺宜浅；胸背头面部肌肉浅薄，宜浅刺。四肢及腰骶部、腹部肌肉较多部位，宜深刺；老年人及儿童，应适当浅刺；阳证、新病宜浅刺；阴证、久病宜深刺；凡临近重要脏器、大血管的部位，针刺时应熟悉该穴位与内脏的位置关系，严格掌握针刺的深度。

（五）得气

是指针刺入腧穴后产生了经气的感应。患者在针刺部位有酸、胀、重、麻等感觉并沿一定部位，向一定方向扩散传导的感觉或医者感到针下沉紧滞涩。针刺是否得气与治疗效果有着密切的关系。

（六）行针

将针刺入腧穴后，为了使之得气，调节针感以及进行补泻而实施的各种针刺手法。行针有基本手法和辅助手法。

1. 基本手法

（1）提插法　即针刺入腧穴达一定深度后，右手持针反复上提下插，提插幅度不宜太大，指力要均匀。

（2）捻转法　即针刺入腧穴，以右手拇指和中、食二指持住针柄，将毫针前后、左右地反复旋转捻动，捻转幅度一般掌握在180°～360°之间，应避免单向转动，以防肌纤维缠绕针身，而致局部疼痛，并致出针困难。

2. 辅助手法

（1）循法　即针刺入腧穴，于所刺腧穴的四周或沿经脉的循行部位，进行徐徐地循按。

（2）刮柄法　即针刺入腧穴，使拇指或食指的指腹抵住针尾，用拇指、食指或中指爪甲，由下而上地频频刮动针柄。

（3）弹柄法　即针刺入腧穴，以手指轻轻扣弹针柄，使针身产生轻微的震动。

（4）搓柄法　即针刺入腧穴，以右手拇、食、中三指持针柄单向捻转，每次搓3～5周。

（5）摇柄法　即针刺入腧穴，手持针柄进行轻轻摇动。

（6）震颤法　即针刺入腧穴，右手持针柄，用小幅度、快频率的提插，使针身产生轻微的震颤。

（七）补泻手法

凡通过针刺运用一定的手法使得捻转的角度大，提插的次数多，单位时间的刺激量大，针感强，以达到疏泄病邪，使患者恢复正常生理状态的方法，叫作泻法；通过针刺施行一定的手法使得捻转的角度小，提插的次数少，单位时间的刺激量小，针感较弱，以促使人体内各种功能的恢复和旺盛的方法，叫作补法。常用补泻手法有以下几种。

1. 疾徐补泻　进针时慢慢地刺入，少捻转；出针时将针退至皮下，稍停，疾速出针为补法。反之为泻法。

2. 捻转补泻　捻转角度小，用力轻，频率慢，操作时间短，左转用力为主的为补法。反之为泻法。

3. 提插补泻　先浅后深，重插轻提，提插幅度小，频率慢，操作时间短，以下插用力为主的为补法。反之为泻法。

4. 开阖补泻　出针后于穴位上迅速揉按，促使针孔堵塞，不令经气外泄为补法。反之为泻法。

5. 迎随补泻　进针时将针尖随着经脉循行的方向斜刺为补法。反之为泻法。

6. 呼吸补泻　呼气时进针，吸气时出针为补法。反之为泻法。

7. 平补平泻　介于补泻之间的一种手法，此法是将针刺入穴位得气后，再做均匀地提插捻转，然后根据情况，将针退出体外。主要用于虚实不太显著或虚实兼有的病证。

（八）留针和出针

留针是指进针并施以手法取得针感后，将针留置在穴位内，以加强刺法的持续作用。根据病情的需要，留针时间可从 10 分钟至数小时，如遇有急性疼痛病时留针时间可达 1 小时左右。具体留针时间须灵活掌握，但一般为 15～30 分钟。小儿一般不宜长时间留针，以防哭闹时体位改变，引起意外事故。如遇年老体弱者可不留针。

出针又叫起针。以左手持消毒干棉球将针体挟住，同时轻压针旁皮肤，右手拇、食二指将针柄轻轻捻转上提，慢慢取出，针出后用棉球轻轻压迫针孔片刻，防止出血。如用酒精棉球，必须注意药棉不可过湿，以防产生疼痛。还须注意核查针数，防止针具遗留于患者身上。

（九）注意事项

（1）针刺前应做好准备和解释工作，交待施术中的感觉和注意事项，消除紧张心理。并做好保暖和体位固定的护理。

（2）严格掌握针刺禁忌证和禁忌部位，妇女行经时，若非为了调经，不宜针刺。怀孕三个月以下者，小腹部禁刺。三个月以上者，腹部、腰骶部以及一些通经活血的腧穴，如合谷、三阴交、至阴、昆仑等，均属禁刺。妊娠期妇女、体质衰弱或有习惯性流产史者宜忌针。

（3）囟门未完全闭合的小儿头顶部腧穴不宜针刺。

（4）凡大怒、大惊、过饥、过饱、酒醉、疲劳、精神过度紧张、突然晕厥时，不宜刺。

（5）皮肤有感染、瘢痕、皮疹、溃疡或肿瘤部位不宜针刺。

（6）自发性出血或损伤后出血不止的患者不宜针刺。

（十）异常情况防护措施

针刺过程中除严格执行操作规程外，还应注意观察患者神色变化、汗出情况，并询问患者感觉，如出现晕针，滞针、弯针等现象，立即告知医师，并及时采取相应措施。

1. 晕针　指在针刺过程中，患者出现头晕眼花、胸闷泛恶、心慌气短、面色苍白等。严重者突然昏倒、四肢厥冷，出冷汗，脉微欲绝、血压下降。

（1）原因　患者初诊、怕针、精神过度紧张、饥饿、过度疲劳、体质虚弱，或手法过重，刺激量过大，亦有体位不当（多为坐位）或医生手法过重。

（2）防护措施　发现晕针时，首先应安慰患者，应立即停止针刺并起针，嘱患者平卧，最好头低位，给温开水或热茶，注意保暖，休息片刻即可恢复。严重晕厥的，可用指甲掐或针刺人中、足三里、内关等穴。若症状仍不能缓解可配合其他抢救措。

2. 滞针　是指行针时或留针后，医者感觉捻转提插涩滞困难，也不能出针，且患者感觉痛剧的现象。

（1）原因　针刺部位皮肤、肌肉过度紧张，或同一方向捻转幅度太大，使肌肉纤维组织缠绕针身。

（2）防护措施　对精神紧张，局部肌肉过度收缩者，可稍延长留针时间，并用手轻轻按摩穴位四周，再小幅度捻转出针，切勿硬拔。或在滞针腧穴附近，进行循按或扣弹针柄。如仍不能放松时，可静卧片刻或在该穴附近再刺一针，以宣散气血、解除痉挛。如因肌肉组织纤维缠绕针身，可轻轻将针向相反的方向将针捻回，并用刮柄、弹柄法，使缠绕的肌纤维回释，再轻轻提插，待针松动后即可出针。

3. 弯针　是指进针时或进针后，针身在体内发生弯曲，医者提插捻转及出针均感困难，患者感觉疼痛的现象。

（1）原因　患者在留针过程中移动体位；强烈针感使患者肌肉突然急剧收缩；外力碰撞，压迫；针刺时用力过猛等原因引起。

（2）防护措施　体位变动者，应先恢复原来的体位，然后顺着针弯曲的方向，缓慢将针拔出。切忌用力抽拔或捻转，以免折针。

4. 断针　又名折针，是指针身折断，残端留于患者腧穴内，断端或部分露于皮肤外，或完全没入皮下。

（1）原因　由于针具质量差，如针身损伤剥蚀；捻转提插时用力太猛；针刺过深，针体全部刺入，加之患者突然改变体位或弯针时用力抽拔，均可发生断针。

（2）防护措施　嘱患者不要惊慌，让患者保持原来体位，以免断针继续下陷。断针尚有部分外露时，可用手或镊子将针拔出。如断端与皮肤相平，可用手指轻轻下压周围组织，使针体显露，再用镊子夹出。完全陷入者，若一般方法失败时行手术取出。

5. 血肿　是指针刺部位出现的皮下出血而引起肿痛的现象。

（1）原因　针尖弯曲带钩，皮肉受损；或针刺时误伤血管，起针时没有及时按压。

（2）防护措施　出针后若针孔处有微量的皮下出血而局部小块青紫，一般不须处理，可以自行消退。若局部皮肤呈青紫色或肿胀疼痛较剧，说明有血液溢出脉外，这是针刺时，由于针体太粗，或用力过猛等误伤血管所致，须先行冷敷止血，4小时后改用热敷或轻轻按揉促使消散。

6. 气胸　指在针刺过程中，患者出现胸痛、气闷、咳嗽、重者则伴有呼吸困难，甚至出现缺氧和休克症状，如若处理不当可造成死亡。

（1）原因　胸背部及锁骨上窝针刺过深或角度不当。

（2）防护措施　应立即送医院治疗，做必要的对症处理，严密观察。轻者卧床休息七天，可以自己吸收痊愈；重者必须抽出胸膜腔的空气，及时抢救。

第三节　灸　法

一、概述

（一）定义

灸法古称"灸焫"，又称艾灸。主要是借灸火的热力给人体以温热性刺激，通过经络腧穴的作用，以温通经络、调和气血、回阳救逆，达到防治疾病目的的一种方法。

古代医学书籍就有对灸法有所记载，《黄帝内经》云"针所不为，灸之所宜"，《医学入门》云"凡病药之不及，针之不到，必须灸之"，《扁鹊心书》云"夫人之真元乃一身之主宰，真气壮则人强，真气弱则人病，真气脱则人亡，保命之法，艾灼第一"，《本草纲目》云"艾叶能灸百病"，说明了灸法具有独特的疗效，能弥补针刺的不足。施灸的原料较多，但主要灸料为艾叶，因为艾叶气味芳香，辛温味苦，容易燃烧，火力温和等特点，故为施灸佳料。

（二）功效

灸法具有温经散寒、扶阳固脱、消瘀散结、防病保健等功效。

> **知识链接**
>
> **艾灸的原理是什么？**
>
> 艾灸是驱散疲劳，恢复元气，补充体能，平衡阴阳的有效的手段。艾灸的原理是什么？艾叶制作成艾炷或艾条通过燃烧产生近红外和热量作用于人体穴位或特定的部位，从而达到预防和治疗的自然疗法。艾灸起作用的原理第一是用热力达到温通经络，行气活血，驱寒除湿等效果，第二是借助艾叶本身的药力，因为艾叶是中药中少有的能通十二条经络的药物，所以古人经过多年的摸索，最终将艾叶定为施灸的主要原料，第三是根据身体情况灸不同的穴位，使用不同的施灸手法。

（三）适用范围

灸法临床适用范围较为广泛。临床常用于肩背痛、腰腿痛、关节痛等，还用于内科病证，如胃脘痛、泄泻、哮喘等；妇科病证，如经闭、脱肛、阴挺、崩漏、带下等；外科病证，如寒疝痛、乳痈初期、瘰疬等。

（四）禁忌证

（1）凡实热证或阴虚发热、邪热内炽等证，如高热、高血压危象、肺结核晚期、大量咯血、呕吐、严重贫血、急性传染性疾病、皮肤痈疽疮疖并有发热者，均不宜使用艾灸疗法。

（2）器质性心脏病伴心功能不全，精神分裂症，孕妇的腹部、腰骶部，均不宜施灸。

（3）颜面部、颈部及大血管走行的体表区域、黏膜附近，均不得施灸。

（4）空腹、过饱、极度疲劳者应谨慎施灸，年老体弱患者，不宜艾炷过大，刺激过强。

二、常用灸法

临床常用灸法有艾炷灸、艾条灸、温针灸、温灸器灸和其他灸等。

（一）艾炷灸

将艾绒搓捏成大小不等的锥形艾炷，置于施灸部位点燃而防治疾病的方法，分为直接灸与间接灸。

1. 直接灸　是将大小适宜的艾炷直接置于应灸的穴位上，点燃施灸（图6-17）。根据灸后对皮肤的刺激程度不同、有无烧伤或化脓，又分为瘢痕灸和无瘢痕灸两种。

（1）瘢痕灸　又名化脓灸。施灸时先将所灸腧穴部位涂以少量的大蒜汁，以增强黏附和刺激作用，然后将大小适宜的艾炷置于腧穴上，用火点燃艾炷施灸。每壮艾炷必须燃尽，除去灰烬后，方可继续易炷再灸，待规

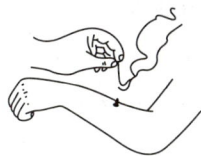

图6-17　直接灸

定壮数灸完为止。施灸时因艾火烧灼皮肤而产生剧痛，此时可用手在施灸穴位周围轻轻拍打，借以缓解疼痛。正常情况下，灸后1周左右，施灸部位化脓形成灸疮，5~6周左右，灸疮自行痊愈，结痂脱落后留下瘢痕。临床常用于治疗哮喘、肺结核、慢性胃肠炎等。

（2）无瘢痕灸　又名非化脓灸。施灸时先在所灸腧穴部位涂以少量凡士林，以使艾炷便于黏附，然后将艾炷置于腧穴上点燃施灸，当灸炷燃剩五分之二或四分之一而患者感到微有灼痛时，即可易炷再灸。一般应灸至以局部皮肤红晕而不起泡为度。因其皮肤无灼伤，故灸后不化脓，不留瘢痕。此法适用于慢性虚寒性疾患，如哮喘、风寒湿痹等。

2. 间接灸　是将施灸腧穴部位或患处的皮肤与艾炷之间用药物或其他材料隔开，而进行施灸的一种治疗方法，故又称隔物灸（图6-18）。

（1）隔姜灸　鲜姜切成直径2~3cm、厚0.2~0.3cm的薄片，用针在中间刺数孔后，把姜片放于应灸的腧穴部位或患处，然后再将艾炷置于姜片上，点燃施灸。当艾炷燃尽，再易炷施灸。灸完所规定的壮数，以使皮肤红润而不起泡为度。临床上常用于因寒而致的呕吐、腹痛、腹泻及风寒痹痛等。

（2）隔蒜灸　用新鲜大头蒜，切成厚0.2~0.3cm的薄片，中间以针刺数孔，然后置于应灸腧穴或患处，然后将艾炷放在蒜片上，点燃施灸。待艾炷燃尽，易炷再灸，直至灸完规定的壮数。此法用于肺结核、淋巴结核、肿物突起等。

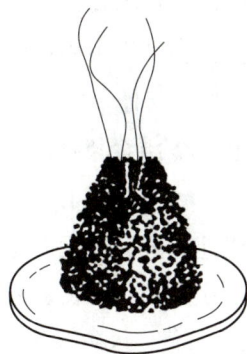

图6-18　隔物灸

（3）隔盐灸　用干燥的食盐填敷于脐部，或于盐上再置一薄姜片，上置大艾炷施灸。多用于治

疗急性寒性腹痛或吐泻并作,中风脱证等。

(4)隔附子饼灸 将附子研成粉末,用酒调和做成直径约3cm、厚约0.8cm的附子饼,中间针刺数孔,放在应灸腧穴或患处,上面再放艾炷施灸,直到灸完所规定壮数为止。多用于治疗命门火衰而致的阳痿、早泄、宫寒不孕或疮疡久溃不敛等。

(二)艾条灸

艾条灸是将纯净细软的艾绒卷成直径约1.5cm的圆柱形的艾条进行施灸。也可在艾绒中掺入干姜、肉桂、川椒等制成药艾条。常用的施灸方法有温和灸、雀啄灸和回旋灸。

1. 温和灸 施灸时将艾条的一端点燃,对准应灸的腧穴部位或患处,距皮肤2~3cm,进行熏烤,使患者局部有温热感而无灼痛为宜,一般每处灸10~15分钟,至皮肤红晕为度。对于昏厥、局部知觉迟钝的患者,医者可将中、食二指分开,置于施灸部位的两侧,这样可以通过医者手指的感觉来测知患者局部的受热程度,以便随时调节施灸的距离和防止烫伤。

2. 雀啄灸 施灸时,将艾条点燃的一端与施灸部位的皮肤并不固定在一定距离,而是像鸟雀啄食一样,一上一下活动地施灸。另外也可均匀地上、下或向左、右方向移动或做反复的旋转施灸。

3. 回旋灸 施灸时,施灸时将艾条的一端点燃,虽与施灸部位皮肤保持一定的距离,但是并不固定在一个点上,而是向左右或上下方向,反复旋转或移动地施灸。

上述三种方法对一般应灸的病证都可使用,温和灸常用于治疗慢性疾病,而雀啄灸、回旋灸常用于治疗急性疾病。

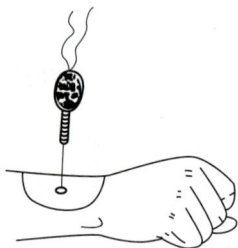
图6-19 温针灸

(三)温针灸

是针刺与艾灸结合应用的一种方法,适用于既需要留针而又适宜用艾灸的病证。操作时,将针刺入腧穴得气后,并给予适当补泻手法而留针,继将纯净细软的艾绒捏在针尾上,或用一段长约2cm艾条,插在针柄上,点燃施灸(图6-19)。待艾绒或艾条烧完后,除去灰烬,出针。此法是一种简单易行的针灸并用方法,值得推广。

(四)温灸器灸

温灸器又称灸疗器,是一种专门用于施灸的器具,用温灸器的方法称温灸器灸。临床常用的有温灸盒与温灸桶。施灸时,将艾绒或加掺药物,装入温灸器的小筒,点燃后,将温灸器之盖扣好,即可置于腧穴或应灸部位,进行熨灸,直到所灸部位的皮肤红润为度。一般需要灸治者均可采用,对小儿、妇女及畏惧灸治者最为适宜。

(五)其他灸法

其他灸法有"灯火灸""天灸"等,是民间沿用已久的简便灸法。

1. 灯火灸 是用灯心草一根,以麻油浸之,燃着后快速动作对准穴位,猛一接触听见"叭"的一声迅速离开,如无声音可重复一次,灸后局部稍起红晕,应注意清洁,避免感染。多用于治疗小儿痄腮、小儿消化不良、惊厥、呃逆、腹痛以及功能性子宫出血。

2. 天灸 天灸又称药物灸、发疱灸,是采用对皮肤有刺激性的药物敷贴于穴位或患处,使其局部皮肤自然充血、潮红或起疱的治疗方法。因其不用艾火而局部皮肤有类似艾灸的反应,并且作用也非常相似,故名为天灸。常用天灸有白芥子灸、蒜泥灸、斑蝥灸、天南星灸等。

(1)白芥子灸 将白芥子研细末,用水调和,敷贴于腧穴或患处。利用其较强的刺激作用,敷贴后促使发疱,借以达到治疗目的。一般可用于治疗关节痹痛,口眼歪斜,或配合其他药物治疗哮喘等。

（2）蒜泥灸　将大蒜捣烂如泥，取 3~5g 涂敷于穴位上，敷灸时间为 1~3 小时，以局部皮肤灼热疼痛为度。如敷灸涌泉穴可治疗咯血、衄血；敷灸合谷穴可治扁桃体炎；敷灸鱼际穴可治喉痹等。

（3）斑蝥灸　取斑蝥适量研为细末。使用时先取胶布一块，中间剪一小孔如黄豆大，贴在施灸穴位上，以暴露穴位并保护周围皮肤，将斑蝥粉少许置于孔中，上面再贴胶布固定，以局部皮肤灼热疼痛为度，然后去除胶布与药粉；也可用适量斑蝥粉，以甘油调和外敷。适用于牛皮癣、神经性皮炎、关节疼痛、黄疸、胃痛等。

（4）天南星灸　将天南星适量研末，用生姜汁调成糊状贴敷于穴位上。敷灸时间为 1~3 小时，以局部皮肤灼热疼痛为度。适用于口眼歪斜等。

（六）护理及注意事项

（1）临床上施灸的先后顺序，一般是先灸上部，后灸下部，先灸阳部，后灸阴部，壮数是先少而后多，艾炷是先小而后大。

（2）瘢痕灸因疼痛剧烈，灸后留有瘢痕，必须经患者同意才可施灸，灸创化脓，要防止感染。

（3）做好防护，以防艾火掉下烧伤皮肤或烧坏衣褥。

（4）艾炷灸容易起疱，应注意观察。如已起小疱不可擦破，可任其自然吸收；如水疱过大，经消毒后用注射器将疱内液体抽出，涂以湿润烫伤膏，再用敷料保护，以防感染。

（5）天灸疗法虽然有较好的效果，但所用中药有些为有毒之品，有些对皮肤有强烈的刺激作用，故孕妇、年老体弱、皮肤过敏等患者应慎用或禁用。贴药当日禁食生冷寒凉辛辣之物，并用温水洗澡，忌入冰室。熄灭后的艾条，应及时清理，以防复燃，发生意外。

第四节　拔　罐

一、概述

（一）定义

拔罐法，是以罐为工具，利用燃烧产生的热力或抽气排出罐内空气，形成负压，使之迅速吸附于施术部位，产生温热刺激并造成局部充血或瘀血现象，从而起到防治疾病作用的一种疗法。古时也称"角法"或"吸筒法"。

（二）功效

拔罐法具有通经活络、消肿止痛、行气活血、拔毒排脓、祛风散寒等功效。

（三）适用范围

拔罐法临床适用范围较为广泛。风寒湿痹证，如肩背痛、腰腿痛、关节痛等；肺系病证如伤风感冒、咳嗽、哮喘等；脏腑功能失常病证如中风后遗症、泄泻、消化不良、胃脘痛、腹痛、眩晕等；外科病证如丹毒、毒蛇咬伤、疮疡初起未溃、软组织闪挫扭伤等；其他如中暑、落枕、面瘫、肥胖等。

（四）禁忌证

高热抽搐者、孕妇腹部及腰骶部禁忌拔罐；皮肤有过敏、水肿、溃疡处，不宜拔罐；骨骼关节凹陷或凸起处，不宜拔罐。

二、常用拔罐法

（一）罐具

常用罐具有玻璃罐、竹罐、陶罐、抽气罐 4 种。

1. 玻璃罐　临床应用较普遍，由玻璃加工而成，形如球状，罐口平滑，分大、中、小三种型号。优点是质地透明，使用时可直接观察局部皮肤的变化，便于掌握时间；缺点是容易破碎。

2. 竹罐　用直径 3～5cm 坚固无损的竹子，制成形如腰鼓的长 6～8cm 圆筒，筒口磨光平整，易于吸附。优点是质地轻巧、不易摔碎，临床可浸于中药汤剂中，制成药罐，加强拔罐疗效；缺点是容易燥裂漏气、吸附力不大。

3. 陶罐　用陶土烧制而成，罐的两端较小，中间略向外凸出，状如瓷鼓，底平，口径大小不一，口径小者较短，口径大者略长。优点是吸力大；缺点是质地较重，容易破碎。临床不常用。

4. 抽气罐　用透明塑料制成的抽气罐，上面加置活塞，便于抽气。优点是安全便捷；易于操作，适合家庭保健使用。缺点是拔罐方法单一，只能留罐。

（二）方法

1. 火罐法　利用燃烧时火焰的热力，排去罐内空气形成负压，使罐吸附在施术部位皮肤上。具体方法有闪火法、投火法、贴棉法、滴酒法四种。

（1）**闪火法**　用镊子或止血钳夹住 95% 乙醇棉球，点燃后在火罐内壁中段快速绕 1～3 圈后退出，立即将罐扣在施术部位。注意不可用火焰烧罐口边沿，以免灼热的罐口烫伤皮肤。同时酒精棉球不宜过湿，防止滴到皮肤造成灼伤。

（2）**投火法**　将酒精棉球或纸片点燃后投入罐内，迅速将罐扣在施术部位。为防点燃物落于皮肤，此法常用于侧面横位拔罐。

（3）**贴棉法**　用指甲大小的薄棉片蘸取少量 95% 酒精，贴在罐体内壁的中下部，用火点燃后，迅速将火罐吸附在施术部位。

（4）**滴酒法**　将 95% 的乙醇滴入罐内几滴，沿罐内壁摇匀，用火点燃后，迅速将罐扣在施术部位。注意滴入的乙醇不宜过多，以免烧伤皮肤。

2. 水罐法　此法一般使用竹罐。先将竹罐倒置在沸水或药液之中，煮沸 5～10 分钟，然后用长镊子夹住罐底，罐口朝下提出液面，迅速用湿毛巾紧拍罐口，乘热使之吸附在皮肤上，留罐 10～20 分钟。观察水罐吸附情况，如患者感到过紧疼痛或烫痛等不适感觉，应立即起罐。

3. 抽气罐法　是利用机械抽气使罐内形成负压，使罐体吸附于施术部位的一种方法，留置 20～30 分钟。留置过程中，可从玻璃罩外观察皮肤呈现稍微红肿或有细小出血点，若无其他变化和不适，可增加负压，继续留置 10 分钟左右起罐。本法具有使用方便，吸着力强，避免烫伤，不易破碎等优点。

（三）应用

1. 留罐　又称坐罐，指罐体吸附在选定的部位或穴位上留置一段时间。留置时间应视环境温度和被拔部位肌肉的厚薄灵活掌握，一般留置 10～15 分钟，使局部皮肤充血。胸腹部及上肢等肌肉浅薄处可留罐 5～10 分钟；额、面等处可留置 3～5 分钟。气候炎热季节缩短留置时间，寒冷的冬季可稍延长时间。

2. 走罐　又称推罐，一般用于肌肉丰厚、面积较大的部位。须选口径较大的玻璃罐，在施术部位和罐口涂上一层凡士林或按摩乳，将罐拔好后，用手握住使罐口与皮肤成一定角度，向上下或左右往返推移，直至皮肤充血或瘀血为止。

3. 闪罐　将罐拔住后立即取下，再迅速拔住，反复多次地拔住取下，取下拔上，直至皮肤潮红、充血即可。

4. 针罐　此法是将针刺与拔罐相结合的一种方法。在针刺得气留针时，将罐拔在以针为中心的部位上，留罐与针 5 ~ 10 分钟，然后起罐起针。

（四）起罐

起罐时一手握住罐体，另一手拇指或食指按压罐边的皮肤，使空气进入罐内，即可将罐取下。抽气罐轻轻拔起罐底部的放气闸，即可起罐。

（五）护理及注意事项

（1）拔罐前根据所拔部位的面积选择大小合适的罐具，并检查罐口周围是否光滑，有无裂痕。

（2）调节室温 18 ~ 22℃ ，冬季注意保暖，留罐时需盖好衣被。必要时屏风遮挡，注意保护患者隐私。

（3）选取肌肉丰厚的合适部位。骨骼凹凸不平、毛发较多处不宜拔罐；皮肤有过敏、水肿、溃疡、大血管分布部位，不宜拔罐。

（4）选择合适的体位保证患者舒适，避免体位不当或移动导致罐体脱落。

（5）拔罐时动作要快、稳、准，吸拔有力。起罐时手法要轻缓，切勿硬行上提或旋转提拔，以免拉伤皮肤。

（6）使用过的罐具，应消毒处理后备用。

（7）用火罐时注意勿灼伤或烫伤皮肤。拔罐过程中，密切观察患者的反应，出现异常情况，及时处理。

（六）拔罐异常状况处理

1. 晕罐　拔罐过程中患者因精神紧张、体位不当、饥饿或拔罐吸力过大，出现面色苍白、多汗心慌、恶心欲吐，甚则神志不清。应立即起罐，取平卧位或头低脚高位，注意保暖。轻者休息片刻，饮温开水或糖水后可恢复；如上述处理后如仍不缓解，可考虑配合其他治疗或采取急救措施。

2. 水疱　因拔罐时温度过高烫伤，或留罐时间太长而皮肤起水疱。水疱较小时无需特殊处理，可敷以消毒纱布防止擦破。水疱较大时用注射器针头将水疱刺破放出水液，并涂以甲紫，用消毒纱布包敷，以防感染。

3. 皮肤潮红瘙痒　起罐后皮肤呈现局部潮红、患者自觉拔罐部位瘙痒不适。皮肤潮红、瘙痒一般经数小时或数日即可恢复，嘱患者不必过分紧张，不要乱抓，以免皮肤破损引起感染等。

第五节　推　拿

一、概述

（一）定义

推拿，又称按摩，是在中医基础理论指导下，根据病情在人体体表特定部位或穴位上，应用不同的手法以及某些特定的肢体活动进行按摩，利用机械力的作用，刺激局部使之发热，以调节机体各项生理功能，达到防治疾病的一种方法。

（二）功效

推拿疗法具有疏经通络、调和气血、滑利关节、舒筋整复、活血祛瘀、散寒止痛、健脾和胃、消积导滞、扶正祛邪、增强人体抗病能力等功效。

（三）适用范围

推拿疗法临床适应证相当广泛。内科病证如感冒、哮喘、胃脘痛、胃下垂、泄泻、便秘、胃肠功能紊乱证、头痛、失眠、瘫痪等；骨伤科病证如软组织损伤、腰椎间盘突出、颈椎病、梨状肌损伤综合征、慢性劳损、骨质增生等；妇科病证如痛经、闭经、带下、乳痈等；儿科病证如婴儿腹泻、呕吐、遗尿、支气管哮喘、小儿麻痹后遗症、小儿疳积、小儿脱肛等，用捏脊疗法治疗小儿疳积及小儿脱肛更是疗效显著；外科如预防手术后粘连等，均可收到较好的效果，同时临床上也常用于康复、功能复健、日常保健养生等方面。

（四）禁忌证

急性传染病；各种感染性疾病，如脓肿、骨结核、蜂窝织炎、化脓性关节炎等；出血性疾病；骨折或关节脱位性病变；严重精神疾病；严重心脏疾病；各种恶性肿瘤；皮肤病变部位，如溃疡性皮炎等；妇女经期、妊娠期腹部及腰骶部；醉酒后、神志不清、过饥过饱、疲劳过度、极度衰弱等情况不宜推拿。

二、常用推拿手法

（一）推拿手法的基本要求

用手或肢体其他部分，按各种特定的规范化动作，在体表操作的方法，称为推拿手法。其基本要求是持久、有力、柔和、均匀。

1. 持久 指手法应持续运用一定时间，一般 15～20 分钟。

2. 有力 指手法要有一定力量，力量的轻重应根据治疗对象的具体情况、施术部位及手法性质等多方面的情况而定。

3. 柔和 指手法的动作要稳重，力量要缓和，切忌生硬粗暴。

4. 均匀 指手法动作的节奏性和用力的平稳性，频率不要忽快忽慢，压力不能忽轻忽重。

（二）推拿介质

推拿时应用各种介质既可以加强手法的作用，提高治疗效果，又可以起到润滑和保护施术部位皮肤的作用。临床上常用的介质有滑石粉、麻油、松节油、葱姜水、红花油、液状石蜡、姜汁、酒等。

（三）常用推拿手法

1. 推法 推法指用指、掌或肘部着力于人体一定穴位或部位上，做单方向直线移动。分为拇指平推法、掌平推法、肘平推法和一指禅推法四种。拇指平推法即以拇指指腹罗纹面着力于机体的一定部位或循经稍施压力，往返并有节奏地向前推进。掌平推法是用手掌着力，以掌根部为重点向一定方向推进。需要增大压力时，可用另一只手重叠推进。肘平推法是用肘尖着力，以肘尖部为重点向一定方向推进。一指禅推法即手握空拳，拇指自然垂直，用大拇指指端罗纹面或桡侧着力于体表上，沉肩垂肘，运用腕部的来回摆动，带动拇指关节的屈伸活动。

【动作要领】操作时术者指、掌或肘要紧贴体表，用力要稳，速度要缓慢而均匀，力量大小根据患者年龄、体质、性别的不同因人而异。施一指禅推法时，术者需上肢肌肉放松，沉肩，垂肘，悬腕，指实掌虚，频率为每分钟 120～160 次。

【临床应用】本法具有疏通经络，理筋活血，消瘀散结的功效，可在人体各部位使用。

（1）指推法适用于全身各部的穴位或面积较小的部位，治疗风湿痹痛，筋肉拘急等疾患；一指禅推法可治疗头痛，失眠，面瘫等。

（2）掌推法适用于四肢、腰背等面积较大的部位，治疗腰脊酸痛，胸腹胀痛等。

（3）肘推法适用于腰、臀等肌肉丰厚的部位，治疗腰及四肢部的劳损、宿伤及痹证等。

2. 拿法 拿法指用拇指和食、中二指，或用拇指和其余四指相对用力，在一定的穴位或部位上进行节律性捏提的一种手法。拿法由于部位和手法的差异，分为三指拿、四指拿和五指拿。

【动作要领】患者取坐位或卧位，术者用拇指与余指的合力施治于局部，做一紧一松的提拿动作。合力时腕要放松，手指施力需对称，以指面用力，揉捏动作要连绵不断，用劲由轻到重，再由重到轻，不可骤然用力。提起时不要过分强调提的幅度，否则会导致被提捏组织的损伤。

【临床应用】本法具有明显的开窍止痛、疏风散寒、舒筋活络的功效。适用于四肢、肩、颈、腋下等部位。临床常配合其他按摩方法治疗颈项强痛、关节酸痛、肌肉疲劳等。

3. 按法 按法指用拇指或食、中、环三指指面按压体表的方法。分为指按、掌按和肘按三种。指按法是用手指着力于体表一部位或穴位上，逐渐用力下压的方法。掌按法是用掌根、鱼际或全掌着力按压体表的方法，如单手掌力度不够时可用双手交叉重叠按压。肘按法是以术者肘关节鹰嘴突按压治疗部位的方法。

【动作要领】操作时要紧贴体表，按压方向要垂直，不可移动，着力于一定的部位或穴位，做一起一压的动作时用力由轻到重，稳而持续，并在按压局部适当停留，即"按而留之"之意。一般拇指在穴位上按压时，拇指不要移动；但在经络上按压时，则要循经络路线进行缓慢的螺旋形移动，形成按揉之势。

【临床应用】本法有较强的舒筋活络，开通闭塞，散寒止痛的功效。常用于治疗各种临床病证。其中指按法接触面积小，可用于全身各部位穴位，常用于缓解头痛等；掌按法作用面积较大，刺激缓和，常用于急、慢性腰痛，腰脊筋脉拘紧等病证；肘按法压力大，刺激强，仅适于肌肉发达部位，如腰臀痛、腰肌强硬、顽固性腰腿痛等病证。

4. 摩法 摩法指用手掌的掌面附着于体表的施治部位，以腕关节为中心，连同前臂作有节律的环旋运动，分为指摩和掌摩两种。指摩法是一指或多指（食、中、无名指）指腹附着于一定部位上，以腕关节为中心，连同掌、指作节律性的环旋运动；掌摩法是用手掌附着于一定部位上，以腕关节连同前臂作轻缓而有节律的盘旋摩擦。

【动作要领】操作时术者肘关节自然屈曲，腕部放松，指掌自然伸直，动作缓和而协调，仅在皮肤上做有节律的环旋抚摩活动，而不带动皮下组织。频率为每分钟 120 次左右。

【临床应用】本法具有和中理气，消积导滞，舒筋缓急，活血祛瘀，消肿止痛等功效。因动作刺激量较轻，常用于颜面、胸腹、胁肋、腰背等部位，可治疗饮食积滞、脘腹疼痛等。

5. 揉法 揉法指用手指罗纹面、手掌大鱼际、掌根或全掌着力吸附于一定的穴位或部位上，做轻柔缓和的环形运动，以带动皮下组织回旋运动的一种手法。如用大鱼际操作的称大鱼际揉法；用掌根或全掌操作的称掌揉法；用手指螺纹面操作的称指揉法。

【动作要领】操作时术者以掌或指为着力点紧贴皮肤，腕部放松，以肘为支点，前臂环旋转动来带腕部使掌或指在一定的穴位上揉动。动作要协调，用力以使皮下组织随之回旋运动为度。操作过程要持续、均匀、柔和而有节律，频率为每分钟 120~160 次。

【临床应用】本法具有宽胸理气，健脾和胃，消积导滞，活血化瘀，消肿止痛的功效。因着力面积小，刺激量小，且轻柔舒适，适用于全身各部位。临床上常用于治疗胸闷、脘腹胀痛、泄泻、便秘等胃肠道疾患，以及风湿痹痛、麻木不仁、肌肉萎缩等。

6. 摇法 摇法指用一手握住（或扶住）被摇动关节近端的肢体，另一手握住关节远端的肢体，做缓和回旋转动的手法，摇法有摇颈、摇肩、摇腰、摇髋、摇踝等。

【动作要点】

（1）摇颈　患者坐位，颈项放松。术者站于一侧，用一手扶住头顶，另一手托住下颏，双手以相反方向缓缓地使头摇转，左右各数次。

（2）摇肩　患者坐位，肩部放松，屈肘。术者站于一侧，弓步势，上身稍向前俯，用一手扶住患侧肩关节上部，另一手托起患者肘部（使患肢搭在术者的肘上部），做缓缓的顺时针方向及逆时针方向转动，此法称托肘摇肩法。另有握手摇肩法，即患肢自然下垂，术者一手扶住其肩关节上部，另一手与患者的手相握，做顺时针及逆时针方向缓缓运转。

（3）摇腰　患者坐位，腰部放松。术者坐其后，用一手按住一侧腰部，另一手扶住对侧肩部，两手协调使劲将腰部摇动，使其做缓和旋转。

（4）摇髋　患者仰卧，髋膝微曲。术者站于一侧，用一手按其膝部，另一手握住其足跟部，两手协同使其髋关节屈至90°角，然后依顺时针或逆时针方向运转。

（5）摇踝　患者仰卧，下肢自然伸直。术者坐其足后侧用一手托起足跟，另一手握住足趾部，稍用力做拔伸牵引，并在拔伸的同时做环转摇动。摇法要求动作缓和，用力平稳，摇动幅度须在患者生理许可范围内进行，力度由小到大增加，因势利导，适可而止。

【临床应用】本法具有舒筋活血、滑利关节、松解黏连、增强关节活动功能的功效。适用于四肢关节、颈项、腰部等，治疗关节僵硬、屈伸不利等。

7. 㨰法　㨰法指手指微曲，以手背面指掌关节处接触患部，通过腕关节的伸曲和前臂的旋转，带动小指掌指关节背侧及部分小鱼际在体表一定部位反复往返滚动的一种手法。

【动作要点】实施㨰法时，术者肩、臂、手腕尽可能放松，肘关节微屈，掌背尺侧部要紧贴体表，不可跳跃进行或拖动摩擦。要求力度均匀，动作协调，有节律性，不可忽快忽慢、时轻时重。每分钟来回摆动120次左右。

【临床应用】本法有较好的舒筋活血、滑利关节，缓解肌肉、韧带痉挛的功效。适用于肩背、腰臀及四肢等部位，临床对风湿痛、麻木不仁、肢体瘫痪、运动功能障碍等有明显疗效。

8. 搓法　搓法指用双手掌面挟住受术部位，相对用力做快速搓揉，并同时做上下往返移动的一种手法。

【动作要点】操作时，术者要求双手用力要对称、均匀，持续连贯。搓动要快，移动要缓，动作要自然流畅。

【临床应用】本法具有行气活血、疏通经络、放松肌肉等功效，适用于腰背、四肢及胁肋部，以上肢部最为常用。临床常用于治疗腰背酸痛、肢体麻木、胸胁胀满等。

9. 捏法　捏法指用拇指和其他手指对置在一定部位（经筋、肌肉、韧带）相对着力夹挤，并可沿其分布或结构形态辗转移动的一种手法，分为三指捏和五指捏两种。用拇指和食、中两指相对用力操作的为三指捏法；用大拇指与其余四指操作的为五指捏法。

【动作要点】操作时术者着力指腹，压力应均匀，动作应连贯而有节律性，循序而下。

【临床应用】本法具有舒筋活络、行气活血等功效。适用于头颈部、四肢及背脊处，常用于治疗肢体麻木、肌肉萎缩、肩背酸痛等。

10. 抖法　抖法指用双手握住患者上肢或下肢远端，用力做连续的小幅度的上下颤动，使关节有松动感的一种手法，主要有上肢抖法和下肢抖法。

【动作要点】抖上肢时，患者坐位，上肢放松，医者站于其前外侧，上身略前倾，用双手握住患者的手腕部（手不能握得太紧），慢慢将其向前外侧方向抬起，然后稍用力作连续的小幅度的上下颤动，使肘肩关节有舒松感。施上肢抖法时，抖的幅度相对要小，而频率要快（每分钟200次左右）。抖下肢时，患者仰卧位，下肢放松，医者站于其足侧，用双手分别握住患者的两踝部，将其抬起离床面约30cm，然后作上下并兼有内旋的连续抖动，使大腿及髋部有舒松感。施下肢抖法时，幅度稍大，频率放慢。

【临床应用】本法有疏利关节，放松肌筋，舒筋活络，解除疲劳的功效。常用于四肢，与搓法配合使用，为治疗肩、肘关节功能障碍和腰腿痛及腰椎间盘突出症等的结束手法。

11. 击法　击法指术者用拳背、掌根、侧掌小鱼际、指尖或桑枝棒等叩击体表一定部位的操作方法。

【动作要点】操作时应垂直叩击体表，用力均匀、速度适中有节奏。

（1）拳背击法　手握空拳，腕伸直，用拳背平击一定部位或穴位。

（2）掌根击法　腕部背伸，手指微屈，用掌根部叩击体表一定部位。

（3）侧掌击法　又称小鱼际击法。手指自然伸直，腕略背伸，以单手或双手的小鱼际部为着力点，击打体表的一定部位。

（4）指尖击法　五指自然分开，用指端轻轻击打体表，如雨点下落。

（5）桑枝棒击法　用特制的桑枝棒（略有弹性）击打体表一定部位。

【临床应用】本法具有调和气血、疏通经络、解痉止痛、祛风散寒的功效。临床常用于治疗头痛或风湿痹痛、肢体麻木、肌肉痉挛等。拳背击常用于背腰部，掌根击常用于头顶、四肢及腰臀部，侧掌击常用于腰背及四肢部，指尖击常用于头面、胸腹部，桑枝棒击用于腰背及四肢部。

12. 拍法　拍法指术者将手指自然并拢、掌指关节微曲形成虚掌，拍打体表一定部位的操作方法。

【动作要点】操作时用力要均匀，拍打要有节律性；手指自然并拢，掌指关节微屈，使掌心空虚，以手腕发力。

【临床应用】本法具有舒松筋脉、行气活血、缓急止痛的功效。适用于肩背、腰臀及下肢部，临床多用于治疗风湿痹痛、肌肉痉挛、局部感觉迟钝等。

13. 弹法　弹法指术者用一手指的指腹紧压住另一手指的指甲，用力将被压手指弹出，连续弹击受术部位的一种手法。

【动作要点】操作时弹击力要均匀一致，动作要流畅，每分钟弹击120～160次。

【临床应用】本法具有舒筋通络，祛风散寒的功效。适用于全身各部，尤以头面、颈项部最为常用，可治疗项强、头痛等。

（四）护理及注意事项

（1）术者操作前应修剪指甲，清洁双手，向患者讲清操作过程及配合的相关事宜；保持身心安静，在平静轻松的情况下进行操作。如患者需在腰、腹部按摩，应嘱患者先排尿。

（2）保持室内空气流通，温度适宜（22～25℃）。操作中随时遮盖不需暴露的部位，防止患者受凉。

（3）根据患者的年龄、性别、病情、病位，帮助患者取合适的体位，并采用合适的按摩手法。取俯卧位时应注意保持呼吸通畅。

（4）根据实际情况，可选用推拿介质来提高疗效，减轻患者局部皮肤的不适。

（5）施行推拿疗法须遵循由轻到重，由慢到快，由浅入深，由表及里，循序渐进的原则。

（6）操作时用力要均匀、柔和，以免损伤皮肤筋骨。一般每次推拿15～20分钟。操作中注意观察患者全身情况，适当调整力度，以患者感到局部稍有酸胀为宜，不要过分贪重。如患者出现面白肢冷或剧烈疼痛，应立即停止操作。

（7）实施较大动作手法治疗时，术者应嘱咐患者充分放松，切勿紧张或抵抗，以免造成损伤。

（8）按摩巾要经常换洗，以防交叉感染。

第六节　刮　痧

一、概述

（一）概念

刮痧是传统的自然疗法之一，它是以中医皮部理论为基础，用边缘钝滑的器具如牛角、玉石、汤匙等，在皮肤相关部位进行相应的手法刮拭，使局部出现痧斑或痧痕，以达到解表祛邪、行气止痛、开窍醒神等作用的一种治疗方法。

（二）功效

刮痧具有恢复和提高经络对机体的调控功能；宣通气血，活血化瘀以改善微循环；排毒解毒、促进新陈代谢；增加机体免疫功能等功效。除治疗疾病外，刮痧还可保健美容。

（三）临床优势

刮痧在临床上属非药物疗法，无副作用；疗效显著、立竿见影；早期诊断、诊治防同步；既可治病，也可保健强身；操作简便、自诊自疗等。

（四）适用范围

刮痧临床运用广泛，适用于内、外、妇、儿、五官、骨伤各科的病证，还可预防疾病、病后恢复、强身健体、减肥、美容等。

（五）禁忌证

刮痧疗法虽然适应证多，但也有一定的局限性，禁忌主要有：妊娠期妇女的腹部、腰骶部、三阴交、合谷等穴及妇女的乳头禁刮；有出血倾向的疾病；严重心脑血管疾病、肝肾功能不全、极度虚弱或消瘦者；精神分裂、抽搐等不配合刮痧治疗的患者；凡刮治部位的皮肤有溃烂、损伤、炎症者；大病初愈、重病、气虚血亏及醉酒、过饥、过饱、过度疲劳者等。

二、常用刮痧法

（一）器具及介质

1. 器具　可分为家庭刮痧器具和专业刮痧器具。家庭刮痧器具常用的有丝瓜络、棉纱线团、硬币、汤匙、贝壳等日常生活中常见物品；专业刮痧器具有木质刮板、动物角质刮板、玉石、针具等。

2. 刮痧板的选择　椭圆形刮痧板适宜于人体脊柱双侧、腹部和四肢肌肉较丰满部位；方形刮痧板一侧薄而外凸为弧形、对侧厚而内凹为直线形，适宜于人体躯干、四肢部位，治疗疾病多用薄面刮拭皮肤，保健多用厚面刮拭皮肤；缺口形刮痧板适宜于手指、足趾、脊柱部位；三角形刮痧板棱角处便于点穴，适宜于胸背部、肋间隙、四肢末端部位；梳形刮痧板适宜于头部。

3. 介质　可以在刮痧过程中起保护皮肤、方便操作或增强疗效等作用。可分为液体类和固体类。液体介质有专门的中药制成的刮痧油，具有清热解毒、活血化瘀、消炎镇痛、解肌发表、缓解疼痛等作用，适用于成人，或刮痧面积大，或皮肤干燥者；还可选择水、植物油、药液等。固体类的如面霜、凡士林等。

（二）分类及操作

刮痧方法包括持具操作和徒手操作两大类。持具操作又包括刮痧法、挑痧法、放痧法。徒手操作又叫撮痧法，具体为扯痧法、挟痧法、挤痧法、拍痧法。

1. 刮痧法　分为直接刮法和间接刮法两种。直接刮法指在施术部位涂上刮痧介质后，用刮痧工具直接在施术部位反复刮拭，至皮下呈现痧痕的手法。间接刮法指先在要刮拭的部位放一层薄布，然后再用刮拭工具在布上刮拭。

2. 挑痧法　施术者用一手捏起皮肉，另一手持针轻轻刺入并挑起，然后用双手挤出暗红色瘀血的治疗方法。挑痧前须准备 75% 乙醇，消毒棉签和经过消毒处理的三棱针或 916 号注射针头 1 个。施术者先用棉签消毒局部皮肤，在挑刺的部位上，用左手捏起皮肉，右手持针，轻快地刺入并向外挑，每个部位挑 3 下，同时用双手挤出紫暗色的瘀血，反复多次，最后用消毒棉球擦净。

3. 放痧法　又称刺络疗法，是以针刺静脉或点刺穴位出血，而达到治病的治疗方法。治疗时患者取舒适体位，充分暴露其病变部位。如在手臂静脉放痧时，应先将患者手臂近心处用布带或止血带捆紧，要求患者该手握拳。在局部用碘伏消毒皮肤，然后针刺放血。在穴位放血时，可根据病情需要，皮肤经消毒后，用三棱针直接点刺。放痧法可分为泻血法和点刺法。与挑痧法基本相似，但刺激性更强，多用于重症急救。

（1）泻血法　消毒被刺部位，一手拇指压其下端，上端用橡皮管扎紧，另一手持消毒的三棱针或注射针头对准被刺部位静脉，迅速刺入脉中 0.5mm 深后出针，使其流出少量血液，再用消毒棉球按压针孔。此法适用于肘窝、腘窝及太阳穴等处的浅表静脉。

（2）点刺法　针刺前挤按被刺部位，使血液积聚于针刺部位，常规消毒后，一手拇、食、中三指夹紧被刺部位，另一手持消毒的三棱针或注射针头对准被刺位迅速刺入皮肤 1～2mm 深后出针。轻轻挤压针孔周围，使其少量出血，然后用消毒棉球按压针孔。此法多用于手指或足趾末端穴位。

4. 撮痧法　是施术者在受术者体表的一定部位，用手指挟、挤、扯、拍直至出现红紫痧痕为止的一种方法。根据不同的指法和力度分为扯痧法、挟痧法、挤痧法、拍痧法。

（1）扯痧法　在治疗部位涂上刮痧介质后，施术者用食、中指的第二指节，或食指、大拇指把治疗部位皮肤与肌肉揪起或提扯，瞬间用力向外滑动再松开，一揪一放，反复进行，连续发出"叭叭"声响。同一部位可连续操作 6～7 遍，直至出现痧点。

（2）挟痧法　施术者五指屈曲，用食指、中指的第 2 指节夹住患处并提起，反复进行，直至皮肤出现红紫痧痕的一种方法，用力较重。

（3）挤痧法　施术者用大拇指和食指在治疗部位用力挤压，连续挤压，至小块紫红痧斑出现为止。

（4）拍痧法　用虚掌拍打或用拍痧板拍打体表需治疗部位，一般为痛痒、胀麻的部位。

（三）基本操作手法

1. 刮板的拿法　用手握住刮板，刮板的底边横靠在手掌心部位，大拇指及另外四个手指呈弯曲状，分别放在刮痧板两侧。治疗时手握刮板厚的一面，保健时手握刮板薄的一面。

2. 刮痧的次序　刮痧总原则是先头面后手足，先胸腹后腰背，先上肢后下肢。

（1）全身刮　一般头部、颈部、背部、胸部、腹部、上肢、下肢的顺序，从上向下，从内向外刮拭。

（2）局部刮颈部（头、颈、肩、上肢），肩部（头、颈、肩上、肩前、肩后、上肢），腰背部（腰背部正中、脊柱两侧、双下肢）。

（3）单方向刮拭，不宜来回。

（4）刮好一部位（经络），再刮另一部位（经络）。

3. 刮拭要点 可以归纳为五度一方向。

（1）五度 ①角度：刮板与刮拭方向保持在45°～90°进行刮痧。②长度：刮痧部位刮拭时应尽量拉长，如背部每条6～15cm。③力度：力量适中均匀。④速度：适中。⑤程度：一般一个部位刮拭20次左右，以出痧痕为度，停止刮拭。如刮痧部位不出痧或出痧少，不可强求。

（2）方向 总的原则是由上向下，由内向外，单方向刮拭，尽可能拉长距离。①头部：一般采用梳头发，由前向后。②面部：由正中向两侧，下颌向外上刮拭。③胸部正中应由上向下，肋间则应由内向外。④背部、腰部、腹部应由上向下，逐步由内向外刮拭。⑤四肢宜向末梢方向刮拭。

4. 刮痧时间、频率

（1）治疗时间 每个部位一般刮拭3～5分钟，通常一个患者选3～5个部位；局部刮痧一般10～20分钟，全身刮痧宜20～30分钟。治疗刮痧时，汗孔开泄，消耗正气。为有利于扶正祛邪，或祛邪而不损伤正气，故治疗时间一般限制在25分钟之内，每次宜治疗一种病证。如采用泻刮手法超过25分钟时，正气消耗过多，会出现疲劳反应。治疗刮痧应在饭后半小时进行。

（2）间隔时间 第一次治疗刮痧完毕，出痧部位应待痧消退后，方可进行第二次治疗。痧消退的时间与患者体质、病情、出痧部位以及刮痧次数有直接关系，一般3～7天。因此两次治疗刮痧应间隔3～7天。为促进痧的消退，在两次治疗刮痧之间可进行保健刮痧。

（3）疗程 刮痧治疗无严格的疗程之分。在治疗刮痧时，为便于观察治疗反应及疗效，根据病情的轻重缓急，大致确定疗程如下：急性病2次治疗为一个疗程（痊愈为止）。慢性病7～10次治疗为一个疗程。

（4）保健刮痧时间 保健刮痧刮拭力度较轻，每个部位刮拭时间短，几乎无痧出现，因此保健刮痧不受时间限制，亦无间隔之说，每天都可以进行。

5. 刮痧的补泻方法

（1）补法 按压力度小、作用浅、速度慢、刺激轻、顺经络行走、刮拭时间相对较长，对皮肤、细胞、肌肉有兴奋作用。宜用于体弱多病、久病虚弱的虚证患者，或是对疼痛敏感者。

（2）泻法 按压力度大、作用深、速度快、刺激重、逆经络行走、刮拭时间相对较短，对皮肤、细胞、肌肉有抑制作用。宜用于身体强壮、疾病初期的实证患者以及骨关节疼痛患者。

（3）平补平泻法 介于补法与泻法两者之间，按压力度和速度适中，时间因人而异。适宜于虚实夹杂体质者，尤适宜亚健康人群和慢性病患者的康复。

6. 刮痧的程度

（1）刮拭的力度 刮痧时用力要均匀，由轻到重，以患者能够承受为度。

（2）出痧的程度 一般刮至皮肤出现潮红、紫红色等颜色变化，或出现粟粒状、丘疹样斑点，或片状、条索状等形态变化，并伴有局部热感或轻微疼痛。对于一些不易出痧或出痧较少的患者，不可强求出痧。

（四）护理及注意事项

（1）刮痧部位的清洁或消毒。

（2）协助患者摆好体位，暴露刮痧部位，注意房间的通风与保暖。

（3）刮痧前检查刮痧器具边缘是否光滑，有无缺损以免损伤皮肤。操作过程中注意观察病情，如有胸闷、脸色苍白、冷汗等不适症状应及时处理。

（4）治疗刮痧后，嘱患者饮热水一杯，并休息约15分钟，且注意不要受凉，如有出汗现象请立即拭干，并需补充温开水（切忌饮用冰水）或姜汤，以利体内新陈代谢。

（5）刮痧期间若有短暂体温增高的现象属正常现象，这是体内的正邪在进行对抗，但须注意观察，以防病情变化。

（6）通常刮痧后的 2~3 天内，刮痧处会出现痧痕和疼痛感，这是正常的反应。数天后自动消失，不需要特殊处理。出痧部位需痧消退后才能再次刮痧，退痧时间根据体质不同而有快有慢，一般为 3~7 天。

（7）刮痧后洗浴的时间：治疗刮痧后，一般 3 小时左右即可洗浴，但注意避风寒。

（8）不同种类的皮肤病刮拭方法：皮肤病患者，皮损处干燥、无炎症、渗液、溃烂者，可直接在皮损处刮拭；皮肤及皮下无痛性的良性结节部位亦可直接刮拭；皮损处有化脓性炎症、渗液溃烂的，以及急性炎症红、肿、热、痛者，不可在皮损处或炎症局部直接刮拭，可在皮损处周围刮拭。

（9）糖尿病患者皮肤抵抗力减低，血管脆性增加，不宜用泻刮法。

（10）下肢静脉曲张局部及下肢浮肿者，宜用轻手法从肢体末端向近心端刮拭以促进血液循环。

（11）刮痧过程中出现晕刮现象，立即停止刮痧，使患者呈头低脚高仰卧位，饮用一杯温开水或温糖水，并注意保暖，或用刮痧板点按患者百会、人中、内关、足三里、涌泉等穴。

（12）严格掌握每次刮痧只治疗一种病证的原则。

第七节　常用中药外治法

中药外治法具有不用内服，直接通过皮肤的渗透吸收，让药力直达病灶，药力集中，疗效显著等优势，被列入中医疗法之一，与针灸、推拿、内服汤药并齐。常用中药外治法有局部熏洗法、全身药浴法、坐浴法、热熨法、中药保留灌肠法、敷药法等。

一、局部熏洗法

（一）概述

熏洗疗法是将中药材加水煮沸熬汤，予皮肤或患处进行熏蒸、淋洗的治疗方法。熏洗时一般先用药汤蒸气熏，待药液温度适宜时再洗。

（二）功效

局部熏洗法是借助药力和热力，通过皮肤、黏膜作用于肌体，促使腠理疏通、脉络调和、气血流畅，从而达到预防和治疗疾病的目的。

（三）适用范围

（1）头面熏洗法多用于治疗头面病证，如湿疹、疖、痈等疾患，但面部急性炎症性渗出明显的皮肤病应慎用。

（2）眼熏洗法多用于治疗眼科病证，如急性结膜炎、急性睑腺炎等。

（3）手足熏洗法多用于治疗四肢病证，如冻疮、手足癣、脚气、腕关节扭伤、踝关节扭伤、软组织损伤所致的局部瘀血肿胀疼痛、骨折后遗症等。

（四）禁忌证

急性传染病、重症心脏病、高血压、动脉硬化症、肾病等患者，忌用熏洗疗法。

（五）分类及操作方法

1. 头面熏洗法　将所选药物煎液倒入清洁消毒的脸盆中，先俯首与面盆保持一定的距离，趁热熏蒸面部，待药液温度适宜后，进行沐发、洗头、洗面。

2. 眼熏洗法　将所选药物煎煮滤清后，倒入小杯子中，先俯首，使眼杯与眼窝边缘紧紧贴住，进行熏蒸，蒸气不可太烫。待药液温度适宜后，眼杯紧贴眼部仰首，开合眼睑频频瞬目，让眼部与药液接触，最后用消毒纱布或棉球浸湿药液，不断淋洗眼部。熏洗完毕后用干毛巾轻轻擦干眼部，闭目休息 5～10 分钟。使用时，药液必须过滤，以免药渣进入眼内。所用器皿、纱布、棉球等必须消毒。

3. 手足熏洗法　将所选药物加水煎煮，然后将滤过的药液倒入瓷盆或木桶内，外罩布单，将手足患处与容器封严，趁热熏蒸，然后待药液温度适宜后浸洗手足，洗足时可用手摩擦双足的穴位。水温以 50～60℃ 为宜。熏洗完毕后用干毛巾擦干，避风。根据患病部位的不同，决定药液量的多少，如洗足以药液浸没两足踝部为宜。

（六）护理及注意事项

1. 确保用药安全　在选择熏洗的中药时，对皮肤有刺激性或腐蚀性的药物不宜使用，如生半夏、鸦胆子等；作用峻猛或有毒性的药物，如乌头、附子等，应根据病情，严格控制用量、用法。未提及可内服的中药，一律禁口服，并且防止药液溅入口、眼、鼻中。

2. 注意药物煎煮方法　煎药的过程中，需注意不同的中药在煎煮方法上有一定的差别，鱼腥草、薄荷、荆芥、藿香、佩兰等宜后下，石决明、生附子、石膏等宜先煎，苍耳子、蒲黄、车前子等宜包煎，从而保证药物有效成分的析出。

3. 防止蒸气走散　熏洗时，为避免药液蒸气走散，要加盖被单，或用厚纸卷罩住患处和盛药液的器皿（如熏眼时）。

4. 保暖避风　熏洗治疗时，冬季应注意保暖，夏季要避免风吹。全身熏洗后，皮肤血管扩张，血液循环加速，全身温热出汗，必须待汗收，穿好衣服后再外出，以免感冒。

5. 温度适宜　熏洗的具体温度应按熏洗部位、病情及年龄等因素而定。一般以不烫为宜，不可太烫，以免发生皮肤烫伤。在熏洗过程中，药汤必须保持一定的温度，药汤不宜过冷，否则不利于药物吸收。如果药汤稍凉时，可再加热，使用持续温热的药液进行熏洗，疗效更佳。

6. 注意观察　尽管熏洗疗法安全方便，但在具体实施的过程中，应注意观察患者的病情是否有缓解。若治疗无效或病情加重，则应立即停止熏洗，并改用其他方法治疗。若患者出现皮肤过敏，应立即停止熏洗，并给予对症处理。

二、全身药浴法

（一）概述

全身药浴法是在中医整体观念指导下，根据辨证论治原则，选取适当的中草药，经加工制成中药浴液，进行全身性熏洗、浸渍的一种中药外治疗法。

（二）功效

通过药液浸泡，可起到疏通经络、活血化瘀、祛风散寒、清热解毒、消肿止痛、调整阴阳、调和脏腑、通行气血、濡养全身等治疗功效；此外还有祛斑养肤、健发美容、美腹瘦身、预防和养护的功效。

（三）适用范围

全身药浴适应范围较广，能治疗内、外、妇、骨伤、皮肤各科的多种疾病。可用于感冒、哮喘、支气管炎、水肿、失眠、皮肤瘙痒、慢性皮肤病、中风后遗症康复、关节疼痛、慢性腰腿痛、痛风、肩周炎、腰肌劳损、坐骨神经痛等妇科病证，如阴道炎、外阴瘙痒、带下病、宫颈炎、盆腔炎、子宫脱垂等。

（四）禁忌证

各种严重出血的患者及有出血倾向者；肾衰竭、心力衰竭、心肌梗死、肝坏死等各种危重患者；急性传染病、外科急症患者；妊娠期及月经期的妇女禁用药浴。

（五）操作方法

将所选中药加水煎煮后的药液倒入容器（浴盆或浴池）中，先在盆内放一小木凳，高出液面10cm左右，令患者坐在小木凳上面，外罩塑料薄膜或布单，勿使热气外泄，使入浴者头部外露，进行熏疗。待药液不烫时，患者浸于药液内，再淋洗、浸渍全身，以汗出为度。熏洗疗法多用于全身疾病的治疗。

（六）护理及注意事项

（1）药浴前，用清水洗净全身皮肤，以免污染药液。药液温度应适度，保持在40～45℃之间，不宜过烫，以免烫伤皮肤。室温调节以20～22℃为宜，局部药浴时，应注意全身保暖，夏季防止出汗过多，冬季防止受凉。

（2）药浴后应卧床休息2小时。药浴后24小时避免着凉、摸凉，禁止生冷饮食，避免接触毒物。

（3）全身药浴后应慢慢从浴盆中起身，以免出现体位性低血压，造成一过性脑部缺血发生眩晕。

（4）洗浴时间不可太长，尤其是全身热水浴。一般每次30～40分钟，避免疲劳虚脱。由于汗出过多，体液丢失量大；皮肤血管充分扩张，体表血液量增多，可造成头部缺血而发生眩晕或晕厥。如一旦发生晕厥，应及时扶出浴盆，平卧在休息室床上，同时给患者喝些温白开水或温糖水，补充体液与能量。

（5）过饥、过饱，或极度疲劳、酒醉后不宜药浴。饭前、饭后半小时内不宜进行全身药浴。饭前药浴，由于肠胃空虚，洗浴时出汗过多，易造成虚脱。饭后立即药浴，可造成胃肠或内脏血液减少，血液趋向体表，不利消化，可引起胃肠不适，甚至恶心呕吐。

（6）临睡前不宜进行全身药浴，以免兴奋，影响睡眠。

（7）因药浴引起皮肤过敏，应立即停止药浴。

（8）外用药浴不可内服，可以重复使用。用时可加温，一剂药可使用数次，一般冬季一剂药可用5～7日，夏季可用2～3日。

三、坐浴法

（一）概述

坐浴法又分为普通热水坐浴和中药坐浴。普通热水坐浴法是指通过水的温热和理疗作用，改善局部血液循环，促进气血运行、疏通经络、活血化瘀等，从而起到防病及自我保健作用。

中药坐浴法是指选择适当的中草药煎水后进行坐浴，药液及蒸发的热气透过皮肤毛孔、穴位吸收进入体内发挥药效的治疗作用，从而起到防病治病的功效。

（二）适用范围

坐浴主要适用于男女泌尿生殖系统的疾病。如痔疮、肛周脓肿、内痔便血、肛裂、肛门湿疹、脱肛、血栓性外痔、尿潴留、前列腺疾病、阴痒、子宫脱垂、各种细菌性阴道炎等。

（三）禁忌证

妇女月经期和妊娠期禁用坐浴法。

（四）操作方法

将所选中药加水煎煮后，去渣，趁热将药液倒进坐浴盆中，先熏蒸，待药液温度适宜后，浸洗肛门或阴部。药液温度以 38～42℃为宜。一般每天熏洗 1～2 次，每次 20～30 分钟。其疗程视疾病而定，以病愈为准。

（五）护理及注意事项

（1）冬季坐浴的时候，应该注意保暖夏季要避风。

（2）夏季要当日煎汤当日使用，药汤不要过夜，以免发霉变质，影响治疗效果和产生不良反应。

（3）坐浴前，让患者排空二便。准备好坐浴盆、横木架或坐浴椅、毛巾。

（4）坐浴时，水温保持在 38～42℃之间，此时坐浴效果最好。温水坐浴的时候可以加热水，但中药坐浴加水会稀释药液，从而影响效果，有条件可选用加热恒温坐浴盆坐浴。

（5）老年人坐浴时，需要有人陪伴，因为老年人长时间下蹲，脑部容易缺血，造成晕倒等危险。尽量选择免蹲坐浴盆，可直接放在马桶上，和日常上厕所一样。

（6）妊娠期妇女、产妇坐浴，妊娠期妇女以清洁下身为主，不可长时间坐浴；顺产的产妇十天后即可坐浴，剖宫产需等到半个月之后再行坐浴。坐浴时选择免蹲坐浴盆，防止挤压胎儿或再次造成会阴撕裂。

（7）男性坐浴时，可选择专业前列腺坐浴盆，此盆有睾丸保护器，可对男性前列腺保护，不会因为坐浴造成副反应。

（8）痔疮坐浴时，坐浴时间为 30 分钟，或者直到有便意为止。

（9）坐浴后应用干而柔软的毛巾擦干，先擦前阴（外生殖器、股上部），后擦臀部，最后擦肛门，更换干净的内裤。

（10）坐浴的毛巾要专人专用，毛巾、盆宜放在阴凉通风处，并定期用肥皂洗净，在烈日下暴晒或消毒，避免交叉感染。

四、热熨法

（一）概述

热熨法是将药物炒热或蒸热，用布包裹放置身体局部来回移动或反复旋转按摩，或将药物粗末、泥糊、药饼、药膏直接放置患处，然后用器具在药上加热，用以治疗疾病的一种外治方法。热熨法最初起源于原始时代的烘火取暖，之后又加用药物，逐渐形成比较完整的治疗方法。

（二）功效

热熨法主要是利用药物的温热功效和外加热力，将药性由表达里，通过皮毛腠理，刺激局部经络穴位，内达脏腑，疏通经络，达到温中散寒，畅通气机，行气活血，祛湿散寒，镇痛消肿，调整脏腑阴阳，从而达到治病、防病、保健的目的。

（三）适用范围

（1）热熨法最常用于各种痛证，如胃痛、腹痛、腰背痛、痹证、痛经等。如果患者的疼痛是以冷痛、喜按为主，则本法更为适宜。

（2）对风湿、扭挫伤引起的肿痛，热熨法有消肿止痛的效果。

（3）对受寒引起的呕吐、腹泻，脾胃虚弱引起的消化不良等有缓解的作用。

（4）久行或劳累之后，双腿酸软、腰背不适，热熨之后，可迅速消除疲劳，并产生舒适、轻松的感觉。

（四）禁忌证

各种原因所致的高热、急性炎症等实热证；各种急、慢性出血性疾病；癌瘤、局部皮肤溃烂、皮肤炎症或湿疹、皮肤过敏，以及孕妇腹部和腰骶部均禁用本法；高血压、心脏病患者慎用。

（五）分类及操作方法

由于热熨法操作简单，方便有效，可根据病情及实际操作灵活选取热熨的材料。尽管热熨的选材千变万化，但治疗的原理都是一致的。

1. 药熨法 根据所用药物的剂型种类分为药散熨法、药饼熨法、药膏熨法。

（1）药散熨法 将选定的药物碾成粗末，鲜品捣烂。放入锅内文火煸炒至烫手取出，装入布袋熨烫局部；或先装入布袋，旺火蒸热取出，趁热把药包放在治疗部位上熨烫；或将药物研成细末，用布包裹或直接将药末撒于穴位或患处，用熨斗、热水袋、烫壶或炒热的盐、沙、麦麸等布包后置于药末上面热熨。

（2）药饼熨法 将选定的药物研为细末，根据病情选取糊、水、酒、醋等制成大小厚薄不等的药饼，放于治疗部位，其上覆布，用熨斗、热水袋、水壶、玻璃瓶或将盐、沙、麦麸等炒热布包后置于药饼上面热熨。

（3）药膏熨法 将选定的药物研成细末，加入饴糖、黄蜡等赋形剂调成厚薄适度的药膏，于火上烘热，趁热贴于治疗部位；或将药膏涂于治疗部位，再以熨斗、热水袋或炒热的盐、沙、麦麸布等布包后置于药膏上面热熨。药熨法在临床中最常用。药物可以是治疗该病的内服药，也可以是服剩的药渣。多选用气味辛香雄烈之品，加热后较易透入皮肤而发挥温热和药效的双重作用。根据所用药物的不同，可有单味药物法如吴茱萸熨、生姜熨、葱白熨、菊花熨等，复方药熨法如平胃散熨等。药熨法多用于因风、寒、湿、痰浊、瘀血、脏腑气血亏虚、经络闭阻不通导致的各种病证。

2. 水熨法 此法最为简便，即用热水袋或玻璃瓶盛热水，外裹毛巾，以适宜的热度直接在穴位或患处进行热熨，持续 30~60 分钟。凡适合热熨法的疾病均可用此法。

3. 卵石熨 先准备两个椭圆形尽可能是柱形的鹅卵石，洗净，放于铁锅中加沙炒热。待卵石发烫后，取出裹上纱布，置之患处，上下滚动。此法不仅有热熨刺激，而且滚动中还有按摩的功效。对寒湿引起的腰腿痛，中寒食滞引起的胃病、腹痛，疗效颇佳。胃腹部治疗应注意由上向下滚动，匀和用力。两个卵石可轮换加热使用，以免冷却。

（六）护理及注意事项

（1）热熨法一般需要暴露体表，故操作时应注意室温，注意避风，预防风寒感冒。尤其是寒冷季节，更应注意保暖。

（2）热熨的温度以患者能耐受为度，不宜过高，每次 15~30 分钟，每天 1~2 次，热熨过程中，注意观察皮肤变化，以免烫伤皮肤。

（3）有高血压、心脏病的患者，应当逐渐加温，剧热易致病情加剧。

（4）根据病情需要，选取舒适治疗体位。治疗头面、颈、肩部，可取端坐位；治疗胸腹部，可取仰卧位；治疗颈、背、腰、臀部，可取俯卧位。

（5）操作过程中，要经常检查熨包的温度。熨包冷却后应立即更换或加热，还需注意熨包是否破漏，患者的皮肤有无潮红、水泡等。若患者烫伤，应立即停止热熨，局部涂以烫伤的药物。并询问患者是否有头晕、恶心、心悸、心慌等感觉，如有不良反应，应立即停止治疗。

（6）热熨后当避风保暖，静卧休息，无不良反应方可离开。

（7）嘱患者热熨治疗后避免过度疲劳，饮食宜清淡。

五、中药保留灌肠法

（一）概述

中药保留灌肠法又称肛肠纳药法，是将中药煎剂或掺入散剂，从肛门灌入，保留在直肠结肠内，通过肠黏膜吸收治疗疾病的一种方法。临床常用的中药保留灌肠操作分为直肠注入法和直肠滴注法。

（二）功效

中药保留灌肠法具有清热解毒、软坚散结、活血化瘀等作用。中医学认为，大肠具有传化糟粕，吸收水液的功能。由于肺与大肠通过经络构成表里关系，药物自大肠吸收入体内，通过经络归于肺，经肺朝百脉、宣发肃降，将药物输布于五脏六腑、四肢百骸，从而达到整体治疗作用。若病位在肠腑、盆腔等邻近部位，灌肠疗法可使药物直达病所，充分发挥局部疗效。

（三）适用范围

不能口服中药的患者；肠道的局部疾病，如痔疮、便血、直肠息肉、慢性结肠炎、急慢性肠道感染、痢疾、溃疡性结肠炎、肠梗阻等；直肠邻近组织、器官的疾病，如慢性盆腔炎、前列腺炎、前列腺增生等；全身性疾病，如发热、呕吐、癫狂、惊厥、颅内压增高及肾衰竭等。

（四）禁忌证

腹泻，肛门、直肠、结肠等肠道手术后的患者，排便失禁的患者，急腹症患者均禁用此法治疗。妊娠期妇女慎用。

（五）物品准备

1. 中药煎煮　加水超过中药药面后先浸泡 40 分钟，然后大火烧开，小火煎 40 分钟，倒入容器中，为第一煎；再加水满过药面，大火烧开后，小火煎 30 分钟，再将药液倒入同一容器中，为第二煎，两次药液混合后作为灌肠药液备用。

2. 物品准备　灌肠筒或输液器一套、量杯、50ml 注射器、弯盘内放置消毒钢管（14 ~ 16 号）、温开水、水温计、石蜡油、橡胶单、治疗巾、棉签、卫生纸、便盆、止血钳、输液架等。按医嘱准备好中药汤剂 150ml。

（六）操作方法

1. 直肠注入法

（1）备齐用物携至床前，嘱患者排空大、小便。

（2）测量药液温度，39 ~ 41℃，用注射器抽取药液备用。

（3）协助患者摆好体位，根据病变部位取左侧或右侧卧位，臀下垫橡胶单和治疗巾，并用小枕抬高臀部 10cm 左右，暴露肛门，注意保暖。

（4）润滑肛管前端，与注射器连接，排气后夹紧肛管，轻轻插入肛门 10 ~ 15cm，缓缓推注药液 150ml 左右，药液注完后再注入温开水 5 ~ 10ml，然后轻轻拔出。

（5）用卫生纸轻轻揉擦肛门，嘱患者尽量保留药液至少 1 小时，并协助取舒适卧位。

（6）整理用物，用物按消毒原则处理，洗手，记录。

2. 直肠滴注法

（1）备齐用物携至床前，嘱患者排空大、小便。

（2）测量药液温度，39 ~ 41℃，倒入输液袋内，挂在输液架上或挂衣架上，液面距肛门 30 ~ 40cm。

（3）协助患者摆好体位，根据病变部位取左侧或右侧卧位，臀下垫橡胶单和治疗巾，并用小枕抬高臀部 10cm 左右，暴露肛门，注意保暖。

（4）润滑肛管前端，与输液器连接，排气后夹紧输液管，轻轻插入肛门 10 ~ 15cm，用胶布固定，松开开关，调节滴速，每分钟 60 ~ 80 滴。

（5）待药液滴完时夹紧输液管或灌肠筒的连管，拔出肛管放入盘中。用卫生纸轻揉肛门，协助患者取舒适卧位，嘱患者尽量保留药液一晚，臀部小枕可 1 小时后再撤去。

（6）整理用物，用物按消毒原则处理，洗手，记录。

（七）护理及注意事项

（1）灌肠前应了解病变部位，以便掌握灌肠的卧位和肛管插入的深度。肛管要细，插入要深，压力要低，药量要少。

（2）灌肠前嘱患者排尿、排便。

（3）药液温度应保持在 39 ~ 41℃，过低可使肠蠕动加强，腹痛加剧，过高则引起肠黏膜烫伤或肠管扩张，产生强烈便意，致使药液在肠道内停留时间短、吸收少、效果差。

（4）为使药液能在肠道内尽量多保留一段时间，灌入药液一次不应超过 200ml，可在晚间睡前灌肠，灌肠后不再下床活动，以提高疗效。

（5）灌肠液的多少及保留时间长短亦需根据病情而定。如尿毒症一般为 200 ~ 500ml，保留 2 ~ 3 小时；低位肠梗阻一般约 500ml，保留 1 ~ 2 小时；溃疡性结肠炎一般为 30 ~ 100ml，保留 4 ~ 8 小时。

（6）严密观察患者的生命体征以及腹部情况，患者一旦出现脉速、面色苍白、剧烈腹痛、心慌、气促等症状，可能发生了肠道剧烈痉挛或出血，应立即停止灌肠并嘱患者平卧，同时告知医生，采取急救措施。

六、敷药法

（一）概述

敷药法是指将中草药切碎、捣烂，或将中药粉末加赋形剂调匀成糊状，敷于患处或穴位的方法称敷药法。

（二）功效

敷药法因所敷的药物不同，分别具有舒筋活络、消肿止痛、活血化瘀、清热解毒、拔毒等功效。

（三）适用范围

敷药法应用广泛，主要应用于外科、骨伤、内科慢性疾病等。临床中，根据医嘱不同，选择不同。

（1）软组织损伤的患者敷活血化瘀类中药，如活血散。

（2）疮疡、疖肿、丹毒等可外敷清热解毒、拔毒消肿的四黄膏、玉露膏等。

（3）患者二度压疮可外敷生肌玉红膏；患者三度压疮可外敷橡皮生肌膏，以拔毒生肌。

（4）乳痈、腮腺炎的患者可外敷如意金黄膏。

（5）慢性气管炎、哮喘的患者可在肺俞、心俞、膈俞、天突、膻中等穴，外敷哮喘膏。

（四）禁忌证

皮肤过敏者慎用。

（五）物品准备

治疗盘，棉纸或薄胶纸，药膏，油膏刀，无菌棉垫或纱布，胶布或绷带（需临时调配药物，备治疗碗、麻油或饴糖、清水、蜜、醋、凡士林等，敷新鲜中草药时需备乳钵），压舌板，盐水，棉球，必要时备屏风。

（六）操作方法

（1）根据敷药部位，患者取适宜体位，充分暴露患处。

（2）敷药局部作清洁处理。取下原敷料，以盐水棉球擦洗皮肤上的药迹，观察局部皮肤情况及敷药结果。

（3）需临时调制药膏时，将中药粉末倒入碗内，根据需要，用水或饴糖、麻油、蜜、凡士林等调和成稠度适宜的糊状，新鲜中草药需洗净后置乳钵内捣烂。

（4）根据敷药面积，取大小合适的棉纸或薄胶纸，用油膏刀将药膏均匀地平铺于棉纸上，厚薄适中，并在药膏上面加一大小相等的棉纸或纱布。

（5）将已摊好药膏的棉纸四周反折后敷于患处，加覆敷料或棉垫，以胶布或绷带固定。

（七）护理及注意事项

（1）调制的药物须干湿适中，厚薄均匀，根据药物作用，决定敷药厚薄，如消散药膏宜厚，创面生肌药膏宜薄，一般以 0.2～0.3cm 为宜，大小以超出病变处 1～2cm 为度，对皮肤有腐蚀的药物应限于病变部位以内。

（2）对初起有脓头或成脓阶段的肿疡，宜中间留空隙，围敷四周。

（3）乳痈敷药时，可在敷料上剪孔或剪一缺口，使乳头露出，以免脓汁溢出污染敷料及衣被。

（4）用水或醋调制的药物，容易干燥，干燥时可取下敷料加水或醋湿润后再敷，亦可将药物刮下，加水或醋重新调制再敷，一般 2～3 天更换一次，亦有敷数小时即取下，如哮喘膏。

（5）饴糖调制的药物，夏天易发酵，可每日更换药物或加适量防腐剂。

（6）敷药后应询问患者有无瘙痒难忍感觉，并观察局部有无皮疹、瘙痒、水泡等过敏现象，若有过敏反应，应停止敷药，并告知医生，及时处理。

目标检测

答案解析

选择题

1. 下列哪项不属于十二经脉系统
    A. 肺经   B. 心经   C. 心包经   D. 督脉

2. 以下关于十二经脉在体表的分布规律描述错误的是
    A. 十二经脉左右对称的分布于头面、躯干和四肢
    B. 阴经分布于四肢内侧及胸腹
    C. 阳经分布于四肢外侧及头面躯干
    D. 手足阳经在四肢的分布规律为太阳在前、少阳在中、阳明在后

3. 肌肉浅薄部位腧穴进针法应用
    A. 指切进针法   B. 夹持进针法   C. 双手进针法   D. 提捏进针法

4. 骨度分寸规定肘横纹至腕横纹的距离是
    A. 9 寸   B. 12 寸   C. 13 寸   D. 14 寸

5. 留针后行针提插、捻转，出针困难为
    A. 晕针   B. 弯针   C. 断针   D. 滞针

6. 将艾条点燃一端在施灸部位皮肤上下活动施灸的是
    A. 温和灸   B. 温针灸   C. 雀啄灸   D. 直接灸

7. 罐法中留罐时间一般为
    A. 5～10 分钟   B. 10～15 分钟   C. 15～20 分钟   D. 20～25 分钟

8. 皮内针法应用时不宜埋针的部位有
    A. 头部   B. 耳部   C. 背部   D. 关节活动部

9. 上肢抖法的要求是

    A. 抖动幅度要小，频率要快　　　　B. 抖动频率要小，频率要慢

    C. 抖动幅度要大，频率要快　　　　D. 抖动幅度要大，频率要慢

书网融合……

重点小结

微课

习题

第七章 常见病证中医护理技术

学习目标

知识目标： 通过本章的学习，掌握常见病证不同证型的症状、护理措施；熟悉常见病证的调护原则；了解常见病证的概述。

能力目标： 具备运用所学知识对中医常见病证进行护理指导的能力。

素质目标： 通过本章的学习，学会体会患者疾苦，培养关怀患者的职业素养。

情境导入

情境： 患者，男，40 岁，低热伴咳嗽 3 天。因感受风寒引起，现咳嗽、有痰、色白，有清水鼻涕，食欲不佳，舌苔薄白，脉浮。

思考： 1. 患者所患何病？

2. 患者属于哪一证型？

3. 如何对本案例患者实施护理措施？

一、咳嗽 📱微课

（一）概述

咳嗽是指因外感或内伤，肺失宣降，气逆于上，发出咳声为主要临床表现的一种病证。多因外感六淫，外邪入侵肺系或脏腑功能失调、内邪干肺所致。西医学中的上呼吸道感染、支气管炎、支气管扩张、肺炎、肺结核等，可参照本病证辨证施护。

（二）辨证护理

1. 风寒袭肺证

【症状】 咳嗽声重，咽痒，气急，痰色稀白，伴恶寒发热，鼻塞，清涕，头身疼痛，无汗，舌苔薄白，脉浮或浮紧。

【调护原则】 疏风散寒，宣肺止咳。

【护理措施】

（1）用药可选三拗汤合止嗽散加减，煎汤热服，服药后饮热粥并盖被，以加强发散之力，祛邪外出。

（2）保持室内空气新鲜，温度适宜，切忌当风受凉，避免刺激性气体，戒烟。

（3）饮食以清淡、易于消化为原则，忌食生冷、油腻。

（4）针刺肺俞、中府、尺泽、合谷穴，用泻法。

（5）点按风池、风府两穴，以酸胀为度；擦背部膀胱经，以透热为度；拿肩井 3 分钟。

2. 风热犯肺证

【症状】 咳频气粗，咽干而痛，咳痰不爽，痰色黄稠，伴头痛、身热，口渴、汗出，舌苔薄黄，脉浮数。

【调护原则】疏风清热，宣肺止咳。

【护理措施】

（1）用药可选桑菊饮，汤药宜轻煎温服；或川贝母 10g，梨 1 个，煮水饮服。

（2）保持室内空气清新；生活起居要有规律。

（3）饮食清淡、易消化，忌食辛辣、羊肉、油腻、刺激性食物；平时多饮水，以稀释痰液，易于咯出。

（4）发热时可配合针刺大椎、曲池、丰隆、肺俞穴等；高热患者可物理降温。

（5）搓大椎、肺俞及背部压痛点；按揉曲池、合谷 3 分钟；拿肩井 2 分钟。

3. 风燥伤肺证

【症状】咳嗽无痰，或痰少稠黏不易咳出，甚者痰中带血，咽喉干痛或痒，唇鼻干燥，伴头痛，鼻塞，口干，舌苔薄黄，舌红少津，脉浮数。

【调护原则】疏风清热，润肺止咳。

【护理措施】

（1）用药可选桑杏汤，汤药分多次频服，以滋润口咽部。

（2）室内空气宜湿润，空气流通，避免直接吹风，以免加重病情。

（3）多食藕或藕粉、梨、荸荠、西瓜、蜂蜜等清凉润肺食品，忌食辛辣、香燥、肥甘、甜腻、刺激性食品，忌烟酒。

（4）针刺肺俞、列缺、合谷穴，用泻法。

4. 痰湿蕴肺证

【症状】咳嗽痰多，痰出咳止，痰白而黏，伴胸脘满闷，呕恶，食少，困倦乏力，舌苔白腻，脉濡滑。

【调护原则】健脾燥湿，化痰止嗽。

【护理措施】

（1）用药可选二陈汤合三子养亲汤，汤剂温服。

（2）注意劳逸结合，不宜思虑过度，以免伤脾生痰。

（3）饮食宜清淡，宜用健脾化痰之食疗方，如薏米粥、山药粥、橘红糕等；或食用莱菔、柑橘、梨、枇杷、百合等有健脾燥湿、降气化痰作用的食品；忌用烟酒、辛辣、肥腻等助湿生痰之物。

（4）针刺法，取肺俞、太渊、脾俞、太白、丰隆，用平补平泻法。

（5）按揉尺泽、内关、足三里、丰隆穴，以酸胀为度，每穴约 1 分钟。

5. 肺阴亏耗证

【症状】干咳无痰，或痰少而黏，或痰中夹血，口干咽燥，午后及夜晚咳剧，伴潮热，颧红，手足心热，消瘦，盗汗，舌红少苔，脉细数。

【调护原则】滋阴润肺，化痰止咳。

【护理措施】

（1）用药可选沙参麦冬汤。

（2）室内宜湿润，温度适宜，空气清新，注意休息，可适当锻炼；应经常观察患者的体温和病情变化。

（3）饮食可选清凉滋润之品，如梨、枇杷、蜂蜜、甲鱼、木耳、鱼肚等，忌食辛辣、油腻、烟酒以防伤阴助火。

（4）针刺肺俞、膏肓、太溪、三阴交、足三里穴，用补法。

二、喘证

（一）概述

喘证是指以呼吸困难，甚至张口抬肩，鼻翼扇动，不能平卧为主要临床表现的一种病证。常因正气虚衰，复感外邪，或饮食劳倦，情志所伤而诱发；或因久病、劳欲导致体虚而喘。西医学中的支气管哮喘、哮喘性支气管炎、肺气肿、肺源性心脏病等可按本病进行辨证施护。

（二）辨证护理

1. 风寒束肺证

【症状】呼吸急促，胸部满闷，痰少而白，口不渴，兼恶寒、无汗，头身疼痛，苔薄白，脉沉紧或浮紧。

【调护原则】宣肺散寒，化痰平喘。

【护理措施】

（1）用药可选华盖散，汤剂宜趁热服用。

（2）病室宜温暖，注意患者的防寒，适当添加御寒衣物。

（3）饮食忌生冷及甘肥、黏腻之品。

（4）针灸天突、列缺、膻中等穴，灸或温针。

（5）推拿直擦背部膀胱经，以透热为度。按揉肺俞、膈俞，每穴约1分钟。

2. 痰热壅肺证

【症状】喘促气涌，胸胁胀满，咳痰色黄，黏浊稠厚，兼发热、汗出，口渴喜冷饮，便干尿赤，苔黄腻，脉滑数。

【调护原则】清热化痰，宣肺定喘。

【护理措施】

（1）用药可选桑白皮汤，汤剂宜凉服。

（2）病室宜经常通风，温度不宜过高，保持一定湿度。

（3）饮食可选用梨、橘、蜂蜜等清润化痰、降气之品。

（4）针刺尺泽、列缺、天突、大杼，用泻法。

3. 痰浊阻肺证

【症状】喘而胸满窒闷，咳嗽痰多，痰白黏稠，咯吐不爽，伴呕恶纳呆，口黏不渴，苔白厚腻，脉滑。

【调护原则】化痰降气。

【护理措施】

（1）用药可选二陈汤合三子养亲汤；或用南星末或白芥子末适量加姜汁调敷足心，以温化寒痰。

（2）避免思虑、劳倦等伤脾因素。

（3）饮食宜清淡，忌食肥甘厚味以防助湿生痰。

（4）严密观察病情，病重、年老者要防止痰阻窒息，及时吸痰；咳痰不爽可用超声雾化吸入；出现紫绀时予吸氧。

（5）推拿直擦左侧背部，以透热为度。按、拿两侧尺泽、内关、足三里、丰隆等穴。

4. 肺虚证

【症状】喘促气短，声低懒言，自汗怕风，易感冒，咳痰稀薄，倦怠乏力，食少便溏，舌苔薄白，脉细弱。

【调护原则】益气固表，健脾化痰。

【护理措施】

（1）用药可选补肺汤。

（2）肺虚卫外不固而易感受风寒，需注意起居，加强锻炼。

（3）饮食宜清淡可口，营养适当，以沙参、百合、山药、薏苡仁、扁豆等做粥食用，有益肺、健脾、化痰的功效。

（4）配合太极拳、气功等治疗。

（5）推拿横擦前胸部及背部心俞、肺俞区域，以透热为度。

5. 肾虚证

【症状】动则气喘，呼多吸少，腰酸腿软，畏寒肢冷，咳嗽少气，痰稀色白，舌胖苔白，脉沉细弱。

【调护原则】益肺、温肾、纳气。

【护理措施】

（1）用药可选金匮肾气丸合参蛤散。

（2）多休息，免劳累；动则喘甚者，卧床休息。

（3）饮食可用山药、扁豆、桑椹、核桃、莲子、黑木耳等做羹粥食用。

（4）配合太极拳、气功以提高肾肺功能；喘而汗出肢冷，烦躁，甚至神昏者，为喘脱，应告知医生，积极救治。

（5）推拿直擦背部督脉及横擦腰部肾俞、命门，以透热为度。按揉两侧肾俞、肺俞，手法轻柔。

三、胸痹

（一）概述

胸痹是指以胸部闷痛，甚则胸痛彻背，喘息不得卧为主症的一种疾病。轻者仅感胸闷如窒，呼吸欠畅，重者则有胸痛，严重者心痛彻背，背痛彻心。多是由于正气亏虚，饮食失调、情志失节、寒邪内侵等所引起的痰浊、瘀血、气滞、寒凝痹阻心脉。西医学中的冠状动脉粥样硬化心脏病、心绞痛、心肌梗死等可按本病进行辨证施护。

（二）辨证护理

1. 寒凝心脉证

【症状】卒然心痛如绞，或心痛彻背，背痛彻心，或感寒痛甚，心悸气短，形寒肢冷，冷汗自出，苔薄白，脉沉紧或促。多因气候骤冷或感受寒冷而发病或加重。

【调护原则】温经散寒，活血通痹。

【护理措施】

（1）用药可选当归四逆汤。

（2）病室宜温暖，注意患者的防寒，适当添加御寒衣物。

（3）发作期患者应立即卧床休息，缓解期可以适当做一些力所能及的活动，但要避免过度劳累，做到劳逸结合，保证充足的睡眠。饮食宜温热，忌生冷和寒凉食物。

（4）针刺内关、膻中、心俞、至阳等穴。或可用灸法。

2. 气滞心胸证

【症状】心胸满闷不适，隐痛阵发，痛无定处，时欲太息，遇情志不遂时容易诱发或加重，或兼有脘腹胀闷，得嗳气或矢气则舒，苔薄或薄腻，脉细弦。

【调护原则】疏通气机，和血舒脉。

【护理措施】

（1）用药可选柴胡疏肝散。

（2）调节情志，避免七情过极，忌恼怒忧思，使肝气顺达。

（3）饮食宜清淡、易消化，少食多餐，晚餐不可过饱。

（4）针刺内关、心俞、太冲、肝俞等穴。

3. 痰浊闭阻证

【症状】胸闷重而心痛轻，形体肥胖，痰多气短，遇阴雨天而易发作或加重，伴有倦怠乏力，纳呆便溏，口黏，恶心，咳吐痰涎，苔白腻或白滑，脉滑。

【调护原则】通阳泄浊，豁痰开结。

【护理措施】

（1）用药可选瓜蒌薤白半夏汤加味。

（2）饮食宜以素食为主，忌肥甘厚味之品，戒烟酒，以免助湿生痰。

（3）肥胖患者应限制饮食，控制体重，减轻脾胃负担，宜进水果蔬菜等富含纤维素食物。

（4）针刺内关、膻中、心俞、丰隆、脾俞、胃俞等穴。

4. 瘀血痹阻证

【症状】心胸疼痛剧烈，如刺如绞，痛有定处，甚则心痛彻背，背痛彻心，或痛引肩背，伴有胸闷，日久不愈，可因暴怒而加重，舌质暗红，或紫暗，有瘀斑，舌下瘀筋，苔薄，脉涩或结、代、促。

【调护原则】活血化瘀，通脉止痛。

【护理措施】

（1）用药可选血府逐瘀汤。

（2）饮食易清淡、少油腻。

（3）若患者出现剧烈胸痛、脉结代或细微欲绝，及时告知医生，做好抢救准备。

（4）保持大便通畅，避免用力排便。

（5）针刺内关、膻中、心俞、膈俞、太冲等穴。

5. 心气不足证

【症状】心胸阵阵隐痛，胸闷气短，动则益甚，心中动悸，倦怠乏力，神疲懒言，面色㿠白，或易出汗，舌质淡红，舌体胖且边有齿痕，苔薄白，脉细缓或结代。

【调护原则】补养心气，鼓动心脉。

【护理措施】

（1）用药可选保元汤。

（2）休息为主，体力允许适当运动，活动量以不引起心痛发作为度。

（3）饮食宜进补益气阴之品，如红枣、桂圆、赤豆等

（4）针刺内关、膻中、心俞、气海、关元等穴。

四、胃痛

（一）概述

胃痛是指以上腹部近心窝处疼痛为主要临床表现的一种疾病，常伴有嗳气、泛恶、脘闷、大便不调等症状。多因寒邪客胃、饮食不节、情志不遂、劳倦久病导致胃气失和，气机不利，胃失濡养，不

通则痛。西医学中的急慢性胃炎、胃及十二指肠溃疡、胆囊炎、胆石症、胃癌等疾患，均可参照本病辨证施护。

（二）辨证护理

1. 寒邪客胃证

【症状】胃痛暴作，恶寒喜暖，得温痛减，遇寒疼痛加剧，口不渴，喜热饮，苔薄白，脉弦紧。

【调护原则】温中、散寒、止痛。

【护理措施】

（1）用药可选良附丸，汤剂宜饭前热服。

（2）慎风寒，免劳累；居室应温暖向阳，注意脘腹部保暖防寒。

（3）饮食宜软而热，忌生冷食品。

（4）温热疗法，如拔火罐、药熨、熏蒸；局部作热敷或艾灸中脘、足三里等穴。

（5）点按脾俞、胃俞，约 2 分钟；擦左侧背部，以透热为度。

2. 饮食停滞证

【症状】胃痛胀满，厌食，嗳腐吞酸，呕吐不消化食物，吐后痛减，大便不爽，舌苔厚腻，脉滑。

【调护原则】消食导滞，和胃止痛。

【护理措施】

（1）用药可选保和丸。

（2）情绪乐观、开朗，保持精神舒畅。

（3）适当控制饮食，或给予清淡流食，半流食；养成定时、定量的习惯；多食萝卜、金橘、苹果、山楂等有宽中理气作用之品。

（4）按摩中脘、气海、关元、天枢、足三里、脾俞、胃俞、肝俞等穴；或顺时针方向按摩腹部。

3. 肝气犯胃证

【症状】胃脘胀闷，连及两胁，胸闷、嗳气，善太息，矢气则舒，常伴吞酸、呕吐，大便不畅，舌苔薄白，脉弦。

【调护原则】疏肝理气，和胃止痛。

【护理措施】

（1）用药可选柴胡疏肝散，汤药宜温服；疼痛发作时，可用木香粉 1.5g，元胡粉 1g 调服。

（2）调摄精神，疏导情绪，保持心情舒畅。

（3）少食生冷及甜黏食品；可食用大蒜、韭菜、香菇、萝卜、柑橘等有行气开胃作用的食品。

（4）按摩中脘、气海、关元、天枢、足三里、脾俞、胃俞、肝俞、膻中、期门等穴。

4. 瘀血停滞证

【症状】胃脘疼痛，如锥刺刀割，痛有定处而拒按，或有呕血、黑便，舌质紫暗有瘀斑，脉弦涩。

【调护原则】活血化瘀，理气止痛。

【护理措施】

（1）用药可选失笑散合丹参饮。

（2）消除紧张和恐惧心理，加强情志护理。

（3）饮食应细、软、烂，以流质或半流质饮食；呕血、便血者应暂禁食。

（4）按摩中脘、气海、关元、天枢、足三里、脾俞、胃俞、肝俞等穴。

5. 胃阴亏虚证

【症状】 胃脘灼痛，饥而不欲食，口燥咽干，五心烦热，消瘦乏力，大便秘结，舌红少津或剥脱无苔，脉细数。

【调护原则】 养阴清热，和胃止痛。

【护理措施】

（1）用药可选一贯煎合芍药甘草汤。

（2）病室应在阴面，环境要清静，避免噪音；重视调节情志，保持情绪稳定，减少发作机会。

（3）可多食润燥、生津之品，如雪梨、莲藕、荸荠、甘蔗、菠萝、百合、银耳、蜂蜜等，忌辛辣、煎炸、烟酒、浓茶及咖啡类刺激之品；便秘时可用番泻叶通便，或常服蜂蜜。

（4）不宜用温热疗法；可按摩腹部。

6. 脾胃虚寒证

【症状】 胃痛隐隐，喜暖喜按，空腹痛甚，得食痛减，遇寒发作或疼痛加重，泛吐清水，神疲纳差，四肢欠温，大便溏薄，舌淡，苔白，脉细弱或沉迟。

【调护原则】 温胃散寒，健脾止痛。

【护理措施】

（1）用药可选黄芪建中汤，汤药水煎温服。

（2）病室应光线充足，加强防寒保暖。

（3）可多食有补中、益气、温胃作用的食品，如桂圆、大枣、扁豆、鸡蛋、瘦肉、黄鱼、鳝鱼、河虾、胡桃等。

（4）热敷、热熨胃脘部，或拔火罐；或按摩中脘、气海、关元、天枢、足三里、脾俞、胃俞、肝俞等穴。

五、泄泻

（一）概述

泄泻是指以排便增多，粪质稀薄或完谷不化，甚至泻出如水为主要临床表现的一类病证。本病一年四季皆可发生，以夏秋两季为多见。多因感受外邪、饮食所伤、情志失调、脾胃虚弱和肾阳虚衰导致脾胃受损，运化失司，升降失常，肠道分清泌浊、传导功能失司，水谷清浊相混而成。西医学中急慢性肠炎、胃肠功能紊乱、过敏性结肠炎等，均可参照本病证辨证施护。

（二）辨证护理

1. 实证

（1）寒湿泄泻证

【症状】 泄泻稀薄如水，腹痛肠鸣，脘腹胀满，或伴恶寒发热，肢体酸痛，不思饮食，口淡不渴，头痛，舌苔薄白，脉濡缓。

【调护原则】 解表散寒，芳香化浊。

【护理措施】

1）用药可选藿香正气散，汤药宜偏热服。

2）病室宜温暖干燥，衣被要适度。

3）饮食以细软、少渣、少油腻之流食或半流食，待泄泻缓解后再给予软食，并可多用炒米粉、炒面粉等食物，有助于燥湿止泻。

4）葱熨、盐熨等疗法，有止痛、消胀、缓泻的作用。

5）针刺可选用大肠俞、天枢、上巨虚、三阴交、阴陵泉、脾俞等穴。

（2）湿热泄泻证

【症状】腹痛即泻，泻下急迫，泻如水样，粪色黄褐而臭，肛门灼热，心烦口渴，小便短赤，或有身热，舌苔黄腻，脉濡滑而数。

【调护原则】清热利湿。

【护理措施】

1）用药可选葛根芩连汤或香连丸。

2）病室宜凉爽干燥，空气新鲜，定时通风换气。

3）饮食以清淡、细软为主；重症患者可鼓励多饮淡盐水或糖盐水，以补充津液；液脱阴伤者可多给梨汁、荸荠汁、西瓜汁、藕汁，以增补津液，清热利湿；津脱阴伤严重时，应及时补液，注意随时观察病情变化。

4）针刺神阙、天枢、大肠俞、合谷、下巨虚，用泻法。

（3）肝气乘脾证

【症状】时有胸胁胀闷，嗳气，少食，每因恼怒、紧张等情绪波动而致腹痛泄泻，舌淡红，脉弦。

【调护原则】抑肝扶脾。

【护理措施】

1）用药可选痛泻要方。

2）解除诱发腹泻的精神因素，避免忧思恼怒，保持心情舒畅。

3）以莱菔子10g，粳米适量，煮粥服用；或陈皮泡水代茶饮。

4）按摩脾俞、胃俞、大肠俞、长强、肝俞、章门等穴。

（4）伤食泄泻证

【症状】腹痛拒按，泻下臭如败卵，泻后痛减，脘腹胀满，嗳腐吞酸，不思饮食，舌苔厚腻，脉滑数。

【调护原则】消食导滞。

【护理措施】

1）用药可选保和丸，或焦山楂15g，神曲12g，水煎服。

2）病室宜整洁安静，光线宜柔和，温度、湿度适宜。

3）可给山楂、萝卜、炒米粥、麦芽等饮食，忌油腻厚味；泄泻严重者，应严格控制饮食，甚至可禁食数小时至1日，待腹中宿食泻净，逐渐自流食开始，恢复进食，少食多餐，待病情好转后再增加食量。

4）推拿揉按中脘、脾俞、足三里、天枢、大肠俞等穴。

2. 虚证

（1）脾胃虚弱证

【症状】大便溏薄，泄泻时作时止，完谷不化，食少纳呆，腹胀、腹痛，神疲倦怠，面色萎黄，舌淡，苔白，脉缓而弱。

【调护原则】补脾健胃。

【护理措施】

1）用药可选参苓白术散。

2）病室宜温暖、干燥、阳光充足；可适当锻炼，以增强体质。

3）饮食以营养丰富、易消化为原则。多选用豆制品、鱼、蛋、奶等有补中健脾作用的食品；多食扁豆、番茄、栗子、桂圆、龙眼、苹果、大枣等有补中、益气、健脾功效的水果蔬菜；亦可多食用胡椒、姜等调味品。

4）温热疗法，如艾灸、熨贴、热敷、拔罐等。

5）轻揉气海、关元、足三里，每穴约2分钟。

（2）脾肾阳虚证

【症状】黎明泄泻，腹中隐痛，肠鸣即泻，泻后则安，或下利清谷，形寒肢冷，腰膝酸软，舌淡，苔白，脉沉细。

【调护原则】温肾健脾，固涩止泻。

【护理措施】

1）用药可选四神丸合附子理中丸。

2）病室应温暖向阳，通风良好；注意防寒，多加衣被，以免受凉；根据病情和患者的体力，鼓励适当活动和锻炼。

3）多食莲子粥、芡实粥；多选用有补中益气之食品，如胡桃、山药、动物肾脏等，并可加胡椒、肉桂等调味。

4）按摩脾俞、胃俞、大肠俞等穴，横擦肾俞、命门穴，以透热为度。

六、便秘

（一）概述

便秘是指由于大肠传导失司，致粪便秘结不通，在肠内滞留过久，排便周期延长，或周期不长，但粪质干结，排出艰难，或粪质不硬，虽有便意，但便而不畅的病证。便秘是临床多种急慢性疾病的常见症状，多发于中老年人，尤以女性多见。西医学的功能性便秘，肠易激综合征、直肠及肛门疾患、内分泌疾病引起的便秘，药物性便秘，以及肌力减退所致的排便困难者，可参考本病辨证施护。

（二）辨证护理

1. 实秘

（1）热秘

【症状】大便干结，脘腹胀满，口干口臭，面红身热，心烦不安，小便短赤，舌红，苔黄燥，脉滑数。

【调护原则】泻热导滞，润肠通便。

【护理措施】

1）用药可选用麻子仁丸。

2）饮食宜清热凉润之品，如麦冬、鲜芦根等煎水代茶饮或蜂蜜水。避免辛辣刺激、煎炸之品。

3）每天进行适当的体育锻炼，进行顺时针摩腹和提肛运动。

4）针刺天枢、大肠俞、上巨虚、合谷、腹结等穴，用泻法。

5）按摩足三里、大肠俞、支沟、曲池，以酸胀为度；从足三里向下推至下巨虚，3~5分钟。

（2）气秘

【症状】大便干结，或不甚干结，欲便不得出，或便而不爽，腹中胀痛，胸胁痞满，纳差食少，嗳气频作，肠鸣矢气，舌苔薄腻，脉弦。

【调护原则】顺气导滞，降逆通便。

【护理措施】

1）用药可选六磨汤。

2）饮食宜多食润肠通便之品，如柑橘、萝卜、佛手、木香、花生等。

3）调摄情志，避免过度紧张、忧思，保持心情舒畅。

4）针刺天枢、大肠俞、中脘、太冲等穴。

5）按揉中府、膻中、肺俞、肝俞等穴，以酸胀为度；横擦上胸部、斜擦两胁，以微热为度。

2. 虚秘

（1）气虚秘

【症状】大便并不干硬，虽有便意，但努挣用力仍排出困难，汗出气短，便后面色苍白，神疲乏力，肢倦懒言，舌淡胖，苔薄白，脉细弱。

【调护原则】益气润肠。

【护理措施】

1）用药可选黄芪汤。

2）饮食多食用健脾益气之品，如山药、无花果、黄芪、党参等。

3）养成定时排便的习惯，避免久坐不动。

4）针刺天枢、大肠俞、脾俞、关元等穴。

5）按揉足三里、脾俞穴各1分钟，捏脊三遍。

（2）血虚秘

【症状】大便干结，排出困难，面色无华，心悸气短，头晕目眩，失眠健忘，舌淡苔白，脉细数。

【调护原则】养血润肠。

【护理措施】

1）用药可选润肠丸。

2）饮食宜多食用养血润肠通便之品，如大枣、黑芝麻、枸杞、当归等。

3）慎用或忌用泻剂。

4）可针刺足三里、血海、脾俞、膈俞等穴。

（3）阴虚秘

【症状】大便干结，如羊屎状，形体消瘦，两颧红赤，潮热盗汗，心烦不寐，头晕耳鸣，腰膝酸软，舌红少苔，脉细数。

【调护原则】滋阴通便。

【护理措施】

1）用药可选增液汤。

2）饮食宜选油性较大的干果类食物，如黑芝麻、白芝麻、瓜子等，忌食辛辣刺激之品。

3）晨起可饮用蜂蜜水。

4）针刺天枢、太溪、照海、大肠俞、肾俞等穴。

（4）阳虚秘

【症状】大便艰涩，排出困难，面色㿠白，四肢不温，腹中冷痛，腰膝酸冷，小便清长，舌淡苔白，脉沉迟。

【调护原则】温阳通便。

【护理措施】

1）用药可选济川煎。

2）饮食宜选温阳润肠之品，如肉苁蓉、韭菜、羊肉、狗肉、核桃等，多喝热饮，忌食生冷瓜果。

3）可用肉苁蓉或吴茱萸炒热后于腹部进行热熨，以温补肾阳。

4）可按揉足三里、胃俞、脾俞；横擦肾俞、命门、八髎穴，以透热为度。

知识链接

"痔疮"知多少

痔疮是肛门部位最常见疾病，是因肛管和直肠下端的静脉丛充血或瘀积肿大，以出血（大便时出血或擦拭时手纸上带血）、疼痛、脱垂（肛门有突起的包块）等为主要表现的肛肠疾病，可分为内痔、外痔和混合痔。痔疮的发病原因及机制目前尚不清楚，与生活饮食习惯（久坐、久蹲、饮酒、进食辛辣等），怀孕及相关疾病（如便秘）因素有关。

提肛运动可以很好地预防痔疮等肛周疾病，可采用站立或者端坐姿势做提肛运动。站立时两腿分开与两肩同宽，端坐时腰要坐直，双臂放松，深呼吸一口气（不需要屏气），将肛门向上提，然后放松，接着再往上提，一提一松，反复进行，每次做提肛运动50次左右，持续5～10分钟，可促进局部血液循环，预防痔疮等肛周疾病，运动简单方便。

七、中风

（一）概述

中风是以突然昏仆，不省人事，伴有口眼歪斜，语言不利，半身不遂，或不经昏仆而仅以半身不遂为主要临床表现的一种疾病。多是在内伤积损基础上，复因劳欲过度、情志所伤、饮食不节、或外邪等触发。西医中的脑出血、脑血栓形成、脑栓塞、脑血管痉挛、蛛网膜下隙出血、面神经麻痹等，均可参照本病证辨证施护。

（二）辨证护理

辨治中风应分清中经络与中脏腑。中经络主要有风痰阻络证、痰热腑实证；中脏腑有闭证与脱证。

1. 中经络

（1）风痰阻络证

【症状】平素及发病前常有眩晕，肌肤不仁，手足麻木，突然口眼歪斜，语言不利，口角流涎，或手足拘挛，或恶寒发热，肢体拘急，关节酸痛，舌苔薄白，脉弦滑或弦而浮细。

【调护原则】活血祛风，通经活络。

【护理措施】

1）用药可选半夏白术天麻汤。

2）保持环境安静，避免噪音和一切不良刺激；眩晕重者，宜卧床休息。

3）饮食宜清淡、甘寒，多食绿豆、芹菜、冬瓜、黄瓜、梨等水果蔬菜。忌食羊肉、狗肉、韭菜、大蒜、葱等辛香走窜之品。

4）配合一定的推拿按摩，促进气血流通。

（2）痰热腑实证

【症状】突发半身不遂，口眼歪斜，舌强语謇或不语，偏身麻木，头晕目眩，痰多，腹胀便结，舌红，苔黄腻，脉滑数。

【调护原则】化痰、通腑、泄热。

【护理措施】

1）用药可选星蒌承气汤。

2）病室宜安静，空气宜新鲜，保持一定的温度、湿度，光线柔和，勿使风直吹患者；加强情志护理，保持情绪稳定，避免不良刺激，做好思想工作。

3）饮食宜食藕、香菇、梨、桃等。忌食羊肉、牛肉、狗肉等。

4）定时体检，及时治疗原发病，以预防中风发生。

2. 中脏腑

（1）闭证

【症状】突然昏仆，不省人事，牙关紧闭，口噤不开，两手紧握，大小便闭，肢体强痉。闭证又分成阳闭、阴闭两种。阳闭除上述诸证外，兼面赤，身热，呼吸急促，口臭，气促，烦躁不安，大便燥结，唇舌色红，舌苔黄腻，脉弦滑而数；阴闭兼面白，唇暗，静卧不烦，四肢不温，痰涎壅盛，舌苔白腻，脉沉滑缓。

【调护原则】阳闭应清肝息风，辛凉开窍；阴闭应豁痰息风，辛温开窍。

【护理措施】

1）阳闭可选用至宝丹或安宫牛黄丸，阴闭可选用苏合香丸；中药宜少量多次频服，根据病情亦可用吸管进药，或浓煎滴入，尽量防止呛咳，必要时采用鼻饲法。

2）绝对卧床休息，勿随意变动体位。

3）平时饮食宜食清淡易消化，忌肥甘厚味及辛辣刺激之品，禁烟酒。

4）中脏腑昏迷者，须密切观察病情变化，注意面色、呼吸、瞳孔、脉象等变化；对强痉的肢体可轻轻按摩，以缓解肌肉的拘挛，注意保持患侧肢体的功能位置，防止发生患侧肢体受压、畸形。有昏迷、抽搐者，应加床档，防止坠床；头部稍垫高，翻身时尽量少动头部。长期卧床生活不能自理的患者，应按时进行口腔护理及皮肤护理；定时为患者翻身拍背，擦浴更衣、整理床铺等，预防发生压疮。

5）骤然中风昏迷者可针刺人中、十宣、合谷等穴。

（2）脱证

【症状】突然昏仆，不省人事，目合口张，鼻鼾息微，手撒肢冷，汗多不止，二便自遗，肢体软瘫，舌萎，脉微欲绝。

【调护原则】益气回阳，救阴固脱。

【护理措施】

1）用药可选参附汤合生脉饮。

2）绝对卧床休息，勿随意变动体位。平时保持心情舒畅，起居有常，劳逸结合。

3）昏迷和吞咽困难者，可采用鼻饲法给流食，如混合奶、米汤、果汁、豆浆、菜汤、藕粉等。

4）喉中痰鸣，头应侧向一方或侧卧位，并及时清除呼吸道异物，防止发生意外；若张口呼吸时，可用生理盐水浸湿纱布，覆盖口上，避免咽喉干燥和异物刺激；注意保暖，在护理中尽量减少掀动衣被和裸露肢体的时间，并随天气变化增减衣被和调节室内温度。

5）可艾灸气海、关元、膻中等穴。

3. 后遗症

（1）半身不遂　包括气虚血滞证与肝阳上亢证。

【症状】气虚血滞证见半身不遂，肢软无力，语言謇涩，口眼歪斜，面色萎黄或面色少华，患肢浮肿，舌质淡紫，舌体不正，苔薄白，脉细涩无力；肝阳上亢证见半身不遂，患侧僵硬拘挛，面红，耳鸣，头晕，头痛，烦躁易怒，舌红绛，苔薄黄，脉弦硬有力。

【调护原则】气虚血滞证以补气养血，通经活络；肝阳上亢证以平肝潜阳。

【护理措施】

1）气虚血滞证可选用补阳还五汤；肝阳上亢证可选用镇肝熄风汤。

2）病室宜安静、整洁，空气新鲜、凉爽，光线柔和偏暗，避免噪音和一切不良刺激；应慎起居，避风寒，节制房事；逐渐增加活动量。

3）气虚血滞证饮食应以滋补为主，酌情给予半流食或稀、软食品，少食多餐，进食不宜过快，可适当选用山楂、木耳、萝卜、玉米、花生、大枣等有补益作用的食品；肝阳上亢证忌甜腻、辛辣刺激等助火生痰之品，以清淡、少油腻、低糖、易消化的新鲜米面、蔬菜水果为主。

4）配合按摩、梅花针等疗法，协助恢复功能；对已偏废的上肢应用三角巾吊起，防止脱臼；若患者上下眼睑闭合不全，应注意保护眼结膜。

（2）语言不利

【症状】舌强语謇，肢体麻木，失语，心悸气短，腰膝酸软，舌淡胖，苔薄白，脉弦细。

【调护原则】搜风化痰，行瘀通络。

【护理措施】

1）用药可选解语丹。

2）病室宜安静，空气新鲜，光线柔和，避免噪音和一切不良刺激；稳定患者情绪，避免情志刺激。

3）冬麻子15g，水研取汁，薏苡仁30g（捣碎），粳米适量煮粥食用。

4）加强语言功能锻炼，每日定时训练患者发音，由简到繁，贵在坚持。

5）针刺廉泉、哑门、绝骨、承浆、大椎等穴。

（3）口眼歪斜

【症状】口眼歪斜，或伴口角抽搐，患侧眉低眼垂，表情淡漠，甚至咀嚼不利，口角流涎，舌质淡，苔白腻，脉弦滑。

【调护原则】祛风除痰，活血通络。

【护理措施】

1）用药可选牵正散。

2）病室宜安静，通风，避免噪音和一切不良刺激；稳定患者情绪，避免情志刺激。若口角流涎严重，或有咳呛时，应调节适当的卧位，如半卧位；平卧时将头侧向一边，防止发生窒息。

3）注意营养，饮食应以滋补为主，酌情给予半流食或稀、软食品，少食多餐，进食不宜过快。

4）可针刺或按摩地仓、颊车、下关、合谷、迎香、太阳、阳白、鱼腰、承泣、风池、昆仑等穴，以助患者康复。

八、眩晕

（一）概述

眩晕是以眩晕不能站立为主要临床表现的一类病证。轻者转瞬即止；重者如坐舟车，头重脚轻，站立不稳，天旋地转，恶心呕吐，甚或面白、汗出、昏厥。多因肝阳上亢、上扰清窍；或痰湿停聚、痰浊上蒙清窍；或气血亏虚、肾精不足，脑海失养，发为眩晕。西医学中的脑血管疾病、体位性低血压、梅尼埃病、神经衰弱、更年期综合征等，均可参照本病辨证施护。

（二）辨证护理

1. 肝阳上亢证

【症状】眩晕耳鸣，头痛且胀，怒则加剧，性急易怒，面红，口苦，咽干，舌红，脉弦。

【调护原则】平肝潜阳，滋养肝肾。

【护理措施】

（1）用药可选天麻钩藤饮，汤药煎后温服；或可用菊花、枸杞子泡水饮。

（2）加强情志护理，避免精神刺激。定时观察神志、瞳孔变化，注意肢体有无麻木情况的出现。

（3）饮食宜清淡，可清蒸甲鱼以滋阴潜阳，禁食辛辣、油腻及过咸之品。

（4）针刺百会、风池、足三里、太冲、三阴交、肝俞、肾俞，用泻法。眩晕严重者，也可用三棱针点刺头维、太阳、耳尖放血。

2. 气血亏虚证

【症状】眩晕，动转则甚，劳累易发，面色苍白或萎黄，唇甲无华，发枯不泽，心悸，少寐，神疲乏力，舌质淡，脉细弱。

【调护原则】益气、健脾、养血。

【护理措施】

（1）用药可选归脾汤。

（2）注意休息，劳逸结合，以免劳累诱发。

（3）饮食富有营养，宜食血肉有情之品，如蛋、肉、猪肝、猪血等；可食用党参粥、黄芪粥、苡米粥、莲子粥等以补益脾胃。

（4）针刺百会、风池、足三里、太冲、三阴交、肝俞、肾俞，也可用艾条灸百会穴。

3. 肾精不足证

【症状】眩晕耳鸣，健忘失眠，腰酸腿软，遗精，带下，神疲乏力，脉沉细弱。阴虚者，兼有五心烦热，舌质红，脉细数。阳虚者，兼有四肢不温，喜暖畏冷，舌质淡，脉沉细弱。

【调护原则】阴虚者宜滋阴补肾；阳虚者宜温阳补肾。

【护理措施】

（1）肾阴虚者可选用左归丸，肾阳虚可选用右归丸。

（2）保持居处安静，避免噪声，注意休息，节欲慎房事。

（3）多吃补肾填精之品，如胡桃、黑芝麻、黑豆、百合、猪腰等；或可食清蒸甲鱼。

（4）针刺百会、风池、足三里、涌泉、翳风，用补法。

4. 痰浊上扰证

【症状】眩晕，呕恶，头重昏蒙，胸脘满闷，食少，多寐，苔白腻，脉濡滑。

【调护原则】燥湿祛痰，健脾和胃。

【护理措施】

（1）用药可选半夏白术天麻汤；或生姜水加竹沥水饮用，有祛痰作用。

（2）加强体育锻炼，如进行慢跑、打太极拳等。

（3）饮食宜清淡素食，忌黏腻、油荤、生冷、酒烟等，以防助湿生痰；常食党参粥、苡米粥以健脾益胃；肥胖者节制食量，高血压者限制钠盐摄入。

（4）针刺百会、风池、足三里、丰隆、脾俞、内关、合谷，用平补平泻法。

九、消渴

（一）概论

消渴是指以多饮、多食、多尿、形体消瘦，或尿有甜味为主要临床表现的一种疾病。主要由于素体阴虚，复因饮食不节，情志失调，劳欲过度而发。西医学中的糖尿病等，可参照本病辨证施护。

（二）辨证护理

1. 肺热津伤证（上消）

【症状】烦渴多饮，口干舌燥，尿频量多，舌边尖红，苔薄黄，脉洪数。

【调护原则】清热润肺，生津止渴。

【护理措施】

（1）用药可选消渴方。

（2）调节情志，避免心情烦躁恼怒，保持心情舒畅；注意适当的体育运动；定期检查空腹血糖，服用降糖药物，以防各种并发症。

（3）清淡饮食，适当控制食量，少吃面食，以米食为主，多食具有清热养阴生津的蔬菜，如苦瓜、菠菜、番茄、鱼等。忌辛辣食物及烟酒。少食多餐，控制食物、饮水总量的摄入。

（4）少用针刺法，可用灸法。

（5）可按揉脾俞、胰俞、肝俞、肺俞、心俞、中府、手三里、阳陵泉等穴，每穴1分钟，掐法掐少商，约1分钟。

2. 胃热炽盛证（中消）

【症状】多食易饥，口渴，尿多，形体消瘦，大便干燥，舌苔黄，脉滑实有力。

【调护原则】清泻胃火，养阴增液。

【护理措施】

（1）用药可选玉女煎。

（2）调节情志，避免心情烦躁恼怒，保持心情舒畅，适当运动。

（3）节制饮食，饥饿时可嚼食黄豆、花生米，或用新鲜叶类蔬菜充饥。石斛15g，麦冬15g，泡水代茶饮。

（4）保持大便通畅；有疮疖、痈疡者应及时治疗。

（5）按揉脾俞、胰俞、肝俞、建里、天枢、期门、血海，每穴1分钟，搓胁肋1分钟。

3. 肾阴亏虚证（下消）

【症状】尿频，尿多，混浊如脂膏，或尿甜，腰膝酸软，乏力，头晕，耳鸣，口干唇燥，皮肤干燥、瘙痒，舌红少苔，脉细数。

【调护原则】滋阴补肾，润燥止渴。

【护理措施】

（1）用药可选六味地黄丸。

（2）保持心情愉快，坚定治愈疾病的信心；注意生活起居，适当运动，避免过劳，节制房事。

（3）节制饮食，可给以猪胰、猪肾、黑豆等补肾之品，忌食辛辣、肥甘、醇酒等。

（4）可艾灸肾俞、关元、复溜、三阴交等穴。

（5）按揉脾俞、胰俞、肝俞、志室、水分、中极、然谷、太溪，每穴1分钟；横擦八髎穴，以透热为度。

4. 阴阳两虚证（下消）

【症状】小便频数，混浊如膏，甚至饮一溲二，面容憔悴，耳轮干枯，腰膝酸软，四肢欠温，畏寒怕冷，男子阳痿，女子月经不调，舌淡，苔白而干，脉沉细无力。

【调护原则】温阳滋阴，补肾固精。

【护理措施】

（1）用药可选金匮肾气丸。

（2）减少活动，病重者应卧床休息，禁房事；保持心情舒畅，树立战胜疾病的信心。

（3）节制饮食，少吃面食，以米食为主，多吃蔬菜，少食多餐，控制食物、饮水总量的摄入。

（4）严密观察病情，防治水肿的发生；防止出现阴阳离绝等危重变证。

知识链接

消渴古文记载

消渴之名，首见于《素问·奇病论》，《黄帝内经》还有消瘅、肺消、膈消、消中等名称的记载，认为五脏虚弱，过食肥甘，情志失调是引起消渴的原因，而内热是其主要病机。汉张仲景《金匮要略》有专篇讨论，并最早提出治疗方药，主方有白虎加人参汤、肾气丸等。隋巢元方《诸病源候论·消渴候》论述其并发症说"其病变多发痈疽"。《外台秘要·消中消渴肾消》引《古今录验》说"渴而饮水多，小便数……甜者，皆是消渴病也"。又说"每发即小便至甜""焦枯消瘦"，对消渴的临床特点作了明确的论述。元张子和《儒门事亲·上消论》说"夫消渴者，多变聋盲、疮癣、痤痱之类""或蒸热虚汗，肺痿变嗽"等。《证治准绳·消瘅》在前人论述的基础上，对三消的临床分类作了规范，"渴而多饮为上消（膈消），消谷善饥为中消（消中），渴而便数有膏为下消（肾消）"。

十、水肿

（一）概述

水肿是以体内水液潴留，泛滥肌肤，引起头面、四肢、胸腹部甚至全身浮肿为主要临床表现的一类病证。多因外感为风邪袭表、疮毒内侵、感受水湿；或饮食所伤、劳欲体虚致肺失通调，脾失转输，肾失开阖，三焦气化不利而成。西医学中的急慢性肾小球肾炎、心源性水肿、肾源性水肿，营养障碍、内分泌失调等疾病所出现的水肿，可参照本病证辨证施护。

（二）辨证护理

1. 阳水

（1）风水泛滥证

【症状】眼睑浮肿，继则四肢及全身皆肿，肢节酸楚，小便不利，兼见恶风发热，咳嗽或咽部红肿疼痛，苔薄白，脉浮。

【调护原则】疏风解表，宣肺利水。

【护理措施】

1）用药可选越婢加术汤。

2）慎起居，避免久居潮湿之地；注意防寒保暖；卧床休息，避免劳累。

3）低盐饮食；白茅根30g，或玉米须15g煎水代茶饮；鲜白茅根100g加水适量煎煮取汁去渣，加入赤小豆、粳米适量煮粥食用。

4）观察汗出情况及尿量变化。

（2）水湿浸渍证

【症状】全身水肿以腹部及下肢为主，按之没指，小便短少，胸闷纳呆，苔腻，脉濡。

【调护原则】健脾化湿，通阳利水。

【护理措施】

1）用药可选五皮饮合胃苓汤。

2）绝对卧床休息；病室应干燥清洁，光线充足。

3）应予无盐饮食，肿势消退后，逐步改为低盐饮食，最后恢复普通饮食；忌食辛辣、烟酒等刺激性食品，多食滑利、渗湿食物，如菠菜、空心菜、冬瓜、西瓜、雪梨、荸荠、鲜藕汁等；或薏苡仁30g，水煎成粥，加适量白糖食用。

4）病情严重者取半卧位，适当抬高下肢，以减轻浮肿。

2. 阴水

（1）脾阳虚弱证

【症状】下肢浮肿较甚，按之凹陷不易恢复，脘闷腹胀，面色萎黄，神倦肢冷，纳呆便溏，小便短少，舌质淡，苔白腻，脉沉缓。

【调护原则】温运脾阳，利水渗湿。

【护理措施】

1）用药可选实脾饮或附子理中汤

2）注意防寒保暖，适时增减衣服。

3）饮食宜清淡、易消化而富于营养，如牛奶、豆浆、面条等；或以茯苓30g、山药30g煎取药汁，加粳米60g，煮粥食用。

4）宜灸不宜针，可行温热疗法，如药熨、热敷等。

（2）肾阳虚衰证

【症状】全身水肿，腰以下为甚，腰痛酸重，尿量减少，四肢厥冷，面色灰滞，苔白，脉沉细。

【调护原则】温肾助阳，化气行水。

【护理措施】

1）用药可选济生肾气丸或真武汤。

2）病室宜向阳，室温稍高，平时多加衣被，免受风寒。生活起居要有规律。

3）严格控制水、盐摄入。宜温热食物，忌生冷瓜果，可常吃补中、益气、温阳之品，如扁豆、蚕豆、莲子、胡桃、大枣、蛋、鱼、牛羊肉等。

4）注意病情变化，如有心悸、喘促、呕恶、尿闭等症，及时告知医生。

.... **目标检测**

答案解析

选择题

1. 治疗肺阴亏耗咳嗽的主方是

    A. 桑杏汤　　　　　　B. 桑菊饮　　　　　　C. 二陈汤　　　　　　D. 沙参麦冬汤

2. 肺气虚之喘证的特征有

    A. 喘咳痰多　　　　　B. 喘促气短　　　　　C. 动则气急　　　　　D. 喘促气急

3. 以下瘀血痹阻胸痹护理注意事项正确的是

    A. 用药可选瓜蒌薤白半夏汤加味

    B. 用药可选保元汤

    C. 调节情志，避免七情过极，忌恼怒忧思，使肝气顺达

    D. 用药可选血府逐瘀汤

4. 下列除哪项外，均是肝气犯胃的胃痛的症状

    A. 胃脘闷胀　　　　　B. 舌红少苔　　　　　C. 吞酸呕吐　　　　　D. 叹息嗳气

5. 患者，男，35 岁，近日出现腹痛即泻，泻下急迫，泻如水样，粪色黄褐而臭，肛门灼热，心烦口渴，小便短赤，或有身热，舌苔黄腻，脉濡滑而数。应考虑泄泻证型为

A. 肝气乘脾证   B. 寒湿证   C. 湿热证   D. 脾胃虚弱证

6. 关于气秘便秘饮食说法正确的是

A. 饮食多食清热凉润之品，如麦冬、鲜芦根等煎水代茶饮或蜂蜜水

B. 饮食多食润肠通便之品，如柑橘、萝卜、佛手、木香、花生等

C. 饮食多食用健脾益气之品，如山药、无花果、黄芪、党参等

D. 饮食多食用养血润肠通便之品，如大枣、黑芝麻、枸杞、当归等

7. 中风中脏腑脱证的调护原则是

A. 活血祛风，通经活络   B. 清肝息风，辛凉开窍

C. 豁痰息风，辛温开窍   D. 益气回阳，救阴固脱

8. 患者眩晕耳鸣，头痛且胀，恼怒加剧，性急易怒，面红，口苦，咽干，舌红，脉弦，所属眩晕证型为

A. 肝阳上亢证   B. 气血亏虚证   C. 肾精不足证   D. 痰浊上扰证

9. 消渴的主要病变脏腑是（ ）

A. 肺肝肾   B. 肺胃肾   C. 心脾肾   D. 肝脾肾

10. 以下属于水肿水湿浸渍证调护原则的是

A. 疏风解表，宣肺利水   B. 温运脾阳，利水渗湿

C. 健脾化湿，通阳利水   D. 温肾助阳，化气行水

书网融合……

重点小结   微课   习题

第八章 中医美容护理技术

PPT

学习目标

知识目标：通过本章的学习，掌握常见损容性病证不同证型的护理措施；熟悉常见损容性病证辨证要点；了解常见损容性病证的概念和调护原则。

能力目标：具备对损容性病证的不同阶段、不同证型进行调护方案和实施辨证护理的能力。

素质目标：通过本章的学习，树立运用中医护理技术调护损容性疾病的自信，培养运用中医护理技术调护损容性病证的意识和人文关怀意识。

情境导入

情境：患者，女，16 岁。2021 年 4 月初诊，患者平素学习压力大，饮食方面嗜食肥甘厚味，于一周前背部长满红色小丘疹，并有扩散趋势，故前来就诊。患者脘腹胀满，大便秘结，脉滑数。

思考： 1. 患者是何病？

2. 针对患者当下状况，请问应如何实施护理措施？

一、脂溢性脱发 🅔微课

（一）概述

脂溢性脱发是指在皮脂溢出的基础上引起的一种脱发。其发生多由雄性激素增多，致皮脂腺分泌亢进影响毛囊的营养，使毛囊逐渐萎缩而引起脱发，部分患者与遗传因素有关。本病以皮脂溢出，头屑多，头皮瘙痒与脱发为主要特征，发病以青壮年男性为多见，女性患者较少，且症状较轻。

（二）辨证护理

1. 肝胆湿热证

【症状】头发脱落，头顶前额头发稀疏，头皮脱屑瘙痒，伴口干口渴，大便秘结，溲赤，舌红苔黄，脉滑数。

【调护原则】清热祛湿，养血祛风。

【护理措施】

（1）用药可选龙胆泻肝汤加减。

（2）养成良好的卫生习惯，保持头部清洁，但是不要过勤洗头，洗发水温不宜太高，女性扎头发不宜过紧；保持好的心情，多做运动，以消除精神疲劳。保证充足的睡眠，睡前可以用热水泡脚。

（3）多吃一些清热解毒、清肝明目的药物或者食物，如：金银花茶、茵陈茶、桑叶茶；多吃雪梨、苹果、柚子等；尽量避免吃韭菜、羊肉、牛肉等食物，花椒等辛辣、刺激性的食物都要少吃。

（4）外治法：外洗方（将鲜皂角及鲜侧柏叶各 100g，以 40% 酒精 300ml 浸泡，密闭 7 天，取药液每晚睡前涂擦头顶；或用透骨草 60g，百部 30g，蛇床子 30g，艾叶 30g，煎水外洗，每日 1 次。也可采取局部针刺和红外照射/梅花针叩刺、头部推拿加点穴疗法等。

2. 肝郁气滞证

【症状】脱发以头顶为甚头发稀疏干燥，但不会完全或片状脱落，可伴精神郁闷或情绪急躁口干，女子可见月经不调，舌红苔薄，脉弦细。

【调护原则】疏肝解郁，健脾养血。

【护理措施】

（1）用药可选加味逍遥散加减。

（2）养成良好的卫生习惯，保持头部清洁，但是不要过勤洗头，洗发水温不宜太高，女性扎头发不宜过紧；保持良好的心情和充足的睡眠，多做运动。

（3）多吃果蔬，如莲藕，金橘，茴香，香菜、山楂等。

（4）可采取局部针刺和红外照射/刮痧、头部推拿加点穴疗法等。

3. 脾虚湿热证

【症状】前头或头顶部脱发，头发呈擦油状或头皮屑较多，可伴神疲乏力，纳少，便溏，舌胖苔白，脉濡或滑。

【调护原则】健脾，祛湿，清热。

【护理措施】

（1）用药可选祛湿健发汤加减。

（2）养成良好的卫生习惯，保持头部清洁，但是不要过勤洗头，洗发水温不宜太高，女性扎头发不宜过紧；多做运动，以消除精神疲劳。保证充足的睡眠，睡前可以用热水泡脚。

（3）可经常喝小米粥，也可以用山药、赤小豆、薏米等熬粥；脾胃湿热重可以加荷叶，也可以用苦荞麦加莲子心代茶饮；或可经常用冬瓜、丝瓜熬汤喝；注意不宜吃辛辣刺激的食物。

（4）中医外治：脂洗方（苍耳子60克、苦参30克、王不留行20克、明矾10克，煎水洗头，每日1次）；也可采取局部针刺和红外照射/梅花针叩刺、头部推拿加点穴疗法等。

知识链接

斑秃

斑秃是一种自身免疫性的非瘢痕性脱发，常发生于身体有毛发的部位，局部皮肤正常，无自觉症状。

不同类型斑秃的症状也有所不同，了解斑秃的类型，能有助于及时发现病情，有针对性进行治疗。

1. 单片性斑秃 一般仅头皮出现单个的脱发区，局部头皮比较光滑，而且边界也比较清晰。

2. 多发性斑秃 头顶可见数个头发脱落区，大小不等，而且随着病情的发展，脱落区会结合在一起。

3. 匍行性斑秃 多在发际处，儿童常见，一般头发的脱落区位于大致水平位置上，会呈现条状或者带状，又称为蛇形斑秃。

4. 全秃 头发全部脱落，青少年常见。

5. 普秃 最严重的类型，不仅头发会出现脱落的情况，而且腋毛、眉毛、睫毛等都可能会脱落。

二、痤疮

（一）概述

痤疮是一种毛囊、皮脂腺的慢性炎症，主要发生在颜面及胸背等多脂区。有自限性，皮损多形。

如粉刺、丘疹、脓疱、结节。常伴有皮脂溢出，青春期后，大多痊愈或减轻。

（二）辨证护理

1. 肺经风热证

【症状】面部痤疮以红色丘疹、粉刺和脓疱为主，伴油腻和少许红色结节，口干，心烦失眠，便干溲赤，舌红苔黄，脉数。

【调护原则】宣肺清热。

【护理措施】

（1）方药可用枇杷清肺饮加减。

（2）劳逸结合，保持精神愉快，保持良好睡眠，不用手挤压损害处，不化妆或少化妆，保持面部皮肤清洁。

（3）多吃含锌和维生素 A、B_2、B_6 等丰富的食物和凉性的食物，如：牛奶、蛋类、胡萝卜、绿叶蔬菜；少吃辛辣、油腻、腥发、高糖和刺激性较强的食物。可食用枇杷叶粥等。

（4）可使用痤疮搽剂外用，每日 2 次；或者中药冷喷，隔日 1 次；或丹参注射液 2ml，足三里注射，每周 1 次；或在大椎、曲池等穴用刺络拔罐。

2. 脾胃积热证

【症状】皮疹色红，伴有宿食不消，脘腹胀满，大便秘结，舌红，苔黄腻，脉滑数或濡数。

【调护原则】清热，化湿，通腑。

【护理措施】

（1）方药可用三黄丸合茵陈蒿汤加减。

（2）劳逸结合，保持精神愉快，多户外运动，保持良好睡眠，不用手挤压损害处。

（3）多吃含锌和维生素 A、B_2、B_6 等丰富的食物，如：牛奶、蛋类、胡萝卜、绿叶蔬菜；少吃辛辣、油腻、腥发、高糖和刺激性较强的食物；还可食用薏苡仁海带双仁粥等。

（4）可行腹部推拿，顺结肠方向操作；或用中药冷喷，隔日 1 次；或丹参注射液 2ml，足三里注射，每周 1 次；或在大椎穴用刺络拔罐或内庭点刺放血。

3. 肝经郁热证

【症状】面部散在红色丘疹及白头粉刺，脾气急躁，月经量少，少寐多梦，舌淡红，苔薄白，脉右弱，左弦细。

【调护原则】疏肝清热。

【护理措施】

（1）方药可用丹栀逍遥散加减。

（2）保持心情舒畅，多户外运动，保持良好睡眠，不用手挤压损害处，不化妆或少化妆，保持面部皮肤清洁。

（3）多吃含锌和维生素 A、B_2、B_6 等丰富的食物，如：牛奶、蛋类、胡萝卜、绿叶蔬菜；少吃辛辣、油腻、腥发、高糖和刺激性较强的食物；还可食用枸杞消炎粥等。

（4）可行胁肋部和腹部推拿或者刮痧操作；或用中药冷喷，隔日 1 次；或丹参注射液 2ml，足三里注射，每周 1 次。

4. 血瘀痰凝证

【症状】以暗红结节、脓疱为主，反复发作，伴有凹凸不平的瘀痕和色素沉着，心烦多梦，便干，舌红或暗或有瘀斑，脉弦滑或细数。

【调护原则】和营，化痰，散结。

【护理措施】

（1）方药可用二陈汤加减。

（2）保持精神愉快，多户外运动，保持良好睡眠，不用手挤压损害处，不化妆或少化妆，保持面部皮肤清洁。

（3）多吃含锌和维生素 A、B_2、B_6 等丰富的食物，如：牛奶、蛋类、胡萝卜、绿叶蔬菜；少吃辛辣、油腻、腥发、高糖和刺激性较强的食物；还可食用山楂桃仁粥、海藻薏苡仁粥等。

（4）可使用绿茶水或者茶盐水调敷患处，日 1 次；痤疮搽剂外用，日 2 次；或可在大椎等穴用刺络拔罐。

三、酒糟鼻

（一）概述

是一种以鼻部发红，上起丘疹、脓疱及毛细血管扩张，形似草莓或熟透的西红柿为特征的皮肤病。由于本病皮损常呈玫瑰红色，且形类痤疮，故有玫瑰痤疮之名。多见于成年人。常见于面部油脂分泌较多的人。好发于面部中央，特别是鼻头及两侧，两颊、两眉间及颏部，常呈五点分布，即鼻尖、两眉间、两颊部、下颌部、鼻唇沟等。皮损可在春季及情绪紧张和疲劳时加重。

（二）辨证护理

1. 肺胃湿热证

【症状】 鼻部、面颊丘疹、大片红斑，轻痒，舌尖红，苔白稍腻，脉沉。

【调护原则】 清肺胃，除湿热，凉血活血。

【护理措施】

（1）方药可用凉血清肺饮或枇杷清肺饮加减。

（2）劳逸结合，保持精神愉快，规律作息，保持大便通畅，不用手挤压损害处，不化妆或少化妆，保持面部皮肤清洁。

（3）多吃凉性的食物和绿叶蔬菜；少吃辛辣、油腻、腥发、高糖和刺激性较强的食物。可食用枇杷叶粥、绿豆薏米粥等。

（4）可使用中药冷喷，隔日 1 次；或在大椎、曲池等穴用刺络拔罐。

2. 热毒蕴肤证

【症状】 鼻尖及鼻旁暗红紫，并见毛细血管扩张，皮肤肥厚，出现丘疹结节，舌紫暗，舌苔厚腻，脉弦数。

【调护原则】 活血化瘀，清热解毒。

【护理措施】

（1）方药可用黄连解毒汤合凉血四物汤加减。

（2）劳逸结合，保持精神愉快，规律作息，保持大便通畅，不用手挤压损害处，不化妆或少化妆，保持面部皮肤清洁。

（3）多吃绿叶蔬菜等高纤食物；少吃辛辣、油腻、腥发、高糖和刺激性较强的食物。

（4）可行腹部推拿，顺结肠方向操作；或用中药冷喷，隔日 1 次；或在大椎穴用刺络拔罐或内庭点刺放血。

3. 肝胆湿热证

【症状】 心烦急躁，烦热口苦，大便不畅，嗜食辛辣油腻，体态偏胖，舌红，苔黄厚，脉弦数。

【调护原则】 清利肝胆湿热。

【护理措施】

（1）方药可用通窍活血汤加减。

（2）劳逸结合，保持心情舒畅，多户外运动，保持良好睡眠，不用手挤压损害处，不化妆或少化妆，保持面部皮肤清洁。

（3）多吃绿叶蔬菜等高纤维食物；少吃辛辣、油腻、腥发、高糖和刺激性较强的食物；还可食用枸杞消炎粥、菊花茶等。

（4）可行胁肋部和腹部推拿或者刮痧操作；或用中药冷喷，隔日1次。

四、黄褐斑

（一）概述

是又名肝斑，是一种常见的发生于面部的后天性色素沉着过度性皮肤病，发生于日晒部位，并于日晒后加重。中青年女性多见。病程慢性，无明显自觉症状。病情有一定季节性，夏重冬轻。

（二）辨证护理

1. 肝郁血瘀证

【症状】眉、面颊、鼻根、上唇等部位有淡褐斑，情绪低落时斑痕明显，平素脾气急，易怒，少寐。舌淡红，略暗，苔薄白，脉微弦涩。

【调护原则】疏肝理气，活血化瘀。

【护理措施】

（1）方药可用逍遥散或柴胡疏肝散加减。

（2）保持心情愉悦，常聆听舒缓的轻音乐，多户外运动或者习练太极拳、八段锦等。

（3）应经常食用维生素C含量较多且具有行气化滞作用的食品。如金钱橘、萝卜等。

（4）可使用当归注射液在足三里等穴进行穴位注射；或用红花，柴胡，生地黄等药贴脐；点按揉或者刮痧板刮拭肝俞、太冲、血海、足三里，搓擦胁肋部等；或用珍珠粉3g、白芷3g、细辛3g、胡萝卜1根，奶粉、蜂蜜适量，将中药磨成粉，混均，胡萝卜洗净，用搅拌机打碎，将各种配料混匀，拌成糊状，敷于面部，15~20分钟后洗去。

2. 气血两虚证

【症状】面部淡褐斑，边界不清，面色黄白不华，乏力心悸，少寐多梦，月经量少色淡，纳差，舌淡，苔薄白，脉细弱。

【调护原则】益气养血，化瘀消斑。

【护理措施】

（1）方药可用归脾汤或八珍汤加减。

（2）注意避光防晒，以免加重病情。保持精神愉快，规律作息，保持大便通畅，可练习太极拳、八段锦等。

（3）应经常食用维生素C含量较多的食品。如大枣、荔枝、核桃等。

（4）可用牛奶和蜂蜜调成糊状，外涂色斑处；可经常点按揉擦足三里、三阴交、脾俞、胃俞等穴位；可用具有红外等功能美容仪器照射。

3. 脾虚湿滞证

【症状】色斑污黄不泽，面黄不华，纳差，便溏或黏，乏力，舌淡红而胖或边有齿痕，苔白腻，脉弱或濡。

【调护原则】健脾祛湿。

【护理措施】

（1）方药可用参苓白术散加减。

（2）保持良好睡眠，保持心情舒畅。

（3）应少食生冷油腻食物，可食用维生素 C 含量较多的食品。如大枣、冬瓜等。

（4）可经常点按揉擦足三里、阴陵泉、丰隆、脾俞、胃俞等穴位；或用西瓜皮、冬瓜皮等煮水当茶饮；可食用薏苡仁大米粥或者小米粥。

知识链接

雀斑

雀斑是一种发生面部皮肤上的黄褐色点状色素沉着斑，系常染色体显性遗传。多在 3～5 岁出现，女性较多。好发于面部，特别是鼻部和两颊，可累及颈、肩、手背等暴露部位，非暴露部位无皮疹。损害为浅褐或暗褐色针头大小到绿豆大斑疹，圆形、卵圆形或不规则，散在或群集分布，孤立不融合，无自觉症状，其数目随年龄增长而逐渐增加。夏季经日晒后皮疹颜色加深、数目增多，冬季则减轻或消失。

五、白癜风

（一）概述

白癜风是一种常见多发的色素性皮肤病，以局部或泛发性色素脱失，形成白斑为特征。属中医"白癜""白驳风""斑驳"的范畴。一般不痛不痒，如果白斑面积较大，在夏日暴晒后，偶尔会有烧灼感。诱发本病的因素有很多，如精神性诱发因素、遗传、外伤、化学物质接触频繁、内分泌失调、自身免疫因素、环境因素等。

（二）辨证护理

1. 肝郁气滞证

【症状】与思虑过度、精神抑郁有关，皮疹淡红，有微胀感，多数局限于某一处，女性患者可伴月经不调、痛经，舌有瘀点、苔白滑，脉弦。

【调护原则】活血疏肝解郁。

【护理措施】

（1）方药可用逍遥散或柴胡疏肝散加减。

（2）避免日光暴晒，尤其是在夏季。谨防创伤、晒灼伤、冻伤等；保持心情愉悦，常聆听舒缓的轻音乐，多户外运动或者练习太极拳、八段锦等。

（3）可经常食用具有行气化滞作用的食品。如金钱橘、萝卜等。可多吃一些富含酪氨酸、锌、铁等物质的食物，有利于黑色素的合成。少吃辛辣、刺激性食物和海鲜等，不接触含维生素 C 的食物。

（4）可使用当归注射液在足三里等穴进行穴位注射；点按揉或者刮痧板刮拭、搓擦胁肋部等；一些病情较轻、白斑面积较小的患者可用自体表皮移植术。

2. 气血瘀滞证

【症状】病程较长，发展缓慢，白斑局限或泛在，或只有少许正常皮肤，很少扩展。白斑可发生在损伤部位的。病变大多是图形，斑块，边界清楚，边缘整齐，暗褐色，压之不褪色。白斑中心多岛的褐色斑点或斑块，局部轻度刺痛，舌质暗，有瘀点或瘀斑。

【调护原则】活血化瘀。

【护理措施】

（1）可选用桃红四物汤、血府逐瘀汤等方剂。

（2）避免日光暴晒，保持精神愉快，规律作息，谨防创伤、晒灼伤、冻伤等，可练习太极拳等。

（3）可经常具有行气活血作用的食品。如金钱橘、陈皮等。

（4）可使用当归注射液在足三里等穴进行穴位注射；一些病情较轻、白斑面积较小的患者可用自体表皮移植术。

3. 肝肾不足证

【症状】皮损处于静止状态而不扩展，颜色属于纯白，常同时伴随着肢体乏力、头昏症状。舌淡，脉细。

【调护原则】滋补肝肾。

【护理措施】

（1）可选用六味地黄丸、知柏地黄丸等方剂。

（2）避免日光暴晒，尤其是在夏季。保持精神愉快，规律作息，谨防创伤、晒灼伤、冻伤等，可练习五禽戏等。

（3）可多食用黑木耳、黑豆和黑芝麻，多吃含有酪氨酸及矿物质的食物，肉、动物肝脏、蛋、奶、花生、黑芝麻、核桃等食物，促进皮肤细胞的再生和修复，改善白癜风患者的皮肤状况；少吃白糖、白面和白饭，不要接触含维生素 C 的食物，禁烟禁酒。

（4）如伴随血虚症状的可加阿胶治疗，气虚的可加黄芪。可点按揉肝俞、肾俞、太溪、涌泉等。

六、湿疹

（一）概述

湿疹是一种常见的由多种内外因素引起的表皮及真皮浅层的炎症性皮肤病，其临床表现具有对称性、渗出性、瘙痒性、多形性和复发性等特点。

（二）辨证护理

1. 湿热内蕴证

【症状】起病较快，皮损常为对称性、原发性和多形性（常有红斑、潮红、丘疹、丘疱疹、水疱、脓疱、流脓、结痂并存）。可发生于身体的任何部位，多呈对称分布，自觉瘙痒剧烈，常伴口干舌燥、小便短赤等症状。舌质红，舌苔黄腻，脉弦滑有力。

【调护原则】清热利湿止痒。

【护理措施】

（1）方药可用龙胆泻肝汤、茵陈五苓散等加减。

（2）按时作息，睡眠充足；避免日光暴晒和长期待在湿热环境，沐浴水温宜稍低，尽量穿着宽松棉质的衣物。

（3）可多食清热利湿作用的食物（如莲子心、冬瓜、绿豆、苦瓜等）和富含维生素 C 的食物（如猕猴桃、草莓、番茄等）。避免食用辛辣油腻刺激性的食物，少吃牛羊肉、海鲜、鱼、虾等容易引起过敏的食物。可以经常食用清热活血饮、薏仁赤小豆粥等茶饮和粥食。

（4）配合外用药物，如炉甘石洗剂、丹皮酚软膏等；可在大椎刺络拔罐或点按曲池、血海、膈俞、丰隆、阴陵泉等穴；可在曲池、血海、足三里、丰隆、阴陵泉等穴位行刮痧或拔罐操作。

2. 脾虚湿蕴证

【症状】多见于亚急性湿疹，皮损较急性湿疮轻，以丘疹、结痂、鳞屑为主，仅有少量水疱及轻度糜烂，自觉剧烈瘙痒，夜间尤甚，舌淡苔白腻，脉滑。

【调护原则】健脾除湿止痒。

【护理措施】

（1）可选用除湿胃苓汤等加减。

（2）按时作息，睡眠充足；避免日光暴晒和长期待在湿热环境，沐浴水温宜稍低，尽量穿着宽松棉质的衣物。

（3）注意饮食的清淡，可食用健脾祛湿粥、山药茯苓薏米等茶或粥食，不可饮酒、食辛辣和发物，否则容易引起皮损加重，瘙痒加剧。

（4）配合外用药物，如炉甘石洗剂、丹皮酚软膏等；可在点按血海、膈俞、丰隆、阴陵泉等穴；可涌泉、足三里、丰隆、三阴交、神阙、脾俞、胃俞、中脘等穴位行艾灸或拔罐操作。

3. 血虚风燥证

【症状】多见于慢性湿疹，以皮损肥厚、苔藓改变为特征，舌质淡、苔薄白、脉沉细。

【调护原则】养血润燥止痒。

【护理措施】

（1）可选用润燥止痒胶囊或当归饮子等加减。

（2）按时作息，睡眠充足，避免日光暴晒和长期待在湿热环境，洗澡不宜过勤。

（3）注意饮食的清淡，可食用养血润肤饮等茶饮或粥食，不可饮酒和食辛辣、发物等。

（4）配合外用药物，如丹皮酚软膏等；点按或艾灸阿是穴（局部患处）、止痒穴（曲池穴上2寸）、合谷、三阴交、曲池等。

> ▎**知识链接** ┈┈┈

湿疹的分类

一、婴幼儿湿疹

1. 婴儿湿疹 婴儿湿疹中医称奶癣。通常在生后第二或第三个月开始发生。好发于颜面及皮肤皱褶部，也可累及全身。一般随着年龄增加而逐渐减轻至痊愈。但也有少数病例继续发展至儿童期甚至成人期。

（1）渗出型湿疹 常见于肥胖型婴儿，初起于两颊，发生红斑、丘疹、丘疱疹，常因剧痒搔抓而显露出有渗液的鲜红糜烂面。严重者可累及整个面部甚至全身。如有继发感染可见脓疱及局部淋巴结肿大、发热。

（2）干燥型湿疹 多见于瘦弱的婴儿。好发于头皮、眉间等部位，表现为潮红、脱屑、丘疹，但无明显渗出。呈慢性时也可轻度浸润肥厚，有皲裂、抓痕或结血痂。常因阵发性剧烈瘙痒而引起婴儿哭闹和睡眠不安。

（3）脂溢性湿疹 湿疹表现为皮肤潮红，小斑丘疹上渗出淡黄色脂性液体覆盖在皮疹上，而后结成较厚的黄色痂皮，不易除去，以头顶及眉际、鼻旁、耳后多见。

（4）口周湿疹 一般见于婴幼儿，口唇周围有炎性鳞状皮肤，口唇干裂、疼痛。

2. 小儿湿疹 是一种儿童过敏性皮肤病。儿童皮肤发育尚不健全，最外层表皮的角质层很薄，毛细血管网丰富，内皮含水及氯化物比较丰富，故容易发生过敏湿疹反应。

二、不同部位湿疹

1. 乳房湿疹 多见于哺乳妇女，乳晕湿润、糜烂、结痂，时间稍久可增厚，发生皲裂，喂奶时疼痛。长期不愈。皮下有硬结者，应考虑并发湿疹样癌的可能。所以对乳房湿疹应提高警惕，及时检查。

2. 阴囊湿疹　急性者有肿胀、流水、结痂。慢性者则增厚、苔藓化，瘙痒并易复发。常与局部多汗，外阴刺激、神经内分泌障碍、慢性前列腺炎等有关。

3. 女阴湿疹　多见大小阴唇及附近皮肤红肿、糜烂及慢性增厚，甚痒。常与霉菌性阴道炎、白带增多及内分泌紊乱有关。

4. 肛门湿疹　肛门周围湿疹急性期红肿、糜烂，慢性期呈浸润、肥厚，甚至发生皲裂。奇痒且痛，特别是在便后更加明显。由于经常搔抓，皮肤可变厚或变薄，萎缩发亮。儿童肛门湿疹多与蛲虫有关，成人多与痔疮、多汗有关。

5. 手部湿疹　发生于手掌部易浸润增厚，过度角化形成皲裂。手指端湿疹常反复发生水疱、结痂、增厚、脱屑，累及甲床部可影响指甲发育，致使甲板粗糙，凹陷不平。接触水、肥皂、洗衣粉等常使湿疹加重。

6. 腿脚部湿疹　好发胫前及踝部，常由于下肢静脉曲张或外伤引起。结痂、增厚、苔藓化，也可呈糜烂、流水，易继发感染或形成溃疡，顽固难治。

7. 眼睑湿疹　起初眼睑皮肤红肿，局部见大量血疹、水疱、糜烂、结痂。当继发感染时则形成脓疱。脱痂而痊愈。范围亦可扩大至面部、额部等。

8. 耳湿疹　多发生在耳后皱襞处，表现为红斑、渗出，有皲裂及结痂，有时带脂溢性。常两侧对称。

9. 外耳湿疹　可在婴幼儿耳廓前后的皮肤、耳廓后沟或耳周皮肤上发现很小的斑点状红疹，散在或密集在一起，有时会表现为丘疹、水疱等。

三、不同类型湿疹

1. 疱疹样湿疹　在原有湿疹皮肤上出现多个脐窝状水疱和脓疱、伴全身症状。

2. 传染性湿疹样皮炎　在感染病灶的基础上，周围皮肤发生糜烂。水疱、脓疱等急性湿疹样病变

3. 淤积性皮炎　在小腿下1/3出现轻度水肿，休息后可消退。渐起红斑或褐红色斑片，有时可呈紫癜样斑片，呈圆形，约五分币大小，其上轻度糜烂和结痂等。

4. 皲裂性湿疹　主要发生于掌跖部位，以手掌最为常见，皮损常为局限性，主要表现为浸润、肥厚、干燥、粗糙，冬季常发生皲裂。

5. 钱币状湿疹　皮损呈散在的约五分硬币大小的圆形红色斑片，其上可发生丘疹、水疱、轻度糜烂、渗出、结痂等急性或亚急性表现。

6. 自体敏感性湿疹　由于患者对自身所患湿疹经刺激后产生的某种物质发生过敏所引起的全身性炎症反应。常见于下肢或阴股部等处的湿疹。

目标检测

选择题

答案解析

1. 中医认为脂溢性脱发与哪个脏腑功能失调关系密切
　A. 心　　　　　　　B. 肝　　　　　　　C. 脾　　　　　　　D. 肺

2. 痤疮患者进行面部清洁时，最适宜使用哪种类型的水

    A. 热水　　　　　　　B. 冷水　　　　　　　C. 温水　　　　　　　D. 盐水

3. 痤疮患者在中医护理中，饮食调养的重点是

    A. 多食辛辣油腻食物　　　　　　　B. 多食高糖甜食

    C. 多食清淡易消化食物　　　　　　D. 多食海鲜发物

4. 下列哪味中药是治疗酒糟鼻的常用药物

    A. 金银花　　　　　　B. 附子　　　　　　　C. 黄芪　　　　　　　D. 当归

5. 下列哪项是痤疮中医护理的核心原则

    A. 清热解毒　　　　　B. 健脾利湿　　　　　C. 滋补肝肾　　　　　D. 调理气血

6. 脂溢性脱发患者应避免使用哪种性质的洗发水

    A. 中性　　　　　　　B. 弱酸性　　　　　　C. 弱碱性　　　　　　D. 无硅油

书网融合……

重点小结　　　　　　　微课　　　　　　　习题

第九章 中医康复护理技术

PPT

学习目标

知识目标：通过本章的学习，掌握常见疾病的康复治疗措施；熟悉常见疾病的病因病机；了解常见疾病的病证分型。

能力目标：具备运用所学知识对中医常见疾病进行护理指导的能力。

素质目标：通过本章的学习，树立正确的中医辨证思维。

情境导入

情境：患者，男，43岁，患有颈椎病三年，三天前颈项处疼痛伴有头晕。自行前往省中医院针灸科，行针灸推拿治疗，治疗后自觉症状减轻，活动与常人无异。

思考：1. 中医在治疗颈椎病方面有怎样的优势？

2. 平时生活中有哪些常见的中医治疗方式？

一、痹证

（一）概述

痹证是由于风、寒、湿、热等邪气闭阻经络，导致筋骨、关节、肌肉等处发生疼痛，重着、酸楚、麻木，或关节屈伸不利、僵硬、肿大、变形等的疾病

（二）辨证护理

1. 行痹

【症状】肢体关节酸痛，游走不定，关节屈伸不利，或见恶风发热，舌苔薄白，脉浮。

【调护原则】祛风通络，散寒除湿。

【护理措施】

（1）选方可用防风汤，若腰背酸痛为主者，加杜仲、桑寄生、淫羊藿、巴戟天、续断等补肾壮骨；若见关节肿大，苔薄黄，有化热之象者，宜寒温并用，芍药桂枝知母汤加减。

（2）患者表现为恶寒喜暖，得热则舒，应住在温暖、向阳、避风的房间。病室要清洁整齐，安静舒适。

（3）注意保暖，不宜在寒冷季节或阴雨天气到室外活动，预防因复感风寒而加重病情。可于疼痛剧烈的部位加用护套，鼓励患者多晒太阳。

2. 痛痹

【症状】肢体关节疼痛较剧，痛有定处，得热痛减，遇寒痛增，关节不可屈伸，局部皮色不红，触之不热，舌苔薄白，脉弦紧。

【调护原则】散寒通络，祛风除湿。

【护理措施】

（1）选方可用乌头汤，若寒湿甚者，制川乌可改成生川乌或生草乌；关节发凉，疼痛剧烈，遇

冷更甚，可加附子、细辛、桂枝、干姜、全当归温经散寒，通脉止痛。

（2）患者明显畏寒，受寒则冬痛更甚，所以室温应较一般为高。并应注意局面部保暖，多加衣被。

（3）长期卧床的患者，应注意定时更换体位，将患病关节保持功能位置，在疼痛缓解后，协助患者进行功能锻炼，以免肌肉萎缩或关节畸形，并应注意皮肤护理，预防发生压疮。

3. 着痹

【症状】肢体关节重着，酸痛，或有肿胀，痛有定处，手足沉重，活动不便，肌肤麻木不仁，舌苔白腻，脉濡缓。

【调护原则】除湿通络，祛风散寒。

【护理措施】

（1）选方可用薏苡仁汤，若关节肿胀甚者，加萆薢、木通以利水通络，若肌肤麻木不仁，加海桐皮、稀莶草以祛风通络；若小便不利，浮肿，加茯苓、泽泻、车前子利水祛湿。

（2）病因以湿为主，故病室宜温暖干燥。阴潮湿气候要提高室温以驱散潮气。

（3）患者一般疼痛不重，以酸麻胀木为主，关节可有肿胀。但因身体沉重，懒言懒动，活动过少，导致气血失畅，易致关节肌肉萎缩，故应鼓励患者适当活动。

4. 风湿热痹

【症状】关节疼痛，局部灼热红肿，得冷稍舒，痛不可触，可病及一个或多个关节，多兼有发热、恶风、口渴、烦闷不安等全身症状，舌苔黄燥，脉滑数。

【护理原则】清热通络，祛风除湿。

【护理措施】

（1）选方可用白虎加桂枝汤合宣痹汤。

（2）病室宜凉爽通风，光线柔和。关节虽然红肿热痛，但不可直接吹风。

（3）关节肿胀明显、疼痛剧烈、兼有发热时，应使其卧床休息，将患肢垫起。痛不可触者，可将患处暴露，减少接触，协助患者选择舒适卧位，帮助患者减轻疼痛，如行动不便的患者，可放置脚踏、木拐等。待疼痛缓解后，逐渐增加活动锻炼。

二、痉证 [e]微课

（一）概述

痉证是以项背强直，四肢抽搐，甚至口噤、角弓反张为主要临床表现的病证。古代亦称之为"痉"。

（二）辨证护理

1. 邪壅经络证

【症状】头痛，项背强直，恶寒发热，无汗或汗出，肢体酸重，甚至口噤不能语，四肢抽搐。舌苔薄白或白腻，脉浮紧。

【调护原则】祛风散寒，燥湿和营。

【护理措施】

（1）选方可用羌活胜湿汤。

（2）病室宜向阳、温暖、安静、湿度偏低、避免一切噪音，尤其是突然发生的强噪音，注意预防外感，避免对流风，勿使患者复感风、寒、湿邪而加重病情。

（3）注意观察发痉的程度、缓急和频率，可以为痉的性质，病情的轻重，疾病的进退和预后提供重要的依据。如起病较缓，痉作次数少，程度轻，多表示病情轻，预后良好。若起病急，并伴有颈项强直，甚至角弓反张，发作频繁，说明病情严重。

2. 阳明热盛证

【症状】壮热汗出，项背强急，手足挛急，甚则角弓反张，腹满便结，口渴喜冷饮。舌质红，苔黄燥，脉弦数。

【调护原则】清泄胃热，增液止痉。

【护理措施】

（1）选方可用白虎汤合增液承气汤。

（2）患者宜设在阴面，室内应凉润，使患者感到清爽，心静。

（3）若病情较重者应住单间，以利于患者休息和治疗。室内光线需暗，避免强光刺激，必要时装饰双层窗帘，用纱罩遮挡灯光，从而减少发痉次数。

3. 阴血亏虚证

【症状】项背强急，四肢麻木，筋惕，头目昏眩，自汗，神疲气短，或低热。舌质淡或舌红无苔，脉细数。

【调护原则】滋阴养血，息风止痉。

【护理措施】

（1）选方可用四物汤合大定风珠。

（2）病室应温暖舒适，光线柔和，空气新鲜，保证患者充分休息。

（3）根据脾胃功能可给甘润多汁的水果和清补食品，如雪梨、柑橘、百合、甲鱼、鳗鱼、淡菜、海参等，以补益精血，濡养筋脉。

三、痿证

（一）概述

痿证是以肢体筋脉弛缓、软弱无力，不能随意运动，甚至日久不用，引起肌肉萎缩或瘫痪的一种病证。临床上以下肢痿弱较为常见，亦称之为"痿躄"。

（二）辨证护理

1. 肺热津伤证

【症状】病起发热之时，或热退后突然肢体软弱无力，皮肤枯燥，心烦口渴，咽干咳呛少痰，小便短少，大便秘结，舌红苔黄，脉细数。

【调护原则】清热润燥，养阴生津。

【护理措施】

（1）选方可用清燥救肺汤。

（2）患者多急性发病，病情迅速发展，甚至呼吸肌麻痹，危及生命，故应安排住单人房间，以便于抢救，待病情稳定后再移至普通病房。

（3）饮食以清淡易消化为原则，急性期或发热患者予以流食或半流食，热退后改为软食，多给予滋养肺胃阴津作用的食品，如雪梨、鲜藕、西瓜、番茄等，忌食辛辣及肥甘厚味。

2. 肝肾亏损证

【症状】起病缓慢，四肢痿弱无力，腰脊酸软，不能久立，或伴眩晕、耳鸣、遗精早泄，或月经不调，甚至腿胫大肉渐脱，舌红少苔，脉沉细数。

【调护原则】补益肝肾，滋阴清热。

【护理措施】

（1）选方可用虎潜丸。

（2）患者多属阴虚，阴虚则内热，喜住阴凉湿润，通风良好的病室。

（3）饮食以补益为主，如猪牛羊脊髓、蹄盘、芝麻、银耳、淡菜、甲鱼、牛奶、鸡蛋等。辛辣炙煿之品可以助热，当慎用。

3. 湿热浸淫证

【症状】四肢痿软，肢体困重，或微肿麻木，尤多见于下肢，或足胫热蒸，或发热，胸脘痞闷，小便赤涩；舌红苔黄腻，脉细数而濡。

【调护原则】清热利湿，通利筋脉。

【护理措施】

（1）选方可用加味二妙丸。

（2）病室宜阴凉干燥，病床不宜过高，以便于患者上下活动。

（3）饮食宜清淡，多食有清热利湿作用的食品，如冬瓜、鲤鱼、荠菜、赤小豆、薏苡仁等。

4. 脾胃虚弱证

【症状】肢体痿软无力日重，食少纳呆，腹胀便溏，面浮不华，神疲乏力，舌淡，舌体胖大，苔薄白，脉沉细或沉弱。

【调护原则】补脾益气，健脾升清。

【护理措施】

（1）选方可用参苓白术散合补中益气汤。

（2）患者多喜暖畏寒，病室宜温暖向阳，湿度适宜。

（3）患者脾胃虚弱，饮食宜细软、易消化，营养丰富，多食用鸡蛋、瘦猪肉、牛奶、羊肉、狗肉、红枣、桂圆等有补中健胃作用的食品。肥甘及生冷瓜果易引起腹泻，当慎用。姜、椒性温热，可用以调味，有助于温运脾阳。

四、腰痛

（一）概述

腰痛又成"腰脊痛"，是指腰部因外感、内伤或挫闪等，导致腰部气血运行不畅或失于濡养，引起以腰部一侧或两侧疼痛为主要表现的病证。

（二）辨证护理

1. 寒湿腰痛

【症状】腰部冷痛重着，转侧不利，逐渐加重，每遇阴雨天或腰部感寒后加剧，痛处喜温，得热则减，苔白腻而润，脉沉紧或沉迟。

【调护原则】散寒祛湿，温经通络。

【护理措施】

（1）选方可用甘姜苓术汤。

（2）患者病室需防湿防寒，向阳温暖、干燥且避风，多晒太阳，温差变化大时要适当增减衣被，活动后若出汗较多及时更换湿冷衣服。

（3）饮食宜食用温性食品，如排骨、鸡肉、蛋类等，亦可配利湿之品，如扁豆、薏苡仁等。

2. 湿热腰痛

【症状】腰髋牵掣拘急，痛处伴有热感，每于夏季或腰部着热后痛剧，遇冷痛减，口渴不欲饮，尿色黄赤，或午后身热，微汗出，舌红苔黄腻，脉濡数或弦数。

【调护原则】清热利湿，舒筋通络。

【护理措施】

（1）选方可用四妙丸。

（2）患者病室宜清爽、通风，避免高温、潮湿的环境，尤其是夏末秋初，湿热较重，尽量不在户外做较剧烈的活动和锻炼，忌腰部热敷。

（3）饮食宜食用清热祛湿之品，如白菜、芹菜、马齿苋、丝瓜、茄子等，可食用冬瓜薏仁汤。

3. 瘀血腰痛

【症状】痛处固定，或胀痛不适，或痛如锥刺，日轻夜重，或持续不解，活动不利，甚则不能转侧，痛处拒按，面晦唇暗，舌质青或有瘀斑，脉多弦涩或细数。病程迁延，常有外伤、劳损史。

【调护原则】活血化瘀，理气通络。

【护理措施】

（1）选方可用身痛逐瘀汤。

（2）患者病室宜清静，舒适，避免腰部负重，防闪挫等，忌久坐或久卧。

（3）饮食宜食用活血食物，如红糖、山楂、韭菜、黑木耳等，可食用三七丹参粥等。

4. 肾虚腰痛

【症状】腰痛以酸软为主，喜按喜揉，腿膝无力，遇劳则甚，卧则减轻，常反复发作。偏阳虚者，则少腹拘急，面色㿠白，手足不温，少气乏力，舌淡脉沉细；偏阴虚者，则心烦失眠，口燥咽干，面色潮红，手足心热，舌红少苔，脉弦细数。

【调护原则】补肾助阳，强壮筋骨。

【护理措施】

（1）选方上肾阴虚者可用左归丸，肾阳虚者可用右归丸。

（2）患者病室宜阳光充足，温暖避风，房事有节，注意劳逸结合，适当锻炼，可选择散步、打太极拳等健身运动。

（3）患者肾阴虚多食滋阴之物，如黑豆、甲鱼等，可食用甲鱼汤、猪骨虫草汤；肾阳虚多食温阳补肾之品，如羊肉、大枣、花生等，可食用羊肉炖山药。

五、颤证

（一）概述

颤证是指以头部或肢体摇动颤抖，不能自制为主要临床表现的一种病证。轻者表现为头摇动或手足微颤，重者可见头部振摇，肢体颤动不止，甚则肢节拘急，失去生活自理能力。本病又称"振掉""颤振""震颤"。

（二）辨证护理

1. 风阳内动证

【症状】肢体颤动，程度较重，不能自制，眩晕耳鸣，面赤烦躁，易激动，心情紧张时颤动加重，伴有肢体麻木，口苦而干，语言迟缓不清，流涎，尿赤，大便干。舌质红，苔黄，脉弦。

【调护原则】镇肝息风，舒筋止颤。

【护理措施】

（1）选方可用天麻钩藤饮合镇肝熄风汤。

（2）密切观察患者震颤开展的程度、节律、幅度及伴随症状。

（3）饮食以清淡易消化，少量多餐为宜，可食竹笋、萝卜、天麻炖鸡、杏仁、大枣等。

2. 痰热风动证

【症状】头摇不止，肢麻震颤，重则手不能持物，头晕目眩，胸脘痞闷，口苦口黏，甚则口吐痰涎。舌体胖大，有齿痕，舌质红，舌苔黄腻，脉弦滑数。

【调护原则】清热化痰、平肝息风。

【护理措施】

（1）选方可用导痰汤合羚角钩藤汤。

（2）密切注意患者肺部痰量，必要时予以吸痰处理。

（3）饮食宜清淡、易消化，多食蚕豆、冬瓜、木耳、金桔、苦菜。喉中痰鸣者可食雪梨、芹菜、玉米、红小豆；胸胁胀闷者可用菊花、决明子泡茶饮用，忌辛辣油腻食物。

3. 阳气虚衰证

【症状】头摇肢颤，筋脉拘挛，畏寒肢冷，四肢麻木，心悸懒言，动则气短，自汗，小便清长或自遗，大便溏。舌质淡，舌苔薄白，脉沉迟无力。

【调护原则】补肾助阳，温煦筋脉。

【护理措施】

（1）选方可用地黄饮子。

（2）对卧床不起的患者，注意帮助患者翻身，经常进行肢体按摩，以防发生压疮。

（3）饮食做到膳食平衡，补充各种必要的营养要素，进食时注意食物宜软烂，吃饭要细嚼慢咽，不要说话或谈笑，多吃蛋黄、红枣、黑芝麻、胡桃仁、山药等滋补之品，忌肥甘、炙煿、辛辣、刺激性食物。

知识链接

电针灸

电针灸就是通过针灸演变而来的一种中医疗法，是用电来进行操作，将针刺入人体的穴位后，通过调节微量的电来进行刺激穴位，从而起到治疗疾病的效果。通过刺激穴位，可以通经络，使气血运行正常，使机体从阴阳失衡的状态向平衡状态转化，起到扶正祛邪的功效。在进行电针灸治疗的时候，要时刻注意电流的大小，避免患者受伤。电针灸有着缓解疼痛的作用，电针疗法一般指在刺入人体穴位的毫针上，用电针机通以微量低频脉冲电流的一种治疗方式。患者在中医的指导下进行电针疗法，一般能促进血液循环，起到消炎止痛的作用。此外电针疗法利用针和电的两种刺激，通常能加快人体的新陈代谢，进而促进气血运行。

目标检测

答案解析

选择题

1. 治疗行痹，应首选

　A. 防风汤　　　　B. 宣痹汤　　　　C. 薏苡仁汤　　　　D. 乌头汤

2. 中医康复护理注重的是

　A. 全面治疗疾病　　B. 局部治疗疾病　　C. 辅助治疗疾病　　D. 对症治疗疾病

3. 治疗颤证痰热风动证，应首选的方剂是

    A. 大定风珠   B. 天麻钩藤饮合镇肝熄风汤

    C. 导痰汤合羚角钩藤汤   D. 地黄饮子

4. 下列哪种情况适合进行中医康复护理

    A. 急性阑尾炎   B. 高热不退   C. 骨折   D. 痹证

5. 治疗湿热腰痛的首选方剂是

    A. 四妙丸   B. 二妙丸   C. 乌头汤   D. 独活寄生汤

书网融合……

| 重点小结 | 微课 | 习题 |

第十章 中医妇科护理技术

PPT

学习目标

知识目标：通过本章的学习，掌握常见妇科疾病的康复治疗措施；熟悉常见妇科疾病的病因病机；了解常见妇科疾病的病证分型。

能力目标：具备运用所学知识对中医常见妇科疾病进行护理指导的能力。

素质目标：通过本章的学习，树立正确的中医辨证思维。

情境导入

情境：患者，女，20岁，停经40天，自测尿试验阳性，完善相关检查，诊断：宫内早孕。要求终止妊娠。平素月经规律。择期行人工流产术。

思考：1. 早期妊娠的诊断包括哪些内容？

2. 人工流产有哪些并发症？

一、月经不调 📱微课

（一）概述

月经不调是妇科常见病。凡是月经的周期经期、经量、经色、经质等方面发生异常现象者，称为"月经不调"。《妇科玉尺》云："经贵乎如期，若来时或前或后，或多或少，或月二三至，或数月一至，皆为不调。"其范围包括月经先期、月经后期、月经先后无定期、月经过多、月经过少等证。本节介绍月经先期、月经后期及月经先后无定期。

（二）辨证护理

1. 月经先期　月经先期又称为"经期超前"，其主要症状是月经周期提前7天以上，即月经周期不足21天，连续2个周期以上者，称为月经先期。

（1）气不摄血证

【症状】经期提前，量多，色淡质稀，神疲肢倦，气短懒言，纳少，便溏，舌淡红，苔薄白，脉缓弱。

【调护原则】补脾益气，摄血调经。

【护理措施】

1）选方可用补中益气汤。

2）针灸治疗可选取气海、足三里、地机、脾俞等穴位，进针手法用补法，脾俞可灸。

3）要做好经期的护理，减少游泳、盆浴、情绪的波动等，以免造成症状加重。

（2）阴虚血热证

【症状】经期提前，量少，色红质稠，颧赤唇红，五心烦热，舌红，苔少，脉细数。

【调护原则】养阴清热，凉血调经。

【护理措施】

1）选方可用两地汤。

2）针灸治疗可选取三阴交、血海、地机、然谷、太溪等穴，进针手法用补法。

3）饮食可用鲜生地、枸杞子各30克，粳米100克，白糖适量。煮粥食用。

（3）阳盛血热证

【症状】经期提前，量多，色紫红，质稠或夹血块，心胸烦闷，渴喜冷饮，大便燥结，小便短赤，面色红赤，舌红苔黄，脉滑数。

【调护原则】清热降火，凉血调经。

【护理措施】

1）选方可用清经散加减。

2）可选取三阴交、血海、地机、曲池等穴位。进针手法用泻法。

3）饮食上可用芹菜连根120克，粳米100克。煮粥食用。

（4）肝郁化热证

【症状】经期提前，经色紫红，质稠有块，伴有经前乳房及少腹胀痛，烦躁易怒，口苦咽干，舌红，苔黄，脉弦数。

【调护原则】清肝解郁，凉血调经。

【护理措施】

1）选方可用丹栀逍遥散。

2）针灸治疗可选取三阴交、血海、地机、行间、太冲等穴位，进针手法用泻法。

3）饮食上可用泽兰、绿茶各10克。代茶饮。

2. 月经后期　月经周期延后7天以上，甚至3～5个月一行者，称为"月经后期"。一般认为需连续出现两个周期以上月经延后。青春期月经初潮后1年内，或围绝经期，周期时有延后，而无其他证候者，不作病论。

（1）肾精亏虚证

【症状】经期延后，量少，色淡质稀，带下量多，质清稀，头晕耳鸣，腰膝酸软，面色晦暗，舌淡，苔薄白，脉沉细。

【调护原则】补肾益气，养血调经。

【护理措施】

1）选方可用大补元煎。

2）针灸治疗可选取肾俞、膈俞、三阴交、关元、太溪等穴位，进针手法用补法，可加灸。

3）严密观察患者的面色、脉象、舌脉、汗出、二便、月经周期等，必要时嘱患者保留经垫，估计出血量或观察经血的颜色。

（2）阳虚寒凝证

【症状】经期延后，量少，色淡质稀，小腹隐痛，喜温喜按，腰酸无力，小便清长，大便稀溏，舌淡，苔白，脉沉迟无力。

【调护原则】温肾扶阳，养血调经。

【护理措施】

1）选方可用大营煎。

2）针灸治疗可选取关元、命门、膈俞、血海、三阴交等穴，进针手法用补法，关元、命门加灸。

3）保持外阴清洁，指导阴道分泌物多的患者每日清洁会阴，对不能自理者，每日应予会阴消毒1～2次，勤换内裤及经垫，内裤在阳光下暴晒6小时以上或及时烘干。

（3）肝郁气滞证

【症状】经期延后，量少，色暗红或有血块，小腹胀痛，胸闷不舒，舌暗红，苔薄白或薄黄，脉弦。

【调护原则】理气行滞，活血调经。

【护理措施】

1）选方可用乌药汤。

2）针灸治疗可选取中脘、支沟、行间、三阴交等穴，进针手法用平补平泻法。

3）多与患者交流，以了解其生活起居、饮食、睡眠情志等情况；及时与患者的家属共同做好患者的情志护理。

（4）痰湿阻滞

【症状】经期延后，经量或多或少，色淡，质稠，或平时带多质稠，形体肥胖，头晕心悸，脘闷呕恶，舌淡胖，苔白腻，脉滑。

【调护原则】燥湿化痰，活血调经。

【护理措施】

1）选方可用苍附导痰丸。

2）针灸治疗可选取中脘、内关、足三里、三阴交、丰隆等穴，进针手法用平补平泻法。

3）加强饮食调护，但饮食不宜过量，脾胃虚弱者宜少食多餐，忌油腻之品。

3. 月经先后不定期　月经先后不定期是指月经周期或提前或延后 7 天以上，连续 3 个周期以上者，本病以月经周期紊乱为特征。

（1）肝气郁滞证

【症状】经期不定，量或多或少，色红有块，胸胁、乳房、少腹胀痛，脘闷纳呆，善太息，苔薄白，脉弦。

【调护原则】疏肝解郁，和血调经。

【护理措施】

1）选方可用逍遥散。

2）针灸治疗可选取中脘、支沟、太冲、三阴交等穴，进针手法用平补平泻法。

3）避免强烈的精神刺激，保持心情的舒畅，以利气血畅达和肝之疏泄。

（2）肾气不足证

【症状】经期不定，量少，色淡，质稀，腰膝酸软，头晕耳鸣、舌淡，苔白、脉细弱。

【调护原则】补益肾气，调固冲任。

【护理措施】

1）选方可用固阴煎。

2）针灸治疗可选取气海、中极、肾俞、太溪、关元、三阴交等穴，进针手法用补法。偏肾阳虚，加关元、命门；偏肾阴虚，加三阴交、然谷。

3）避免劳累，节制房事，以利肾之封藏施泄。

4. 月经过少　月经过少又称"经水涩少"，其主症为月经周期正常，月经量明显减少，或行经时间不足 2 天，甚或点滴即净者。一般认为月经量少于 20ml 为月经过少。

（1）肾虚证

【症状】经量少色淡，腰酸膝软，头晕耳鸣，足跟痛，夜尿多。舌淡，脉沉弱。

【调护原则】补肾益精，养血调经。

【护理措施】

1）选方可用归肾丸。

2）生活要有规律。避免熬夜和过度劳累。

3）饮食上多吃乌骨鸡、羊肉、鱼子、青虾、对虾、猪羊肾脏、淡菜、黑豆、海参、胡桃仁等滋补性的食物。

（2）血瘀证

【症状】经少色紫，有血块，小腹胀痛拒按，血块排出后痛减。舌紫暗，或有瘀斑瘀点，脉涩。

【调护原则】活血、化瘀、调经。

【护理措施】

1）选方可用桃红四物汤。

2）如果因为平时情绪波动过大容易抑郁、紧张、焦虑等导致气机阻滞而出现血瘀，建议调整好心态，保持舒畅的心情，必要时可结合疏肝解郁的中成药，如逍遥丸等予以调理。

3）调整好饮食结构，多吃红枣、阿胶、红糖、姜茶、鸡汤等暖宫的食物。

（3）血虚证

【症状】月经量少或点滴即净，色淡，质稀；或伴有小腹隐痛，头晕眼花，心悸怔忡，面色萎黄、下腹空坠。舌淡红，脉细。

【调护原则】养血、益气、调经。

【护理措施】

1）选方可用滋血汤。

2）建议养成良好的生活习惯，保证充足的睡眠，避免熬夜，适当进行柔和的运动。

3）饮食上多吃富含优质蛋白的食物，比如鱼肉和虾肉，可以多喝用红枣熬制的汤饮，避免吃辛辣、油腻、寒凉的食物。

（4）痰湿证

【症状】月经量少，色淡红，质黏腻如痰，形体肥胖，胸闷呕恶，带多黏腻。舌淡，苔白腻，脉滑。

【调护原则】化痰燥湿调经。

【护理措施】

1）选方可用苍附导痰丸。

2）调整生活习惯，早睡早起，避免熬夜，以及避免抽烟酗酒，减轻体重。

3）饮食上应该避免食用过多油腻、辛辣、刺激性食物，以及寒凉食物，以免加重病情。多吃清淡、易消化、温性食物，如红枣、山药、桂圆、山楂等，有助于祛湿化痰，调节月经。

5. 月经过多 月经过多是指月经量较正常明显增多，而周期基本正常者。一般认为月经量以20～60ml为宜，超过80ml为月经过多。

（1）气虚证

【症状】行经量多，色淡红，质清稀，神疲体倦，气短懒言，小腹空坠，面色㿠白，舌淡，苔薄，脉缓弱。

【调护原则】补气、摄血、固冲。

【护理措施】

1）选方可用举元煎。

2）针灸治疗可选取脾俞、百会、足三里等穴，进针手法用补法。

3）保持外阴清洁，忌盆浴，勤换内裤，使用消毒的卫生巾、卫生纸；出血多时应卧床休息，避免劳累。

（2）血热证

【症状】经行量多，色鲜红或深红，质黏稠，口渴饮冷，心烦多梦，尿黄便结，舌红，苔黄，脉滑数。

【调护原则】清热凉血，固冲止血。

【护理措施】

1）选方可用保阴煎。

2）针灸治疗可选取脾俞、足三里、血海等穴，进针手法用泻法。

3）饮食宜清淡而富有营养，多食鱼、瘦肉、鸡、蛋类等血肉有情之品和新鲜水果蔬菜，多饮水，忌辛辣、煎炸、酒类等生火动血之品。

（3）血瘀证

【症状】经行量多，色紫暗，质稠有血块，经行腹痛，或平时小腹胀痛，舌紫暗或有瘀点，脉涩有力。

【调护原则】活血化瘀，固冲止血。

【护理措施】

1）选方可用桃红四物汤。

2）针灸治疗可选取脾俞、百会、足三里、子宫等穴，进针手法用泻法。

3）加强情志护理，消除忧郁、焦虑、恐惧心理，怡情悦志，配合治疗。

二、痛经

（一）概述

凡在经期或经行前后，出现周期性小腹疼痛，或痛引腰骶，甚至剧痛晕厥者，称为"痛经"，亦称"经行腹痛"。

（二）辨证护理

1. 肾气亏损证

【症状】经期或经后小腹隐隐作痛，喜按，月经量少，色淡质稀，头晕耳鸣，腰酸腿软，小便清长，面色晦暗，舌淡，苔薄，脉沉细。

【调护原则】补肾填精，养血止痛。

【护理措施】

1）选方可用调肝汤或益肾调经汤。

2）针刺选取中极、三阴交、地机、十七椎、次髎、肾俞、太溪等穴，进针手法用补法。

3）饮食中适当吃些温热性食物，如羊肉、大枣、桂圆等，可以在一定程度上辅助缓解痛经症状，也可以适当喝些红糖水，可以缓解痛经时的紧张情绪，日常生活中可适当运动促进气血运行，缓解痛经症状，如慢跑、瑜伽等。

2. 气血虚弱证

【症状】经期或经后小腹隐痛喜按，月经量少，色淡质稀，神疲乏力，头晕心悸，失眠多梦，面色苍白，舌淡，苔薄，脉细弱。

【调护原则】补气养血，和中止痛。

【护理措施】

1）选方可用圣愈汤。

2）针刺选取中极、三阴交、地机、十七椎、次髎、气海、血海等穴，进针手法用补法。

3）饮食上宜吃补气、补血、补肝肾的食物，如鸡、鸭、鱼、鸡蛋、牛奶、动物肝肾、豆类等。在月经期间注意休息，减少疲劳，加强营养，避免吸烟和饮酒，保持心情舒畅。

3. 气滞血瘀证

【症状】经前或经期小腹胀痛拒按，胸胁、乳房胀痛，经行不畅，经色紫暗有块，块下痛减，舌紫暗，或有瘀点，脉弦或弦涩有力。

【调护原则】行气活血，祛瘀止痛。

【护理措施】

1）选方可用膈下逐瘀汤。

2）针刺选取中极、三阴交、地机、十七椎、次髎、太冲、血海等穴，进针手法用泻法。

3）饮食上注意忌吃生冷食物，多喝温水，少生气，保持心情舒畅，可以使用热毛巾或者暖水袋进行腹部热敷，能够促进局部的血液循环，加快经血排出，缓解痛经现象。

4. 寒凝血瘀证

【症状】经前或经期小腹冷痛拒按，得热则痛减，经血量少，色暗有块，畏寒肢冷，面色青白，舌暗，苔白，脉沉紧。

【调护原则】温经散寒，祛瘀止痛。

【护理措施】

1）选方可用温经汤。

2）针刺选取中极、三阴交、地机、十七椎、次髎、关元、归来等穴，进针手法用泻法。

3）患者应注意加强保暖，少吃生冷寒凉类的食物，多喝热水、生姜红糖水，多吃小米粥、牛肉、南瓜、猪肝、龙眼等温热类食物，保证室内环境温度适宜，适当热敷小腹部，缓解痛经症状。

三、崩漏

（一）概述

妇女不在行经期间阴道突然大量出血，或淋漓下血不断者，称为"崩漏"，前者称为"崩中"，后者称为"漏下"。若经期延长达 2 周以上者，应属崩漏范畴，称为"经崩"或"经漏"。

（二）辨证护理

1. 肾虚证

（1）肾阴虚证

【症状】经血非时而下，出血量少或多，淋漓不断，血色鲜红，质稠，头晕耳鸣，腰酸膝软，手足心热，颧赤唇红，舌红，苔少，脉细数。

【调护原则】滋肾益阴，固冲止血。

【护理措施】

1）选方可用左归丸合二至丸。

2）针刺选取关元、三阴交、隐白、肾俞、太溪等穴，进针手法用补法。

3）饮食上食用一些有益于肾气的食物，如黑豆、黑芝麻、核桃、鳝鱼等。同时，避免食用辛辣刺激、油腻的食物，以及过量的咖啡因和酒精。

4）保持规律的作息时间，保证充足的休息和睡眠，避免熬夜和过度劳累。

（2）肾阳虚证

【症状】经血非时而下，出血量多，淋漓不尽，色淡质稀，腰痛如折，畏寒肢冷，小便清长，大便溏薄，面色晦暗，舌淡暗，苔薄白，脉沉弱。

【调护原则】温肾助阳，固冲止血。

【护理措施】

1）选方可用右归丸加党参、黄芪。

2）针刺选取关元、三阴交、隐白、肾俞、命门等穴，进针手法用补法。

3）患者在出现崩漏的时候要注意绝对的卧床休息，不要走动，走动会增加出血量，另外患者还要注意保持外阴的干燥和卫生，卫生棉和内裤要勤换，避免造成感染。

4）饮食上可以选择具有温热性质的食物，如海参、牛肉、羊肉、韭菜、生姜等，以及富含高蛋白质和维生素的食物，如豆类、鸡蛋、猪肝等。

2. 脾虚证

【症状】经血非时而下，量多如崩，或淋漓不断，色淡质稀，神疲体倦，气短懒言，不思饮食，四肢不温，或面浮肢肿，面色淡黄，舌淡胖，苔薄白，脉缓弱。

【调护原则】健脾益气，固冲止血。

【护理措施】

1）选方可用固本止崩汤。

2）针刺选取关元、三阴交、隐白、脾俞、足三里等穴，进针手法用补法。

3）饮食上可以多吃一些具有补脾益气、醒脾开胃的食品，例如粳米、锅巴、薏米、山药、扁豆、鸡肉、兔肉、红枣、胡萝卜、马铃薯、香菇等。脾气虚而崩漏的患者，不吃损伤脾气的食品，比如苦瓜、茄子、芹菜、香蕉、西瓜、绿豆、油麦菜等。

3. 血热证

【症状】经血非时而下，量多如崩，或淋漓不断，血色深红，质稠，心烦少寐，渴喜冷饮，头晕面赤，舌红，苔黄，脉滑数。

【调护原则】清热凉血，固冲止血。

【护理措施】

1）选方可用清热固经汤。

2）针刺选取关元、三阴交、隐白、血海、行间、曲池等穴，进针手法用泻法。

3）加强情志护理，安慰患者，解释病情，清除恐惧和紧张心理，使之配合治疗，患者病室不可过暖，并且所服药液可偏凉服下。

4）饮食以清淡为主，忌食辛辣刺激之品，宜多食新鲜蔬菜、水果和低脂食物，包括牛奶、豆浆、蛋类、瘦肉、荠菜、乌骨鸡、柿饼、藕粉、马齿苋、西瓜汁、梨、荸荠、山楂、鲫鱼、黑木耳、韭菜等。

4. 血瘀证

【症状】经血非时而下，量多或少，淋漓不净，血色紫暗有块，小腹疼痛拒按，舌紫暗或有瘀点，脉涩或弦涩有力。

【调护原则】活血祛瘀，固冲止血。

【护理措施】

1）选方可用逐瘀止血汤。

2）针刺选取关元、三阴交、隐白、血海、太冲等穴，进针手法用泻法。

3）饮食上宜清淡、低脂低盐、多食用山楂、水果及富含纤维素蔬菜。可选用三七粉做代茶饮。

四、胎漏、胎动不安

（一）概述

胎漏、胎动不安，中医病名。是指妊娠期阴道少量出血，时下时止，或淋漓不断，而无腰酸腹痛者，称为胎漏，亦称"胞漏"或"漏胎"。若妊娠期出现腰酸腹痛，小腹下坠，或阴道少量出血者，称为胎动不安。本病一般预后良好，但也有少数发展为堕胎、小产。

（二）辨证护理

1. 肾虚证

【症状】妊娠期阴道少量下血，色暗淡，质清稀，腰酸，腹坠痛，或曾屡次堕胎，或伴头晕耳鸣，小便频数，夜尿多，眼眶暗黑或有面部暗斑，舌淡苔白，脉沉细滑，尺脉弱。

【调护原则】补肾健脾，益气安胎。

【护理措施】

1）选方可用寿胎丸加党参、白术或滋肾育胎丸。

2）向患者及家属说明流产的可能原因，解除不必要的顾虑和紧张情绪，避风寒，慎起居、防止外感等疾病发生。

3）饮食上宜食易消化，富有营养的食物，多吃鱼、蛋、动物内脏、牛奶、蔬菜水果。

2. 血热证

【症状】妊娠期阴道出血，色鲜红或深红，质稠，或腰酸，口苦咽干，心烦不安，便结溺黄，舌质红，苔黄，脉滑数。

【调护原则】清热凉血，养血安胎。

【护理措施】

1）选方可用保阴煎。

2）保证充足睡眠，少说话，少会客，衣被不宜过暖。空气干燥季节每日宜空气湿化。

3）饮食宜滋阴清热，宜温，或稍偏凉，如西瓜、梨、李子、甘蔗、甲鱼、豆腐、鸭肉等。口干心烦者，可用麦冬泡水代茶饮，夏季可饮用绿豆汤以除烦止渴。忌食姜、韭菜、香菜等辛热食物。多吃清凉滋润之品，以保持大便通畅。

3. 气血虚弱证

【症状】妊娠期阴道少量出血，色淡红，质稀薄。或小腹空坠、腰痛，面色㿠白，心悸气短，神疲肢倦，舌质淡，苔薄白，脉细弱略滑。

【调护原则】补气养血，固肾安胎。

【护理措施】

1）选方可用胎元饮。

2）患者易感肢寒身冷，病室宜偏暖。

3）加强饮食调护，多食蛋、肉等血肉有情之品。可用党参、白术、黄芪、红枣加糯米适量煮粥食用，可食用母鸡火腿汤、大枣红豆汤、煮鸡蛋、莲子粥等以调补气血。

4. 血瘀证

【症状】宿有癥积，孕后常有腰酸腹痛下坠，阴道不时出血，色暗红，或妊娠期跌扑闪挫，继之腹痛或少量阴道出血，舌暗红，或有瘀斑，脉弦滑或沉弦。

【调护原则】活血化瘀，补肾安胎。

【护理措施】

1）选方可用桂枝茯苓丸。

2）卧床休息，注意观察腹痛下坠、阴道流血情况，如流血多应做好清宫手术准备。

知识链接

艾灸

　　艾灸是用艾制品在体表穴位上烧灼、温熨，借助灸热来刺激体表的穴位，通过经络的传导，以起到温通气血、扶正祛邪的作用。灸疗是在人体基本特定部位通过艾火刺激以达到防病治病目的的治疗方法，其机制首先与局部火的温热刺激有关。温热刺激使局部皮肤毛细血管扩张，增强局部的血液循环与淋巴循环，缓解和消除平滑肌痉挛，促进炎症、粘连、渗出物、血肿等消散吸收。艾灸在治疗妇科疾病上有广泛的应用，艾灸通过祛湿、温通气血等作用，可以改善女性血虚、气虚、湿气重、气滞血瘀等情况，从而达到治疗妇科疾病的目的。艾灸三阴交穴可以治疗盆腔炎；艾灸带脉、三阴交、足三里，可以治疗阴部瘙痒、白带异常；艾灸百会、神阙、三阴交等穴位可以治疗子宫脱垂；艾灸隐白穴可以治疗血崩。艾灸后要注意保暖，有助于疗效。

目标检测

答案解析

选择题

1. 治疗血瘀崩漏的首选方是

　　A. 血府逐瘀汤　　　　B. 少腹逐瘀汤　　　　C. 逐瘀止血汤　　　　D. 桃红四物汤

2. 以下哪项不是崩漏的常见证型

　　A. 血瘀　　　　　　　B. 脾虚　　　　　　　C. 肝郁　　　　　　　D. 肾虚

3. 月经过少血虚证最佳治法

　　A. 养血益气调经　　　B. 养阴润燥调经　　　C. 理气活血通经　　　D. 益气养阴调经

4. 以下哪项不是中医护理的基本原则

　　A. 保暖　　　　　　　B. 保持清洁　　　　　C. 避免过度劳累　　　D. 立即进行剧烈运动

5. 以下哪项不是中医妇产科护理中常用的食疗方法

　　A. 红枣　　　　　　　B. 枸杞　　　　　　　C. 人参　　　　　　　D. 酒精

书网融合……

重点小结　　　　　　　微课　　　　　　　习题

参考文献

［1］李爱民，文晓敏．肿瘤中医护理适宜技术［M］．北京：人民卫生出版社，2022．

［2］陈佩仪，陈偶英．中医护理技能［M］．北京：中国中医药出版社，2021．

［3］戴新娟，顾平．中西医结合护理诊断手册［M］．南京：南京大学出版社，2018．

［4］李小峰，陈晓娟，陈腊年，等．临床护理操作规程［M］．武汉：华中科技大学出版社，2017．